PocketRadiologist™
Wirbelsäule
Die 100 Top-Diagnosen

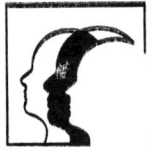

D1754323

PRAXIS
DR. MED. BORIS KIRSCHSIEPER
FACHARZT FÜR NUKLEARMEDIZIN
FACHARZT FÜR DIAGNOSTISCHE RADIOLOGIE

BALGER STRASSE 50   TEL: (07221) 9127 9‑
79532 BADEN-BADEN   FAX: (07221) 9127 9‑

WEB: WWW.PRAXIS-KIRSCHSIEPER.DE
E-MAIL: INFO@PRAXIS-KIRSCHSIEPER.DE

PocketRadiologist™
Wirbelsäule
Die 100 Top-Diagnosen

Michael Brant-Zawadzki MD FACR
Medical Director, Department of Radiology
Hoag Memorial Hospital
Newport Beach, California, USA

Mark Z. Chen MD
Department of Radiology
Hoag Memorial Hospital
Newport Beach, California, USA

Kevin R. Moore MD
Assistant Professor of Radiology
Section of Neuroradiology
Residency Program Director
University of Utah School of Medicine
Salt Lake City, Utah, USA

Karen L. Salzman MD
Assistant Professor of Radiology
Section of Neuroradiology
University of Utah School of Medicine
Salt Lake City, Utah, USA

Anne G. Osborn MD FACR
University Distinguished Professor of Radiology
William H and Patricia W Child Presidential Endowed Chairholder
University of Utah School of Medicine
Salt Lake City, Utah, USA

Amersham Health Visiting Professor in Diagnostic Imaging
Armed Forces Institute of Pathology
Washington, DC, USA

Mit 200 Graphiken und radiologischen Abbildungen

Graphiken:	James A. Cooper, MD,
	Walter Stewart, MFA
	Lane R. Bennion, MS,
Image Editing	Ming Q. Huang, MD
	Melissa Petersen
Ins Deutsche übersetzt von	Dr. med. Eduard Walthers,
	Arzt für Radiologie

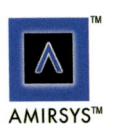

AMIRSYS™

W. B. Saunders Company
An Elsevier Company

Urban & Fischer
An Elsevier Company

AMIRSYS™

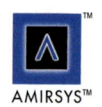

A medical reference publishing company

Angaben zur amerikanischen Ausgabe
First Edition

Text – Copyright Michael Brant-Zawadzki 2002

Drawings – Copyright Amirsys Inc 2002

Compilation – Copyright Amirsys Inc 2002

All rights reserved. No part of this publication may be reproduced, stored in a retrieval system, or transmitted in any form or media or by any means, electronic, mechanical, photocopying, recording, or otherwise, without prior written permission from Amirsys Inc.

First Printing: April 2002

Composition by Amirsys Inc, Salt Lake City, Utah

Printed by K/P Corporation, Salt Lake City, Utah

ISBN: 0-7216-0675-X

Bemerkung zur Zurückweisung jeglicher Verantwortung
(Übersetzung aus der englischsprachigen Ausgabe)

Die Informationen in diesem Produkt („Produkt") wurden als Nachschlagequelle für den Gebrauch durch approbierte Mediziner und niemanden sonst zur Verfügung gestellt. Sie sollen und dürfen nicht als medizinische Diagnose oder medizinischer Rat aufgefasst werden. Die Beschaffung oder der Gebrauch dieses Produkts, sei es im Ganzen oder in Teilen, bedeutet bzw. stellt keinerlei Beziehung zwischen Arzt und Patient, Therapeut und Patient oder Vertretern anderer Gesundheitsberufe und Amirsys Inc. („Amirsys") und jedweder Empfänger her. Dieses Produkt berücksichtigt nicht unbedingt die allerneuesten medizinischen Entwicklungen, und Amirsys macht keine Behauptung, Versprechung oder Gewährleistung bezüglich Richtigkeit, Vollständigkeit oder Zulänglichkeit der Informationen in oder im Zusammenhang mit diesem Produkt. Das Produkt ersetzt kein sachverständiges medizinisches Urteil. Amirsys und seine Tochterunternehmen, Autoren, Beitragsverfasser, Partner und Förderer lehnen jegliche Haftung oder Verantwortung für eine eventuelle Verletzung und/oder Beschädigung von Personen oder Eigentum ab, die sich auf Handlungen beziehen, die aufgrund von Informationen aus diesem Produkt vorgenommen oder unterlassen werden.

In Fällen, in denen Medikamente oder andere chemische Substanzen verschrieben werden, wird dem Leser geraten, die aktuellen Produktinformationen des Herstellers für jedes Medikament, das verschrieben werden soll, zu prüfen, um die empfohlene Dosis, die Art und Dauer der Verabreichung und die Kontraindikationen zu bestätigen. Es liegt in der Verantwortung des behandelnden Arztes, der sich auf seine Erfahrung und Kenntnis des Patienten verlässt, die Dosierungen und die beste Behandlung für den Patienten zu bestimmen.

Im größten möglichen Ausmaß, das vom Gesetzgeber gestattet wird, legt Amirsys das Produkt WIE BESEHEN UND MIT ALLEN FEHLERN VOR, UND LEHNT ALLE GARANTIEN UND BEDINGUNGEN AB, EGAL, OB AUSDRÜCKLICH IMPLIZIERT ODER GESETZLICH VORGESCHRIEBEN. DIES BEINHALTET ALLE GARANTIEN ODER BEDINGUNGEN FÜR DEN HANDEL, DIE EIGNUNG FÜR EINEN BESTIMMTEN ZWECK, DIE VIRUSFREIHEIT, DIE RICHTIGKEIT ODER VOLLSTÄNDIGKEIT DER ANTWORTEN ODER ERGEBNISSE, DEN MANGEL AN SORGFALT ODER ANGEMESSENER BEMÜHUNG – IST ABER NICHT BESCHRÄNKT AUF DIESE. FERNER GIBT ES KEINE GARANTIE ODER BEDINGUNGEN BEZÜGLICH DES TITELS, DES STILLEN GENIESSENS, DES STILLEN BESITZES, AUCH WENN MAN SICH AN DIE BESCHREIBUNG DES PRODUKTES HÄLT UND SIE NICHT MISSACHTET. DAS GANZE RISIKO BEZÜGLICH DER QUALITÄT ODER DESSEN, WAS SICH AUS DEM GEBRAUCH ODER DER LEISTUNG DES PRODUKTS ERGIBT, VERBLEIBT BEIM LESER.

Amirsys lehnt jegliche Garantien ab, wenn das Produkt durch Dritte angepasst, neu verpackt oder in irgendeiner Weise verändert wird.

Zuschriften und Kritik an:
Elsevier GmbH, Urban & Fischer Verlag, Dr. Gisela Heim,
Lektorat Medizin, Karlstraße 45, 80333 München

Titel der Originalausgabe:
Pocket Radiologist
Spine
© Amirsys Inc., Salt Lake City, Utah

Wichtiger Hinweis für den Benutzer
Die Erkenntnisse in der Medizin unterliegen laufendem Wandel durch Forschung und klinische Erfahrungen. Herausgeber und Autoren dieses Werkes haben große Sorgfalt darauf verwendet, dass die in diesem Werk gemachten therapeutischen Angaben (insbesondere hinsichtlich Indikation, Dosierung und unerwünschten Wirkungen) dem derzeitigen Wissensstand entsprechen. Das entbindet den Nutzer dieses Werkes aber nicht von der Verpflichtung, anhand der Beipackzettel zu verschreibender Präparate zu überprüfen, ob die dort gemachten Angaben von denen in diesem Buch abweichen und seine Verordnung in eigener Verantwortung zu treffen.

Wie allgemein üblich wurden Warenzeichen bzw. Namen (z. B. bei Pharmapräparaten) nicht besonders gekennzeichnet.

Der Verlag hat sich bemüht, sämtliche Rechteinhaber von Abbildungen zu ermitteln. Sollte dem Verlag gegenüber dennoch der Nachweis der Rechtsinhaberschaft geführt werden, wird das branchenübliche Honorar gezahlt.

Bibliografische Information Der Deutschen Bibliothek
Die Deutsche Bibliothek verzeichnet diese Publikation in der Deutschen Nationalbibliografie; detaillierte bibliografische Daten sind im Internet über http://dnb.ddb.de abrufbar.

Alle Rechte vorbehalten
1. deutsche Auflage 2004
1. englischsprachige Auflage 2001
2. englischsprachige Auflage 2002
© Elsevier GmbH, München
Der Urban & Fischer Verlag ist ein Imprint der Elsevier GmbH.

04 05 06 07 08   5 4 3 2 1

Das Werk einschließlich aller seiner Teile ist urheberrechtlich geschützt. Jede Verwertung außerhalb der engen Grenzen des Urheberrechtsgesetzes ist ohne Zustimmung des Verlages unzulässig und strafbar. Das gilt insbesondere für Vervielfältigungen, Übersetzungen, Mikroverfilmungen und die Einspeicherung und Verarbeitung in elektronischen Systemen.

Planung und Lektorat: Dr. med. Felicitas Claaß, München
Projektmanagement: Dr. Gisela Heim, München
Übersetzung: Dr. med. Eduard Walthers, Marburg
Redaktion: Susanne C. Bogner, Dachau
Herstellung: Ute Kreutzer, Heidelberg
Satz: Kühn & Weyh, Satz und Medien, Freiburg
Druck und Bindung: Bosch Druck GmbH, Ergolding
Grafiken: James A. Cooper MD, Walter Stuart MFA, Lane R. Bennion MS
Umschlaggestaltung: SpieszDesign, Neu-Ulm
Gedruckt auf 100 gr. Luxomagic

Printed in Germany
ISBN 3-437-23440-4

Aktuelle Informationen finden Sie im Internet unter www.elsevier.com und www.urbanfischer.de

Vorwort

PocketRadiologist™ ist eine innovative Referenzreihe zum schnellen Nachschlagen, die dazu gedacht ist, praktisch tätigen Ärzten direkt vor Ort kurzgefasste aktuelle Informationen zu liefern. Jeder der Titel dieser Reihe wurde von weltbekannten Autoren geschrieben und passt genau in Ihre Kitteltasche. Diese Experten erstellten und gestalteten die 100 Top-Diagnosen oder interventionellen Verfahren jeder einzelnen wichtigen Körperregion, brachten die wichtigsten Fakten auf den Punkt und trugen hochauflösende Bilder bei, um jedes Thema zu veranschaulichen. Jedes Kapitel beinhaltet ausgewählte Literaturangaben zum weiteren Nachschlagen. Mehrfarbige pathologisch-anatomische Computergraphiken arbeiten viele der jeweiligen Krankheiten plastisch heraus.

Alle Titel der Reihe **PocketRadiologist**™ folgen einem gleichartigen Format, d. h. die gleiche Information steht – jedes Mal – am gleichen Platz und führt Sie rasch den Grundlagenfakten zu Bildbefunden, Differenzialdiagnosen, Pathologie, Pathophysiologie und relevanten klinischen Informationen.

Die Titel der Reihe **PocketRadiologist**™ sind sowohl in Buchform sowie in amerikanischer Version auch im PDA-Format verfügbar. Die ersten Tiel umfassen Wirbelsäule, Kopf und Hals sowie Orthopädie/Bewegungsapparat. Weitere Titel sind Wirbelsäule und Rückenmark, Thorax, Mamma, Gefäße, Herz, Pädiatrie, Notfälle, Urogenital- und Gastrointestinaltrakt.
Genießen Sie die Lektüre!

Anne G. Osborne, MD
Editor-in-Chief

PocketRadiologist™
Wirbelsäule
Die 100 Top-Diagnosen

Die Diagnosen sind in diesem Buch in 11 Gruppen in folgender Reihenfolge eingeteilt:

Angeborene Krankheiten
Trauma
Degenarative Krankheiten und Spondylarthropathien
Infektionen
Entzündliche Krankheiten und Autoimmunerkrankungen von Rückenmark und Meningen
Neoplasien und tumorartige Läsionen
Nichtneoplastische Zysten und Raumforderungen
Postoperative Komplikationen
Vaskuläre Läsionen
Veränderungen des Rückenmarks
Bildgebung von peripheren Nerven und Plexus

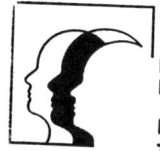

PRAXIS
DR. MED. BORIS KIRSCHSIEF
FACHARZT FÜR NUKLEARMEDIZIN
FACHARZT FÜR DIAGNOSTISCHE RADIOLOG
BALGER STRASSE 50   TEL: (07221) 91 27 9
79532 BADEN-BADEN   FAX: (07221) 91 27 9
WEB: WWW.PRAXIS-KIRSCHSIEPER.DE
E-MAIL: INFO@PRAXIS-KIRSCHSIEPER.DE

Inhalt

Angeborene Krankheiten
Neuroenterale Zyste   3
Mark Z. Chen

Chiari-I-Malformation, Wirbelsäule   6
Mark Z. Chen

Myelomeningozele   10
Kevin R. Moore

Dermalsinus   14
Mark Z. Chen

Diastematomyelie   17
Kevin R. Moore

Kaudales Regressionssyndrom   20
Kevin R. Moore

Segmentationsanomalien   23
Kevin R. Moore

Kraniovertebraler Übergang   27
Kevin R. Moore

Angeborene Spinalkanalstenose   31
Kevin R. Moore

Skoliose   34
Mark Z. Chen

„Tethered cord"   37
Mark Z. Chen

Gemeinsam abgehende Nervenwurzeln   40
Kevin R. Moore

Ventriculus terminalis   43
Kevin R. Moore

Lipomyeloschisis   46
Mark Z. Chen

Morbus Scheuermann   49
Mark Z. Chen

Rückenschmerzen bei Kindern   52
Mark Z. Chen

Dysplasien der Dura   55
Kevin R. Moore

Trauma
Hangman's-Fraktur (Erhängungsbruch des Axis)   61
Michael Brant-Zawadzki

Densfraktur   64
Michael Brant-Zawadzki

Rotationstrauma mit Facettenblockade   67
Michael Brant-Zawadzki

Zervikale Flexions-/Extensionsverletzung   70
Michael Brant-Zawadzki

Inhalt

Distraktionsfraktur der unteren Brustwirbelsäule   73
Michael Brant-Zawadzki

Berstungsfraktur   76
Michael Brant-Zawadzki

Ermüdungsbruch des Kreuzbeins   79
Mark Z. Chen

Jefferson-Fraktur   82
Michael Brant-Zawadzki

Commotio spinalis, „Central-cord"-Syndrom   85
Michael Brant-Zawadzki

Syrinx   88
Kevin R. Moore

Dissektion der Arteria vertebralis   92
Mark Z. Chen

Lendenwirbelsäulenfraktur mit Durariss   96
Michael Brant-Zawadzki

Degenerative Krankheiten und Spondylarthropathien

Schmorl-Knötchen   101
Michael Brant-Zawadzki

Großflächige Diskusvorwölbung   104
Mark Z. Chen

Riss des Anulus fibrosus   108
Michael Brant-Zawadzki

Diskushernie   112
Mark Z. Chen

Diskusextrusion   116
Mark Z. Chen

Spondylarthrose   120
Kevin R. Moore

Synovialzyste der Facettengelenke   123
Mark Z. Chen

Spondylolyse mit Spondylolisthesis   126
Mark Z. Chen

Bandverknöcherungen   129
Kevin R. Moore

Erworbene Spinalkanalstenose   133
Mark Z. Chen

Rheumatoide Arthritis   137
Kevin R. Moore

Seronegative Spondylarthropathie   140
Kevin R. Moore

Intraforaminale Diskusextrusion/-hernie   144
Mark Z. Chen

Inhalt

Infektionen

Spondylitis tuberculosa 149
Mark Z. Chen

Pyogene Spondylitis 152
Mark Z. Chen

Septische Spondylarthritis 156
Mark Z. Chen

Epiduraler Abszess 159
Mark Z. Chen

Paravertebraler Abszess 162
Mark Z. Chen

Humanes Immundefizienzvirus (HIV): HIV-Myelitis 165
Kevin R. Moore

Spinale Meningitis 169
Mark Z. Chen

Entzündliche Krankheiten und Autoimmunerkrankungen von Rückenmark und Meningen

Guillain-Barré-Syndrom 175
Kevin R. Moore

Lumbale Arachnoiditis 178
Mark Z. Chen

Arachnoiditis ossificans 181
Mark Z. Chen

Multiple Sklerose des Rückenmarks 184
Mark Z. Chen

Sarkoidose des Rückenmarks 188
Mark Z. Chen

Idiopathische akute Myelitis transversa 191
Mark Z. Chen

CIDP 194
Kevin R. Moore

Vitamin-B_{12}-Mangel 197
Kevin R. Moore

Neoplasien und tumorartige Läsionen

Osteoidosteom der Wirbelsäule 203
Karen L. Salzman

Osteoblastom der Wirbelsäule 206
Anne G. Osborn

Osteochondrom der Wirbelsäule 210
Karen L. Salzman

Wirbelhämangiom 214
Kevin R. Moore

Chordom 218
Karen L. Salzman

Inhalt

Solitäres Plasmozytom der Wirbelsäule   222
Anne G. Osborn

Malignes Lymphom   226
Karen L. Salzman

Extradurale Metastasen   230
Anne G. Osborn

Spinales Meningeom   234
Karen L. Salzman

Spinales Schwannom   238
Anne G. Osborn

Spinales Neurofibrom   242
Anne G. Osborn

Myxopapilläres Ependymom   246
Anne G. Osborn

Spinales Paragangliom   250
Anne G. Osborn

Intradurale Metastasen   254
Anne G. Osborn

Astrozytom des Rückenmarks   258
Anne G. Osborn

Ependymom des Rückenmarks   262
Karen L. Salzman

Spinales Hämangioblastom   265
Anne G. Osborn

Aneurysmatische Knochenzyste   269
Karen L. Salzman

Langerhans-Zell-Histiozytose   273
Karen L. Salzman

Nichtneoplastische Zysten und Raumforderungen

Spinale Arachnoidalzyste   279
Mark Z. Chen

Posteriore sakrale Meningozele   283
Mark Z. Chen

Epidermoidtumor   286
Mark Z. Chen

Spinale epidurale Lipomatose   290
Mark Z. Chen

Meningeale Zyste vom Typ II   292
Mark Z. Chen

Postoperative Komplikationen

Pseudomeningozele   297
Kevin R. Moore

Liquorleckage   300
Anne G. Osborn

Inhalt

Osteosynthesekontrolle/Osteosyntheseversagen   304
Mark Z. Chen

Postoperativ beschleunigt auftretende degen. Veränderungen   307
Kevin R. Moore

Peridurale Fibrose   310
Mark Z. Chen

Vaskuläre Läsionen

Durale arteriovenöse Fistel   315
Kevin R. Moore

Arteriovenöse Malformation   319
Karen L. Salzman

Kavernöse Malformation   323
Karen L. Salzman

Spontanes Epiduralhämatom   326
Mark Z. Chen

Spinales Subduralhämatom   329
Mark Z. Chen

Rückenmarkinfarkt   332
Mark Z. Chen

Veränderungen des Rückenmarks

Hyperplastisches Rückenmark   337
Mark Z. Chen

Extramedulläre Hämatopoese   341
Mark Z. Chen

Multiples Myelom   344
Mark Z. Chen

Morbus Paget   347
Mark Z. Chen

Rückenmark nach Strahlentherapie   350
Mark Z. Chen

Bildgebung von peripheren Nerven und Plexus

Ausriss des Plexus brachialis   355
Kevin R. Moore

Neurom des Plexus brachialis   358
Kevin R. Moore

Strahlenschaden des Plexus brachialis   362
Kevin R. Moore

Abkürzungen

A., Aa.	Arteria, Arteriae
APUD	„amine precursor uptake and decarboxylation"
BWK	Brustwirbelkörper
BWS	Brustwirbelsäule
CIDP	chronische inflammatorische demyelinisierende Polyneuropathie
CT	Computertomographie, Computertomogramm, computertomographisch
DISH	diffuse idiopathische Skeletthyperostose
DWI	Dichtewichtung
FLAIR	fast low angle inversion recovery
FSE	„fast spin echo"
GFAP	glial fibrillary acidic protein
GRE	Gradientenecho
HIV	Humanes Immundefizienzvirus
HWK	Halswirbelkörper
HWS	Halswirbelsäule
IR	inversion recovery
i.v.	intravenös
KM	Kontrastmittel
Lig., Ligg.	Ligamentum, Ligamenta
LLP	Ligamentum longitudinale posterius
LWK	Lendenwirbelkörper
LWS	Lendenwirbelsäule
M.	Morbus, Musculus
MET	multiple endokrine Neoplasie
MIB	Metaiodobenzylguanidin
MPR	mulitplanare Rekonstruktion/Reformatierung
MRT	Magnetresonanztomographie, Magnetresonanztomogramm, magnetresonanztomographisch
M.	Musculus, Morbus
N.	Nervus
OEIS	Omphalocele, exstrophy of the cloaca; imperforated amus; spinal abnormalities
OLF	Ossifikation des Lig. flavum
OLLP	Ossifikation des Lig. longitudinale posterius
PD	Protonendichtewichtung
PNET	Primitiver neuroektodermaler Tumor
SE	Spin echo
SPECT	Single-Photon-Emissions-Computertomographie
SPGR	Spoiled gradient recalled
SPK	solitärer Plasmazelltumor des Knochens
STIR	„short tau inversion recovery"
SWK	Sakralwirbelkörper
T1w	T1-Wichtung, T1-gewichtet
T2w	T2-Wichtung, T2-gewichtet
TE	Time of echo
TGF	Tissue growth factor
TR	Time of repetition

Abkürzungen

V.	Vena
VACTERL	vertebral defects; anal atresia; cardiac abnormalities; tracheo-esophageal fistula; radial and renal dysplasie; limb anomalies
VEGF	„vascular endothelial growth factor"
VP	ventrikuloperitoneal
WK	Wirbelkörper
ZNS	Zentralnervensystem

PocketRadiologist™
Wirbelsäule
Die 100 Top-Diagnosen

ANGEBORENE KRANKHEITEN

Neuroenterale Zyste

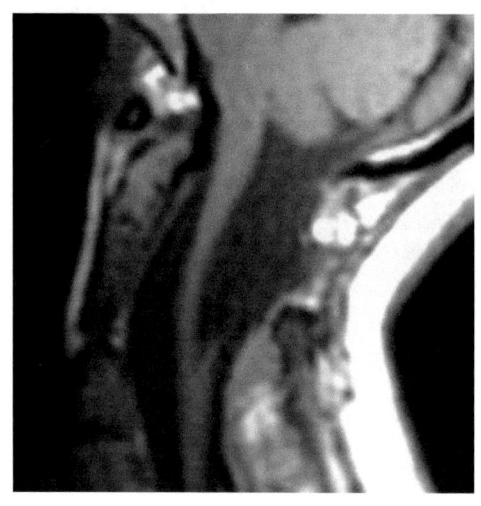

Das sagittale T1w-Bild der HWS zeigt fusionierte Wirbelkörper der oberen HWS. Mit reichlich dorsal gelegener Flüssigkeit gefüllter Raum innerhalb des Spinalkanals.

Grundlagen
- Synonym: Enterogene Zyste
- Definition: Intraspinale, mit Darmepithel ausgekleidete Zyste
- Klassisches Erscheinungsbild: Intradurale extramedulläre Zyste mit begleitenden Wirbelanomalien
- Weitere Schlüsselfakten:
  - Gehören zum Spektrum des Syndroms des gespaltenen Notochords
  - Am häufigsten ventral in der BWS (in einer Serie 42%) oder HWS (32%) lokalisiert; in der LWS selten
  - Meist in der Mittellinie
  - Zu den Wirbelanomalien zählen Spina bifida, Wirbelfusion, Schmetterlingswirbel oder bei der Hälfte der Fälle eine Skoliose

Bildgebung
Typische Befunde
- Schlüsselzeichen: Wirbelanomalien bei intraspinaler Zyste
CT-Myelographiebefunde
- Wirbelanomalien
- Umschrieben aufgeweiteter Spinalkanal
- Intradurale extramedulläre Zyste
- Eine Zyste mit Invagination kann eine intramedulläre Läsion vortäuschen
MRT-Befunde
- Gut abgrenzbare intradurale extramedulläre Läsion mit der Signalintensität von Wasser
  - In T1w- und T2w-Sequenz, je nach Eiweißgehalt, gegenüber Liquor iso- bis hyperintens
  - Kein Enhancement nach KM-Gabe
  - Umschriebene Rückenmarkatrophie durch chronische Raumforderung

Neuroenterale Zyste

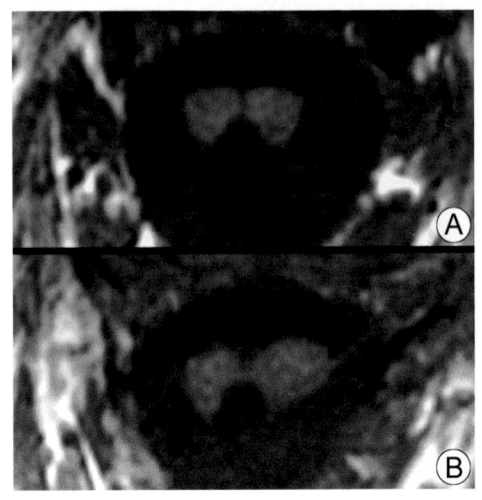

(A, B) Axiale T1w-Bilder der oberen HWS ergeben eine zu Liquor isointense Zyste, die das Halsmark an seiner Rückseite auseinander drängt.

Empfehlungen
- Koronare T1w-Sequenz zur besseren Beurteilung von Wirbelanomalien

Differenzialdiagnose
Arachnoidalzyste (meningeale Zyste)
- Intensiät von Liquor in allen Pulssequenzen
- Die primäre Arachnoidalzyste liegt an der Rückfläche des Spinalkanals
- Die sekundäre Arachnoidalzyste hat keine bevorzugte Lokalisation
- Keine Wirbelanomalien

(Epi-)Dermoidzyste
- Meist in der LWS lokalisiert
- Fistelgang (20%) oder „tethered cord" möglich

Pathologie
Allgemein
- Embryologie/Anatomie
  - Während der 3. Embryonalwoche bildet sich das Notochord und trennt das dorsale Ektoderm (Haut und Rückenmarkstrang) vom ventral gelegenen Endoderm (Vordarm)
    - Die ausbleibende Trennung führt zu einem gespaltenen Notochord oder einem nach links oder rechts von der Adhäsion abweichenden Notochord
- Ätiologie/Pathogenese (Spektrum des Syndroms des gespaltenen Notochords)
  - Dorsale enterale Fistel
    - Am schwersten ausgeprägtes Krankheitsbild
    - Verbindet den intestinalen Raum mit der dorsalen Hautoberfläche
    - Teil(e) der Fistel kann (können) obliterieren und so andere Anomalien bilden
  - Dorsaler enteraler Sinus
    - Blind endender Gang mit Öffnung an der dorsalen Hautoberfläche

Neuroenterale Zyste

- Dorsale enterale enterogene Zyste
  - Liegt prävertebral, intraspinal, retrovertebral, mediastinal oder mesenterial
  - Dorsales enterales Divertikel
  - Divertikel aus dem dorsalen mesenterialen Rand des Darms
  - Bei einem Patienten kann auch eine Kombination obiger Anomalien vorkommen
- Epidemiologie
  - 2.–4. Lebensjahrzehnt
  - Verhältnis männliches : weibliches Geschlecht = 3 : 1

Mikroskopische Befunde
- Dünnwandige Zyste, ausgekleidet von einfachem, scheinbar mehrschichtigem oder mehrschichtigem kubischen oder zylindrischen Epithel
- Zilientragendes Epithel und Becherzellen können vorhanden sein
- Klare oder eiweißreiche Flüssigkeit

Klinik

Klinisches Bild
- Rückenschmerzen
- Zunehmende Paraparese und Parästhesie
- Gangstörung

Therapie
- Chirurgische Resektion
- Drainage und Teilresektion, falls die vollständige Resektion nicht möglich ist

Prognose
- Signifikante Besserung der Symptome

Literatur
Barkovich AJ (1995): Pediatric Neuroimaging. 2nd edn. 510–513
Gao PY et al (1995): Neurenteric cysts: pathology, imaging spectrum, and differential diagnosis. Int J Neuroradiol 1:17–27
Geremia GK et al (1988): MR imaging characteristics of a neurenteric cyst. AJNR 9:978–980

Chiari-I-Malformation, Wirbelsäule

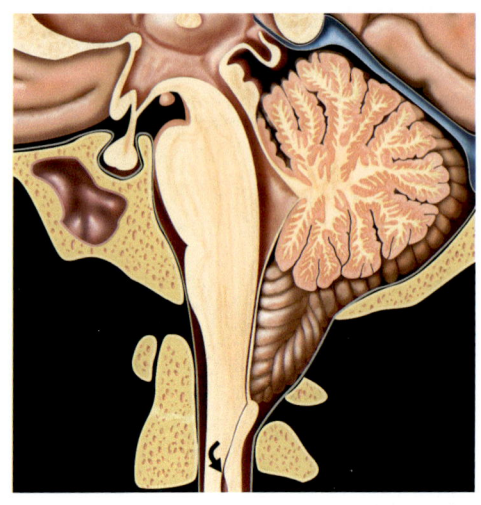

Die Grafik eines median sagittalen Schnittes zeigt eine Chiari-I-Malformation. Man beachte die „pfropfenartige", tief stehende Kleinhirntonsille mit ihren mehr vertikal verlaufenden Furchen. Am unteren Bildrand sieht man eine kollabierte Syrinx (gebogener Pfeil). Der 4. Ventrikel ist normal ausgebildet.

Grundlagen
- Definition: Die Kleinhirntonsillen reichen bis unter das Foramen magnum herab
- Klassischer Aspekt in der Bildgebung: Zugespitzte Kleinhirntonsillen 5 mm unterhalb des Foramen magnum mit begleitender Syringohydromyelie
- Ursächlich ist ein leichtes Missverhältnis zwischen der Größe der hinteren Schädelgrube (klein) und der Größe des Kleinhirns (normal) → „Tonsillenektopie"
- Die Tonsillen können normalerweise unterhalb des Foramen magnum liegen (≤ 5 mm bei Erwachsenen; bei Kindern < 4 Jahren auch etwas mehr)
- Bei Tonsillentiefstand < 5 mm und/oder Zuspitzung liegt wahrscheinlich keine Chiari-I-Malformation vor

Bildgebung
Typische Befunde
- Schlüsselzeichen: Tief stehende, zugespitzte (nicht runde), „pfropfenartige" Tonsillen mit vertikalen (statt normal horizontalen) Sulci
- Syndrome des 4. okzipitalen Sklerotoms (kurzer Klivus, kraniovertebrale Segmentierungs-/Fusionsanomalien)

CT-Befunde
- „Zusammengedrängtes" Foramen magnum
- Kleine/fehlende Zisternen der hinteren Schädelgrube
- Die Ventrikel I–III sind meist normal ausgebildet
  - Mit oder ohne Ventrikulomegalie
  - Abhängig von der Schwere der Impaktierung im Foramen occipitale

MRT-Befunde
- Zugespitzte, dreieckige („pfropfenartige") Tonsillen
  - ≥ 5 mm unterhalb des Foramen magnum **oder**
  - Verlust der normalen runden Form
  - Umgebender Liquor ausgepresst

Chiari-I-Malformation, Wirbelsäule

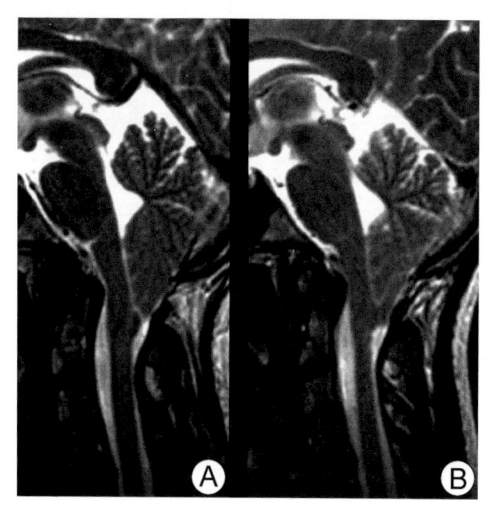

(A, B) Sagittale T2w-Bilder eines asymptomatischen Patienten zeigen den klassischen Aspekt einer Chiari-I-Malformation. Man beachte die zugespitzten, „pfropfenartigen" Tonsillen 10 mm unterhalb des Foramen magnum. Die Tonsillenfurchen verlaufen nahezu vertikal.

- Hintere Schädelgrube klein → tiefer Torcular Herophili, ausgepresste Zisternen der hinteren Schädelgrube
- Kurzer Klivus, offensichtlicher Deszensus von 4. Ventrikel und Medulla oblongata
  - Kann bei einem LP-Shunt zum Faktum werden
- Mit oder ohne Syringohydromyelie (14–75%)

Befunde anderer bildgebender Verfahren
- Phasenkontrastdarstellung des Liquorflusses/MRT der Myelonbewegung
  - Zeigt den pulsationsabhängigen Tonsillendeszensus
  - In Höhe des Foramen magnum verlegter Liquorfluss

Empfehlungen
- Phasenkontrastdarstellung
- Wirbelsäule abbilden auf der Suche nach
  - Syrinx, tiefem Myelonende/„tethered cord" oder Lipom des Filum terminale

Differenzialdiagnose

Erworbene Ektopie/Herniation der Kleinhirntonsille
- Basilare Invagination
- „Zug von unten": LP/LP-Shunt → intrakranielle Hypotonie mit „herabsinkendem" Hirnstamm, erworbene Herniation der Kleinhirntonsille
- „Druck von oben"
  - Chronischer VP-Shunt
    - Man suche nach breiter Kalotte, vorzeitigem Schädelnahtschluss
    - Häufig arachnoidale Adhäsionen
  - Tonsillenherniation infolge gesteigerten intrakraniellen Druckes, raumfordernde Wirkung

Chiari-I-Malformation, Wirbelsäule

Pathologie
Allgemein
- Genetisch
  - Syndrom; familiär
    - Velokardiofazial; Mikrodeletion von Chromosom 22
    - Williams-(Beuren-)Syndrom
    - Kraniosynostose
- Embryologie
  - Unterentwickeltes okzipitales Enchondrium → kleinere Kalotte der hinteren Schädelgrube → zusammengedrängte hintere Schädelgrube → nach kaudal hernierter Hirnstamm → Obstruktion
  - Foramen magnum → fehlende Verbindung zwischen kranialem und spinalem Liquorkompartiment
- Ätiologie/Pathogenese/Pathophysiologie
  - Hydrodynamische Theorie der symptomatischen Chiari-Malformation
    - Systolisch kolbenartiges Tiefertreten mit Impaktierung von Tonsillen/Medulla →
    - Abnorme intraspinale Druckwelle des intraspinalen Liquors
    - Kann zur Hydrosyringomyelie führen
- Epidemiologie: 0,01% der Bevölkerung

Makroskopische und intraoperative Befunde
- Hernierte sklerotische Tonsillen; Druckfurche an den Tonsillen durch Opisthion

Mikroskopische Befunde
- Verlust von Purkinje-/Granularzellen

Kriterien der Stadieneinteilung/Gradierung
- **I** = asymptomatisch: 14–50%; Behandlung umstritten
- **II** = Hirnstammkompression
- **III** = Hydrosyringomyelie

Klinik
Klinisches Bild
- Bis zu 50% der Patienten sind beschwerdefrei
- Kann multiple Sklerose vortäuschen
- „Chiari-I-Zeichen": Husten/Kopfschmerz/Niesen/Synkope
- Symptomatische Hirnstammkompression
  - Hypersomnolenz/zentrale Apnoe (Säugling), plötzlicher Tod
  - Bulbäre Zeichen (z. B. Lähmung unterer Hirnnerven)
  - Hals-/Rückenschmerzen, Tortikollis, Ataxie
- Symptomatische Syringohydromyelie
  - Paroxysmale Dystonie, unsteter Gang, Inkontinenz
  - Atypische Skoliose (zunehmend, schmerzhaft, atypische Krümmung)
  - Dissoziierter sensibler Ausfall/Neuropathie (Handmuskelschwund)

Verlauf
- Zunehmende Ektopie + Zeitdauer → Symptome werden wahrscheinlicher
- Kinder sprechen auf Behandlung besser an als Erwachsene → früh behandeln!

Therapie und Prognose
- Umstritten ist die Intervention bei asymptomatischer Chiari-I-Malformation mit Syrinx
- Das direkte Shunten einer symptomatischen Syrinx ist obsolet

Chiari-I-Malformation, Wirbelsäule

- Ziel ist ein wiederhergestellter Liquorfluss am/im Foramen magnum
  - Dekompression hintere Schädelgrube/Resektion Arcus posterior atlantis
    - \> 90% Verbesserung der Hirnstammsymptome
    - \> 80% Verbesserung der Hydrosyringomyelie
    - Stillstand der Skoliose (bei den jüngsten Besserung)
  - Mit oder ohne Duraplastik/Resektion der Kleinhirntonsillen
- Vordere Dekompression und dorsale Stabilisierung sind selten indiziert (bei mehreren kraniozervikalen Anomalien)

Literatur

Genitory L et al (2000): Chiari I type anomalies in children and adolescents: Minimally invasive management in a series of 53 cases. Childs Nerv Syst 16(10–11):707–718

Nishikawa M et al (1997): Pathogenesis of Chiari malformations: A morphometric study of the posterior cranial fossa. J Neurosurg 86:40–47

Menezes AH (1995): Primary craniovertebral anomalies and the hindbrain herniation syndrome (Chiari 1): Data base analysis. Pediatric Neurosurg 23:260–269

Myelomeningozele

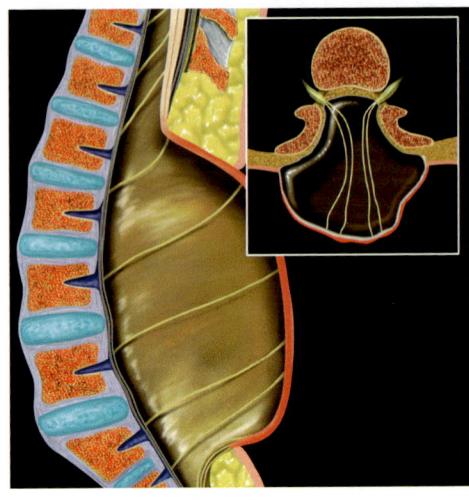

Die Grafik im Sagittalschnitt zeigt einen sehr geräumigen Durasack ohne jede Hautbedeckung (offene Dysraphie). Das kleine Bild zeigt im Querschnitt eine weit klaffende Dysraphie und die von einer ventralen Plakode herabhängenden Nervenwurzeln.

Grundlagen
- Synonyme: Offene spinale Dysraphien, „Spina bifida aperta"
- Definition: Knochendefekt der hinteren Wirbelanhangsgebilde ohne Hautbedeckung, sodass Neuralgewebe, Liquor und Meningen freiliegen
- Klassischer Aspekt in der Bildgebung: Breite Dysraphie des knöchernen Spinalkanals mit Tiefstand von Myelon/Nervenwurzeln und postoperativen Veränderungen nach Hautverschluss
- Nahezu alle Patienten weisen eine damit verbundene Chiari-II-Malformation auf
- Selten Bildgebung noch vor Versorgung und Hautdeckung
- Die meisten Indikationen zur Bildgebung betreffen die stattgehabte Deckung der Myelomeningozele:
  - Komplikationen der operativen Versorgung („tethered cord")
  - Unvermutete Begleitanomalien, wie eine Diastematomyelie
  - Neurologische Verschlechterung durch Hydrozephalus

Bildgebung
Typische Befunde
- Die unbehandelte Myelomeningozele wird selten abgebildet, außer mittels fetaler Sonographie
- Schlüsselzeichen: Dilatation von unterem Spinalkanal und Durasack, tief stehendes Myelon, postoperative Veränderungen; man suche auch nach Chiari-II-Hirnläsionen

CT-Befunde
- Knöcherne Dysraphien durch Haut bedeckt; Tiefstand von Myelon/Nervenwurzeln
- Vor allem eingesetzt zum Nachweis postoperativer Komplikationen
  - Wirbelsäulen-CT: Sporn bei Diastematomyelie; Durakonstriktion oder Folgen einer Myelonischämie (abrupt endendes Myelon)
  - Schädel-CT: Hydrozephalus durch VP-Shunt-Versagen

Myelomeningozele

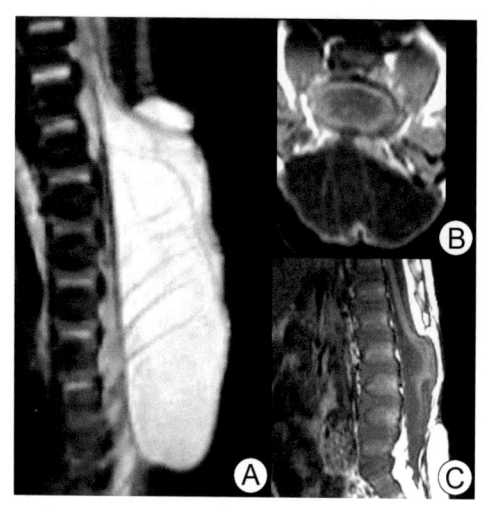

Unversorgte Myelomeningozele. Das sagittale T1w-Bild (A) zeigt eine offene Dysraphie und den sich vorwölbenden Durasack. Das axiale T1w-Bild (B) zeigt eine typische breite Dysraphie und von der Plakode herabhängende Nervenwurzeln. (C) Das sagittale T1w-Bild nach Operation einer Myelomeningozele (anderer Patient) zeigt die typischen Befunde eines tief stehenden Rückenmarks und verlagerter Nervenwurzeln.

MRT-Befunde
- Bildgebendes Verfahren der Wahl zur Darstellung postoperativer Komplikationen
  - Breite Dysraphie des Spinalkanals, aufgeweitete Laminae, mit Haut bedeckter Durasack
- Tiefstand von Myelon/Nervenwurzeln am besten in Sagittalebene sichtbar
  - Der Myelontiefstand kann klinisch stumm sein
  - Die Entscheidung zur Operation wird klinisch gefällt, nicht anhand radiologischer Befunde
- Verminderte Konuspulsation der Phasenkontrastdarstellung des Liquorflusses

Befunde anderer bildgebender Verfahren
- Geburtshilfliche Sonographie: Offener Neuralbogen, aufgeweitete Laminae, sich vorwölbender Sack der Myelomeningozele und damit verbundene Zeichen der Chiari-II-Malformation des Hirnes („Zitronenzeichen", „Bananenzeichen", Hydrozephalus)

Empfehlungen
- Intrauterine Sonographie zur Erstdiagnose einer Myelomeningozele, um die Entbindung zu planen (Kinder mit Myelomeningozele werden per Kaiserschnitt entbunden)
- Schädel-CT zur Hydrozephaluskontrolle
- MRT-Bildgebung zur postoperativen Darstellung der Wirbelsäule

Myelomeningozele

Differenzialdiagnose

Geschlossene (okkulte) Dysraphie
- Zeigt ebenfalls dorsale Dysraphien; das Rückenmark kann tief stehen
- Unterscheidet sich von der Myelomeningozele durch die Überdachung mit Haut oder Hautabkömmlingen (z. B. Lipom), welche die ZNS-Elemente bedecken

Pathologie

Allgemein
- Allgemeine Anmerkungen
  - Vergesellschaftet mit Myelomeningozele sind u. a. Chiari-II-Malformation (nahezu 100%), Syrinx (30–75%), Hydrozephalus (80%), Diastematomyelie (30–45%), Balkenagenesie und Segmentierungsanomalien
  - 10% der Patienten mit Myelomeningozele und Diastematomyelie weisen die Variante einer Hemimyelozele auf
    - Eine oder beide Myelonhälften enden in der Myelomeningozele oder in anderen Anomalien
- Embryologie/Anatomie
  - Alle Befunde entstehen durch umschrieben gestörten Schluss des Neuralrohrs
    - Die dorsale Plakodenoberfläche würde normalerweise das innere Ependym des Neuralrohrs bilden
    - Die ventrale Plakodenoberfläche würde normalerweise die äußere Oberfläche der Pia mater des Myelons bilden
  - Der ausbleibende Verschluss verhindert die Trennung des Neuralgewebes vom kutanen Ektoderm
    - Das Neuralgewebe haftet weiterhin lateral an der Plakode der Haut
    - Relative Fesselung und Immobilität des Myelons
    - Das Mesenchym kann nicht nach innen wandern und muss so ventral und ventrolateral bleiben, was die dorsalen Elemente an der Fusion hindert
  - Die dorsalen Wurzeln gehen von der vorderen Plakodenoberfläche lateral der ventralen Wurzeln ab; beide verlaufen ventral durch den Liquor, um in korrekter Höhe auszutreten
- Epidemiologie
  - Inzidenz: 0,6/1000 Lebendgeburten; Zusammenhang mit mütterlichem Folsäuremangel

Klinik

Klinisches Bild
- Typische klinische Zeichen vor der Operation
  - Neugeborenes mit am Rücken offen liegendem „rohen", roten Neuralgewebe in Form einer Plakode (Schuppe) in der Mittellinie
  - Der Defekt liegt meist lumbosakral (zervikal/thorakal sehr selten)
    - Die Höhe bestimmt die Schwere der neurologischen Ausfälle
  - Hydrozephalus im Gefolge einer Chiari-II-Malformation
- Typische klinische Zeichen nach der Versorgung
  - Fixierte neurologische Ausfälle, Skoliose und Hydrozephalus
  - Neurologische Verschlechterung deutet auf eine Komplikation hin
    - „tethered cord", Konstriktion durch einen Duraring, Myelonischämie oder Syringohydromyelie

Myelomeningozele

Therapie
- Die Myelomeningozele wird binnen 48 Stunden operativ geschlossen, um neurologische Ausfälle zu stabilisieren und Infektionen zu verhüten
    - Einige Spezialzentren führen bereits die operative Versorgung in utero durch
- Das anschließende Management betrifft die postoperativen Komplikationen
    - Lösung eines „tethered cord"
    - Behandlung des Hydrozephalus

Prognose
- Erwartet werden stabile postoperative Ausfälle und bestmögliche Ergebnisse
- Die postoperativen Ergebnisse bessern sich nicht weiter
- Hydrozephalus und „tethered cord" bestimmen die Prognose hinsichtlich der Verschlechterung

Literatur

Bowman RM et al (2001): Spina bifida otucome: a 25-year prospective. Pediatr Neurosurg 34(3):114–120

Shurtleff DB et al (1997): Epidemiology of tethered cord with meningomyelocele. Eur J Pediatr Surg 7 (Suppl 1):7–11

Barkovich A (1996): Pediatric Neuroimaging. 2nd edn. Philadelphia: Lippincott-Raven

Dermalsinus

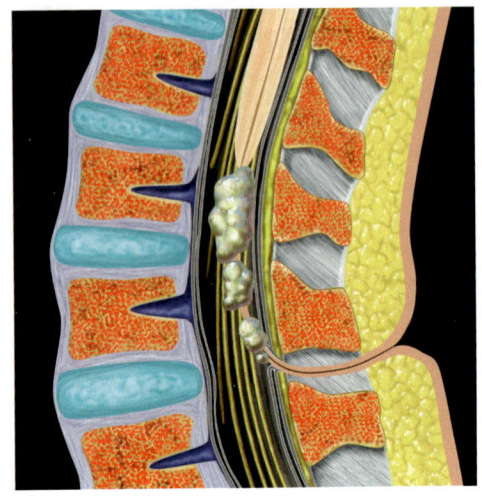

Die sagittale Grafik der LWS zeigt einen dorsalen Dermalsinus, der von der Hautoberfläche bis in den Spinalkanal zieht. An der Cauda equina befinden sich perlenartige Epidermoidtumoren.

Grundlagen
- Synonym: Dorsaler Dermalsinus
- Definition: Median gelegener epithelialisierter Fistelgang, der von der Hautoberfläche aus unterschiedlich weit nach innen verläuft
- Klassisches Aussehen in der Bildgebung
  - Subkutaner Fistelgang zwischen Hautoberfläche und Wirbelsäule, kombiniert mit einer Spina bifida
- Andere Schlüsselfakten
  - Am häufigsten lumbosakral (60%) und okzipital (25%) gelegen
  - Bei der Hälfte bis zu 2/3 aller Fälle reicht der Dermalsinus nach intraspinal
  - Kombiniert mit Dermoid und Epidermoid in 30–50% der Fälle
  - 20% der spinalen (Epi-)Dermoide sind mit Dermalsinus vergesellschaftet
  - Häufig liegt auch eine Spina bifida vor
  - Oft „tethered cord"
  - Grund der Erstvorstellung kann eine Meningitis oder ein intraspinaler Abszess sein
  - Die CT-Myelographie kann die MRT darin ergänzen, den intraspinalen Anteil des Fistelgangs und extramedulläre liquorisointense Raumforderungen abzuklären
  - Die Sonographie kann bei Kindern < 1 Jahr die MRT ergänzen

Bildgebung
Typische Befunde
- Schlüsselzeichen: In T1w hypointenser Fistelgang tief unterhalb der Hautoberfläche im hyperintensen subkutanen Fett

CT-Myelographiebefunde
- Spina bifida
- Einsenkung in der Lamina oder im Dornfortsatz in der betreffenden Höhe
- Zeltartig nach dorsal ausgezogene Dura
- Intra- oder extramedulläres (Epi-)Dermoid

Dermalsinus

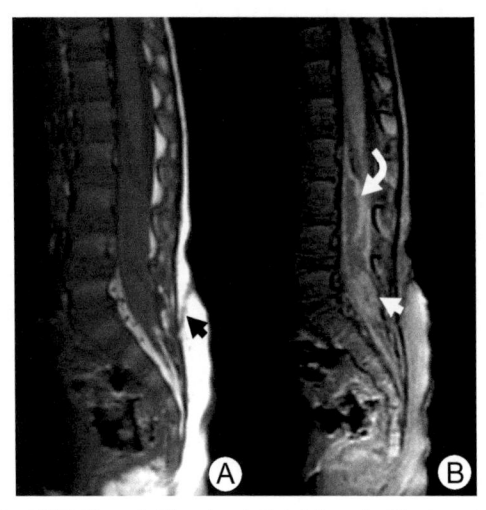

Sagittale T1w-MRT-Bilder nativ (A) und nach Gadoliniumgabe (B) zeigen einen subkutanen hypointensen Fistelgang (schwarzer Pfeil) mit einer peripheren, KM-aufnehmenden, weiter kranial gelegenen Raumforderung (gebogener Pfeil). Intraoperativ fand man ein Dermoid mit intraduralem Abszess.

MRT-Befunde
- Dermoide können in T1w gegenüber Liquor iso- oder hyperintens sein
- Epidermoide sind gegenüber Liquor cerebrospinalis isointens
    - Eine extramedulläre Läsion kann sehr subtil sein, dann aber durch Verlagerung von Nervenwurzel oder Myelon signalisiert werden
- Intra- oder extramedullärer Abszess
- Chemische Arachnoiditis durch rupturierte Dermoidzyste
- Abszess und Arachnoiditis sieht man besten nach Gadoliniumgabe
- „tethered cord"

Empfehlungen
- Fensterbreite und Level des MRT-Bildes müssen evtl. angepasst werden, um den subkutanen Fistelverlauf abzugrenzen
- Stark T1-gewichtete Sequenz („inversion recovery" oder SPGR) kann extramedulläre Raumforderungen von Liquor abgrenzen

Differenzialdiagnose
Intraspinales Neoplasma
- Keine Spina bifida, kein „tethered cord"
- Diffuses „Enhancement"

Pathologie
Allgemein
- Embryologie/Anatomie
    - Das Neuralrohr bildet sich durch Einstülpung und Verschluss des neuralen Ektoderms
        - Bei seiner Abtrennung aus dem kutanen Ektoderm
        - Erfolgt in 3. und 4. Schwangerschaftswoche
        - Bei einem als Neurulation und Disjunktion bekannten Prozess

Dermalsinus

- Ätiologie/Pathogenese
  - Der Dermalsinus entsteht durch umschriebene Inkorporation von kutanem Ektoderm in das neurale Ektoderm während der Teilungsphase
  - Bakterielle Meningitis durch retrograde Passage pathogener Keime über den Fistelgang
- Epidemiologie
  - Vor früher Kindheit bis zur 3. Dekade
  - Verhältnis männliches : weibliches Geschlecht = 1 : 1

Makroskopische und intraoperative Befunde
- Der Fistelgang kann enden in
  - Conus medullaris
  - Filum terminale
  - Nervenwurzel
  - Dermoid oder Epidermoid
- Klar abgrenzbare perlenartige, weiße Tumoren
- Man kann in Dermoiden käsiges, öliges Material vorfinden

Mikroskopische Befunde
- Desquamiertes Epithel in einem Epidermoid
- Hautanhangsgebilde in einem Dermoid

Klinik

Klinisches Bild
- Grübchen oder Ostium in der Mittellinie, in Kreuzbeinhöhe gelegen
- Kombiniert mit hyperpigmentiertem Fleck, Haarnävus, kapillärem Angiom oder Hautläppchen
- Tastbarer subkutaner Gang
- Meningitis
- Neurologische Ausfälle durch die raumfordernde Wirkung gegen Rückenmark oder Cauda equina

Verlauf
- Zunehmende neurologische Verschlechterung durch Myelonfesselung oder die Größenzunahme des (Epi-)Dermoids

Therapie
- Chirurgische Exzision des Fistelgangs und Abszessdrainage
- Entlastung des „tethered cord"
- Langzeitantibiose gegen Infektion

Prognose
- Frühe chirurgische Intervention führt meist zu normaler neurologischer Entwicklung

Literatur
Chen Cy et al (1999): Dermoid cyst with dermal sinus tract complicated with spinal subdural abscess. Pediatr Neurol 2:157–160
Kanev PM et al (1995): Dermoids and dermal sinus tracts of the spine. Neurosurg Clin N Am 2:359–366
Barkovich AJ et al (1990): MR evaluation of spinal dermal sinus tracts in children. AJNR 12:123–129

Diastematomyelie

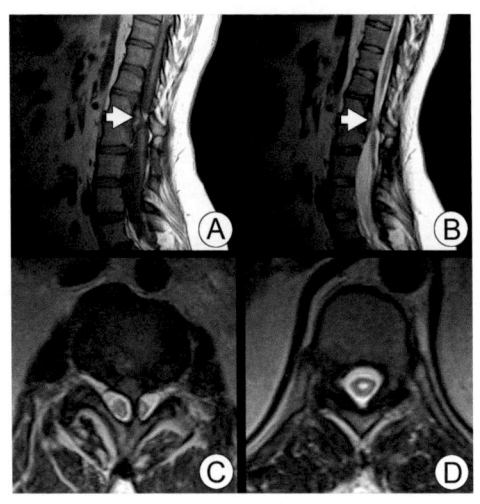

(A, B) Median sagittales T1w- und T2w-Bild zeigen einen mit Mark gefüllten Knochensporn in Höhe LWK 1 (Pfeile). Man beachte den tief stehenden Konus. (C) Das axiale T2w-Bild zeigt einen sagittal verlaufenden Sporn, der das Rückenmark in 2 Hälften spaltet. (D) Ein axiales T2w-Bild oberhalb des Spornes zeigt ein einziges Rückenmark mit einer darin gelegenen Syrinx.

Grundlagen
- Synomym: Gespaltenes Rückenmark („split cord")
- Definition: Sagittale Teilung des Rückenmarks in 2 Rückenmarkhälften, die jeweils einen Canalis centralis sowie ein Hinter- und ein Vorderhorn enthalten
- Klassischer Aspekt in der Bildgebung: 2 durch einen sagittal verlaufenden fibrösen oder knöchernen Sporn gespaltene Rückenmarkhälften
- Teil des Spektrums des „split notochord syndrome"
- Vergesellschaftet mit weiteren angeborenen Deformitäten der Wirbelsäule
  - Bis zu 15–20% der Patienten weisen eine Chiari-II-Malformation auf
  - Anomalien der Wirbelkörpersegmentierung
  - Spinale Dysraphien
  - „tethered cord"

Bildgebung
Typische Befunde
- Mehrzahl der Fälle in LWS (85% zwischen Th9 und S1)
- Die Rückenmarkhälften vereinigen sich in den meisten Fällen ober- und unterhalb der Spaltung wieder
- Der Sporn kann fibrös, osteokartilaginär oder knöchern sein
- Mit oder ohne Hydromyelie
- Oft sieht man ein verbreitertes Filum terminale und ein „tethered cord"
- Schlüsselzeichen: Das gespaltene Rückenmark und den Sporn findet man oft in Höhe einer intersegmentalen Fusion

CT-Befunde
- 2 Rückenmarkhälften
- Anomalien der knöchernen Wirbelsegmentierung
- Mit oder ohne knöchernen Sporn (fibröse Sporne sind in der CT meist okkult)

Diastematomyelie

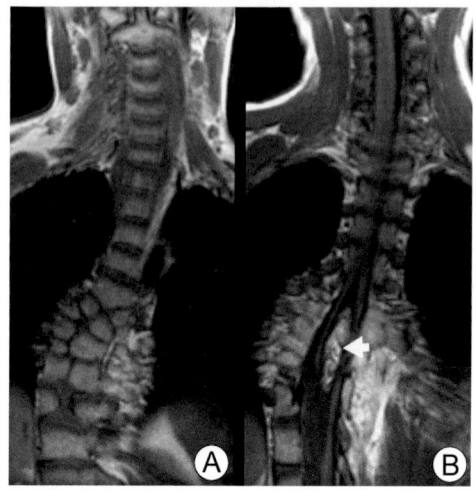

(A) Das koronare T1w-Bild zeigt Segmentationsanomalien der Wirbelkörper in Form von Schmetterlings- und Halbwirbeln im Verein mit einer Skoliose. (B) Um einen Knochensporn herum ist das Rückenmark in 2 Hälften geteilt (Pfeil).

MRT-Befunde
- 2 Rückenmarkhälften; Syrinx oder Hydromyelie können sichtbar sein
- T1w: Der fibröse Sporn ist isointens, der knöcherne hyperintens (enthält Knochenmark)
- T2w: Die Rückenmarkhälften sind durch den sie umgebenden hellen Liquor leicht identifizierbar; beste Sequenz, um das Vorhandensein von einem oder 2 Durasäcken zu unterscheiden

Empfehlungen
- Erste Abklärung mittels MRT
  - Koronare und axiale T1w- und T2w-Bilder zeigen beide Markhälften
  - Axiale T2w-Bilder zeigen Zusammensetzung/Lokalisation des Sporns sowie das Fehlen/Vorhandensein einer Syrinx am besten
- Ergänzung der Diagnostik, falls eine operative Intervention geplant ist, durch CT, um die Anatomie des Sporns optimal zu bestimmen

Differenzialdiagnose
Gedoppeltes Rückenmark (Diplomyelie)
- Wird oft erwähnt, tritt aber extrem selten auf

Pathologie
Allgemein
- Allgemeine Anmerkungen
  - Starke Affinität zu anderen Wirbelsäulenanomalien
  - Die Spaltung trennt das Rückenmark nahezu immer vollständig, wobei ober- und unterhalb davon nur ein Rückenmark existiert
  - Bei 50% der Patienten existiert ein gemeinsamer Durasack; bei den anderen 50% zeigen sich getrennte Duraschläuche

Diastematomyelie

- Ätiologie/Pathogenese
  - Das Notochord spaltet sich, erhält aber die Verbindung zwischen Darm und dorsalem Ektoderm aufrecht
    - Die angeborene Notochordspaltung bringt ein Spektrum von „Syndromen des gespaltenen Notochords" hervor
    - Das Ausmaß der Anomalie bestimmt, welche Normabweichungen auftreten
  - Das Notochord beeinflusst direkt die Wirbelkörperbildung, sodass man bei nahezu allen Fällen Anomalien der Wirbelsegmentierung erkennen kann
- Epidemiologie
  - Selten; Symptombeginn in unterschiedlichem Alter
  - 5% aller angeborenen Skoliosen
  - Weibliches Geschlecht häufiger betroffen als männliches

Makroskopische und intraoperative Befunde
- Die Wirbelsäule ist fast immer abnorm ausgebildet
  - Segmentierungsanomalien
  - Spinale Dysraphien
  - „tethered cord"

Klinik
Klinisches Bild
- Unspezifsiche neurologische Symptome
  - Klinisch nicht vom „tethered cord" zu unterscheiden
- Hautstigmata bei > 50% der Fälle
- Orthopädische Fußprobleme bei 50% (besonders Klumpfuß)
- Urologische Funktionsstörungen

Therapie
- Operative Lösung eines „tethered cord" und Resektion des Spornes

Prognose
- Unbehandelt stabile oder fortschreitende Behinderung
- Bis zu 90% der Patienten nach Operation stabil oder gebessert

Literatur
Barkovich A (1996): Pediatric neuroimaging. 2nd edn. Philadelphia: Lippincott-Raven
Pang D et al (1992): Split cord malformation: Part I: A unified theory of embryogenesis for double spinal cord malformations. Neurosurgery 31(3):451–480
Hilal SK et al (1974): Diastematomyelia in children. Radiographic study of 34 cases. Radiology 112(3):609–621

Kaudales Regressionssyndrom

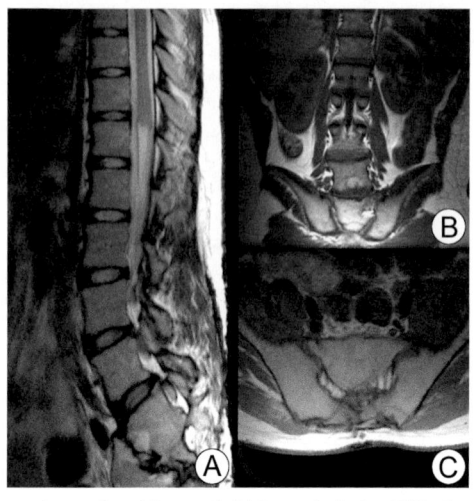

Kaudales Regressionssyndrom (Gruppe 1). (A) Das sagittale T1w-Bild zeigt ein keilförmiges distales Rückenmark und eine abnorme Cauda equina. Koronares (B) und axiales (C) T1w-Bild zeigen die Hypoplasie von Kreuzbein und Becken.

Grundlagen
- Synonyme: Kaudales Regressionssyndrom, sakrale Agenesie, lumbosakrale Dysgenesie
- Definition: Konstellation von entwicklungsbedingten kaudalen Wachstumsanomalien mit zugehörigen regionalen Weichteilanomalien
- Klassischer Aspekt in der Bildgebung: Lumbosakrale Dysgenesie mit abnorm entwickeltem unteren Rückenmark
- Weitere Schlüsselfakten
  - Das Spektrum der Bildbefunde reicht in seiner Schwere von fehlendem Steißbein bis zu lumbosakraler Agenesie
  - 15–20% der Patienten sind Kinder diabetischer Mütter
  - 2 Untergruppen mit klarem Erscheinungsbild in der Bildgebung
    - Gruppe 1: Schwerere kaudale Dysgenesie mit hoch stehendem, zugespitztem distalen Mark und kegelförmigem Conus medullaris
    - Gruppe 2: Weniger schwere Dysgenesie mit tief stehendem, zugespitztem Mark, das durch ein kräftiges Filum terminale, ein Lipom, eine Lipomyelomeningozele oder eine terminale Myelozystozele gefesselt ist

Bildgebung
Typische Befunde
- Schlüsselzeichen: Lumbosakrale Wirbelsäulendysplasie mit abnorm entwickeltem unteren Rückenmark
CT-Befunde
- Knöcherne lumbosakrale Hypogenesie
- CT beschreibt die Weichteilanomalien weniger gut als die MRT
MRT-Befunde
- Dysgenesie/Hypogenesie der Wirbelkörper
- Hypoplasie des unteren Rückenmarks bei deutlich keilförmigem Myelonende bei den schwereren Fällen (der Gruppe 1)

Kaudales Regressionssyndrom

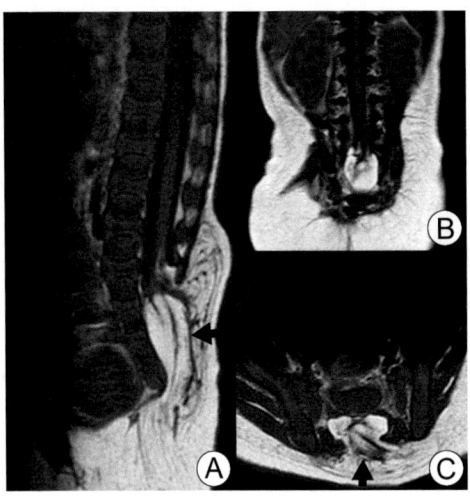

Kaudales Regressionssyndrom (Gruppe 2). (A) Das sagittale T1w-Bild zeigt eine leichte Dyskinesie des Kreuzbeins mit abnorm sich verjüngendem Rückenmark, das in einem großen Lipom endet (Pfeil). (B) Das koronare T1w-Bild zeigt ein abnorm geformtes Rückenmark mit Dysgenesie des Kreuzbeins. (C) Das axiale T1w-Bild sichert die dorsale Dysraphie und ein Lipom (Pfeil).

- Sich verjüngendes, tief stehendes unteres Mark, nach distal ausgezogenes Mark und „tethered cord" bei den weniger schweren Fällen (der Gruppe 2)
  - Man suche nach der anatomischen Erklärung des „tethering"

Befunde anderer bildgebender Verfahren
- Röntgenaufnahmen dokumentieren das Ausmaß der Knochendefekte, nicht aber die Weichteilanomalien
- Am besten charakterisieren CT oder Sonographie von Abdomen, Thorax und Extremitäten begleitende tracheoösophageale Fistel, anorektale Atresie, Nierenanomalien und Gliedmaßendeformitäten

Empfehlungen
- Sagittale T1w- und T2w-MRT-Bilder zeigen das Ausmaß der lumbosakralen Defekte, die Morphologie des unteren Marks und das Vorliegen oder Fehlen eines „tethering"
- Axiale T1w- und T2w-MRT-Bilder zeigen für die Operationsplanung, wie stark der Spinalkanal knöchern eingeengt ist
- CT oder Sonographie sind am besten geeignet, das Ausmaß der Weichteilanomalien darzustellen

Differenzialdiagnose

„Tethered spinal cord"
- Klinisch schwer von einer leichten sakralen Dysgenesie zu unterscheiden
- Weitere durch bildgebende Diagnostik nachgewiesene Anomalien helfen, diese beiden Krankheitsbilder zu unterscheiden

Geschlossene spinale Dysraphien
- Dorsale Dysraphie ohne schwere Agenesie der Wirbelsäule

Kaudales Regressionssyndrom

Pathologie
Allgemein
- Allgemeine Anmerkungen
  - Schweregradspektrum
  - Deformitäten der unteren Extremität, lumbosakrale Agenesie, anorektale Anomalien sowie hypoplastische Nieren/Lungen sind charakteristisch
    - Die schwersten Fälle zeigen eine Sirenomelie (Fusion der unteren Extremitäten wie bei einer „Meerjungfrau")
    - 20% der Fälle weisen begleitende subkutane Veränderungen auf, die zu Fesselungen führen (Patienten der Gruppe 2)
- Pathogenese
  - Entwicklungsbedingte Anomalien in der kaudalen Zellmasse; vor der 4. Schwangerschaftswoche
  - Diskutiert werden infektiöse, toxische oder ischämische Schäden als Auslöser einer nachfolgend gestörten Ausbildung von Rückenmark und Wirbelsäule
- Epidemiologie
  - Sporadisch oder syndromartig (VACTERL, OEIS, Curranino-Trias)
  - Nahezu alle Fälle sind sporadisch
  - 1 : 7500 Geburten
  - Männliches und weibliches Geschlecht gleich häufig betroffen
  - Leichtere Formen > schwere Formen
  - Betrifft 1% der Nachkommenschaft diabetischer Mütter

Makroskopische und intraoperative Befunde
- Schwere der Wirbeldysgenesien, Vorliegen oder Fehlen von „tethered cord" und der knöcherne Spinalkanaldurchmesser sind zur Operationsplanung wichtige Faktoren

Klinik
Klinisches Bild
- Breites Spektrum, das von leichten Bewegungsstörungen des Fußes bis zur kompletten sensomotorischen Lähmung der unteren Extremität reicht
  - Flache Nates, schmale Hüften, distale Beinatrophie und Klumpfußdeformitäten
  - Motorik zumeist topisch in stärkerem Ausmaß gestört als die Sensibilität
  - Die Höhe der Wirbelaplasie korreliert mit den motorischen, nicht aber der Höhe der sensiblen Ausfälle
  - Selbst in schweren Fällen bleibt die sakrale Sensibilität erhalten
- Neurogene Harnblasenstörung kommt häufig vor
- Anorektale Anomalien und Hypoplasie von Niere/Lunge bei den schwerer erkrankten Patienten

Therapie
- Bei klinischen Symptomen operative Lösung der Rückenmarkfesselung
- Orthopädische Verfahren zur Verbesserung der Funktion der unteren Gliedmaßen
- Behandlung der begleitenden Weichteilanomalien

Prognose
- Unterschiedlich, abhängig von der Schwere

Literatur
Tortori-Donati P et al (2000): Spinal dysraphism: a review of neuroradiological features with embryologic correlations and proposal for a new classification. Neuroradiology 42(7):471-491
Barkovich A (1996): Pediatric neuroimaging. 2nd edn. Philadelphia: Lippincott-Raven
Pang D (1993): Sacral agenesis and caudal spinal cord malformations. Neurosurgery 32(5):755–778, discussion 778–779

Segmentationsanomalien

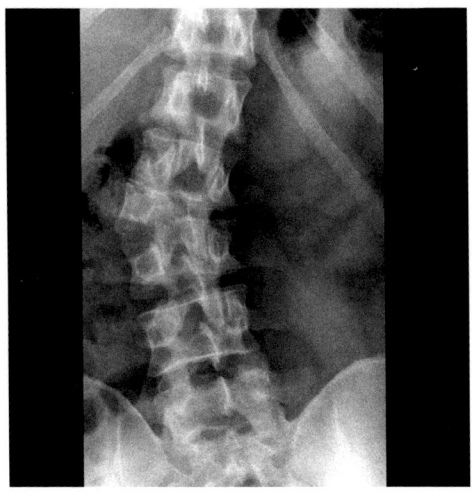

Halbwirbel. Rechtsseitiger Halbwirbel L2, der zu einer nach rechts konvexen Skoliose geführt hat. Am 12. Brustwirbel erkennt man winzige Rippenrudimente.

Grundlagen
- Definition: Fehlbildung der Wirbelsäule durch Störungen der embryologischen Entwicklung
- Klassischer Aspekt in der Bildgebung: Patient mit Skoliose und formgestörten Wirbelkörpern
- Kann isoliert oder im Rahmen von Syndromen in einem oder in zahlreichen Wirbeln vorkommen
  - Assoziation mit Dysraphie
  - Assoziation mit Syndromen des gespaltenen Notochords
- Man verwendet den Terminus, um mehrere Wirbelanomalien zu beschreiben
  - Partielle oder vollständig gestörte Wirbelformung
    - Wirbelaplasie
    - Halbwirbel (Hemivertebra)
    - Schmetterlingswirbel
  - Partielle Doppelung
    - Überzähliger Halbwirbel
  - Gestörte Segmentierung
    - Blockwirbel
    - Dysraphie/Fusion der hinteren Wirbelelemente („pediculate bar", Fusion der Laminae)

Bildgebung
Typische Befunde
- Schlüsselzeichen: Man suche nach Skoliose (v. a. knickartiger, mit nur einer oder eng umschriebener Krümmung)

CT-Befunde
- Die CT stellt die knöchernen Strukturen am besten dar
  - Anomalien der Wirbelanhangsgebilde erkennt man mühelos in der axialen Ebene
  - Eine Wirbelkörperdeformität ist in der axialen Ebene schwerer zu erfassen

Segmentationsanomalien

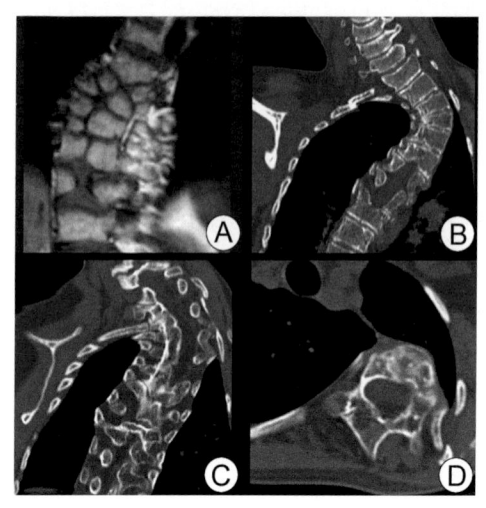

Das koronare T1w-Bild zeigt zahlreiche Halb- und Schmetterlingswirbel mit einer angeborenen Skoliose (A). (B) Die koronare CT-Rekonstruktion zeigt eine Segmentationsstörung mit nachfolgender Skoliose. (C) Multisegmentale Fusion der rechten Wirbelanhangsgebilde. (D) Das axiale CT-Bild zeigt eine hypoplastische rechte Bogenwurzel.

MRT-Befunde
- Die meisten Wirbelanomalien sind in der koronaren und der sagittalen Ebene gut zu erkennen
- Die MRT zeigt Begleitanomalien besser als die CT
  - Diastematomyelie, Syrinx
  - Angeborener Tumor, Anomalien von Eingeweiden

Befunde anderer bildgebender Verfahren
- Röntgenaufnahmen stellen Knochenanomalien recht gut dar
  - Aufnahme im Stehen, um den Einfluss des Körpergewichts auf die Skoliose zu beurteilen

Empfehlungen
- Röntgenaufnahmen zur Beurteilung des Skoliosegrads im Stehen
- Multiplanare T1w-MRT-Bilder zur Beurteilung der Wirbelanatomie
- T1w-Bilder zur Beurteilung begleitender Myelonpathologie und -kompression

Differenzialdiagnose

Fraktur
- Man suche nach Weichteilödem, Myelonverletzung; adäquate Anamnese?
- Die Bruchflächen von Frakturen tragen keinen Kortex und sind unregelmäßig

Juvenile chronische Arthritis
- Schwer vom zervikalen Blockwirbel zu unterscheiden
- Man suche nach anderen betroffenen Gelenken; passende Anamnese?

Segmentationsanomalien

Pathologie
Allgemein
- Allgemeine Anmerkungen
  - Segmentierungsanomalien entstehen durch eine gestörte Wirbelsäulenbildung
  - Am häufigsten betroffen ist der thorakolumbale Übergang
  - Leichteste und häufigste Form ist der thorakolumbale oder lumbosakrale Übergangswirbel
- Embryologie/Anatomie
  - Die normale Wirbelsäulenbildung findet in 3 aufeinander folgenden Perioden statt
  - Membranentwicklung
    - Segmentale Ausformung der medialen Sklerotome (Wirbelkörper) und der lateralen Myotome (paravertebrale Muskeln)
  - Chondrifikation
    - Die Sklerotome trennen sich transversal und vereinigen sich mit den benachbarten Sklerotomhälften; daraus entstehen Wirbelkörper
    - Die gepaarten Verknorpelungszentren entwickeln sich beidseits der Mittellinie zu Wirbelkörpern und Neuralbögen
  - Ossifikation
    - Das Knorpelskelett verknöchert aus einem einzigen Ossifikationszentrum heraus
- Ätiologie/Pathogenese
  - Totale Aplasie – fehlende Entwicklung beider Knorpelzentren
  - Lateraler Halbwirbel
    - Ein Knorpelzentrum entwickelt sich nicht; infolge dessen entsteht auf dieser Seite auch kein Ossifikationszentrum
    - Kann überzählig sein oder einen normalen Wirbelkörper ersetzen
  - Dorsaler Halbwirbel – lateraler Defekt im Ossifikationsstadium
  - Sagittaler Spaltwirbel („Schmetterlingswirbel")
    - Getrennte Ossifikationszentren bilden sich (vereinigen sich aber nicht) in jedem der paarigen paramedianen Chondrifikationszentren
  - Koronarer Spaltwirbel – Bildung und Persistenz jeweils eines getrennten ventralen und dorsalen Ossifikationszentrums
  - Blockwirbel – Ausbleibende Segmentierung von 2 oder mehr Somiten
    - Einzeln oder multipel, fokal oder ausgedehnt
    - LWS > HWS > BWS
    - Der Bandscheibenraum ist oft nur rudimentär ausgebildet oder fehlt gänzlich
    - Kombinierte Wirbel können normal hoch, kurz oder tailliert sein
    - Häufige Vergesellschaftung mit Halbwirbel/fehlendem Wirbel ober- oder unterhalb der Verblockungshöhe; Fehlsegmentierung der dorsalen Wirbelelemente
  - Anomalien des hinteren Neuralbogens
    - Die in der Mittellinie ausbleibende Fusion führt zur Dysraphie (mit oder ohne einseitige Aplasie/Hypoplasie der Bogenwurzel)
    - Am häufigsten sind unverschmolzene Dornfortsätze (in absteigender Häufigkeit) an L5 und S1, C1, C7, Th1 und in der unteren BWS zu finden
    - Die Fusion von Wirbelkörpern dorsal in zahlreichen Höhen führt zu angeborenen „Wirbelstäben" („vertebral bar")

Segmentationsanomalien

Klinik

Klinisches Bild
- Kann asymptomatisch sein oder abnorme Wirbelsäulenkrümmungen hervorrufen
- Neuromuskuläre Skoliose, Nervenfunktionsausfälle, Gliedmaßen- oder Eingeweidedefekte
  - Die Skoliose ist dann meist progredient
- Nur selten respiratorische Insuffizienz (gestörte Brustkorbbewegung)

Therapie
- In leichten Fällen konservativ
- Operative Fusion, um eine Kyphoskoliose zu stoppen oder aufzuheben

Literatur
Suh SW et al (2001): Congenital spine deformities for intraspinal anomalies with magnetic resonance imaging. J Pediatr Orthop 21(4):515–531

Jaskwhich D et al (2000): Congenital scoliosis. Curr Opin Pediatr 12(1):61–66

McMaster MJ et al (1999): Natural history of congenital kyphosis and kyphoscoliosis. A study of one hundred and twelve patients. J Bone Joint Surg Am 81(10):1367–1383

Kraniovertebraler Übergang

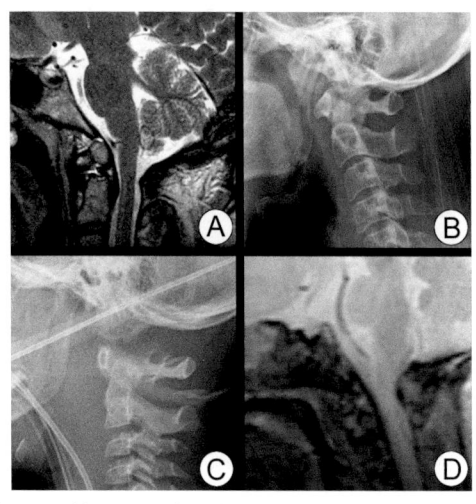

(A) Sagittales T2w-Bild eines Os odontoideum. (B) Die seitliche Röntgenaufnahme zeigt einen angeborenen hypoplastischen Dens mit normalem „alignment" von Atlas und Axis. (C) Atlantookzipitale Dissoziation mit deutlich distrahierten C0-C1-Facetten und einer Fehlstellung des Klivus gegenüber dem Dens. (D) Das sagittale T2w Bild weist bei einem Kind mit Achondroplasie und Zwergwuchs eine schwere Stenose des kraniovertebralen Übergangs nach.

Grundlagen
- Synonym: Kraniozervikaler Übergang
- Definition: Artikulation der Schädelbasis mit der Halswirbelsäule
- Klassischer Aspekt in der Bildgebung: Variabel; abhängig von Grundstörung
- Anomalien dieser Lokalisation werden nach ihrer Ätiologie eingeteilt
  - Angeboren
    - Klippel-Feil-Syndrom; andere Segmentationsstörungen
    - Mukopolysaccharidosen
    - Achondroplasie
  - Inflammatorische Arthritiden
    - Rheumatoide Arthritis
    - Seronegative Spondylarthropathien
  - Infektion
  - Neoplasie
    - Chordom
    - Chondrosarkom
    - Metastase
  - Degenerativ (Arthrose)
  - Trauma

Bildgebung
Typische Befunde
- Schlüsselzeichen: Fehlstellung oder Fehlform von Klivus, vorderem Atlasbogen und/oder Dens
- Klippel-Feil-Syndrom
- Die Fusion beginnt in den meisten Fällen bei C0/1, C1/2 oder C2/3

Kraniovertebraler Übergang

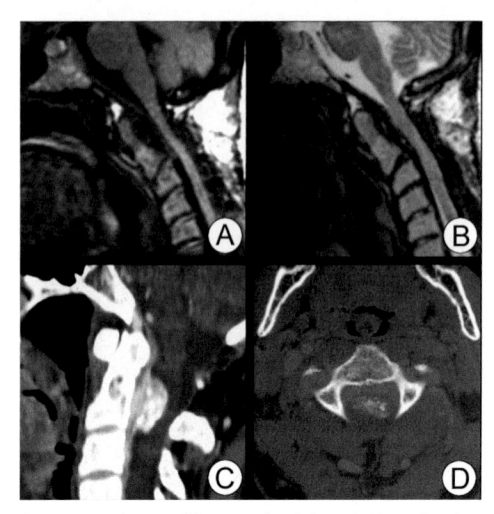

(A, B) Sagittales T1w- und T2w-Bild zeigen deutlich verbreiterte Bänder und eine Stenose des kraniovertebralen Übergangs bei einer Mukopolysaccharidose (Hurler-Syndrom). (C, D) Sagittales und axiales CT-Bild zeigen eine verkalkte und KM-aufnehmende duraständige Raumforderung (Meningeom), die den Spinalkanal in Höhe des Axis einengt.

- Die Fusion kann partiell oder vollständig sein und Wirbelkörper, Pedikel, Laminae oder Dornfortsätze betreffen
- Entzündliche und degenerative Arthropathien zeigen sich meist als Fusion oder als gegenüber dem Dens nach ventral verschobener vorderer Atlasring
- Tumoren und Infektionen zeigen destruierende Knochenveränderungen und Enhancement
- Können auch spezifische Charakteristika aufweisen (z. B. Knorpelmatrix beim Chondrosarkom)
- Traumen zeigen Fraktur und/oder Bandschädigungen

CT-Befunde
- Axiale Bilder zeigen Knochenmineralisation, Facettenzustand und Spinalkanaldurchmesser
- Sagittale und koronare Reformatierung zeigen „alignment" und Vorliegen/Ausmaß der eingesunkenen Schädelbasis

MRT-Befunde
- Stellt die Weichteilstrukturen am besten dar
  - Bänderriss, raumfordernder Prozess, Pannus, Myelonanomalie

Befunde anderer bildgebender Verfahren
- Röntgenaufnahmen
  - Zeigen die atlantoaxialen Gelenke gut, eignen sich aber für das Segment C0/1 nur begrenzt
  - Sind von Nutzen für die weitere Kontrolle von Osteosynthesematerialien

Empfehlungen
- Axiale CT mit multiplanaren Reformatierungen, um Knochenstrukturen zu beurteilen
- Sagittale und axiale T1w- und T2w-MRT-Bilder für die Beurteilung von Rückenmark und Weichteilen

Kraniovertebraler Übergang

Differenzialdiagnose
- Keine

Pathologie
Allgemein
- Angeborene Anomalien des kraniozervikalen Übergangs sind recht häufig
  - Klippel-Feil-Syndrom
  - Os odontoideum
    - Klar abgrenzbares Ossikel an der Densspitze bei hypertrophiertem vorderen Atlasbogen
    - Nicht immer von chronischer Pseudarthrose zu unterscheiden
  - Assimilierter Atlasring („Okzipitalisierung" in die Schädelbasis)
    - Kann fibrös sein
    - Auch die Fusion C2/3 ist möglich
  - Agenesie des Processus odontoideus (selten)
- Ferner betreffen zahlreiche erworbene Krankheiten den kraniovertebralen Übergang
  - Inflammatorische Arthritiden (rheumatoide Arthritis, M. Bechterew, Psoriasis- und Reiter-Spondylarthropathie)
  - Tumoren (Chordom, Metastase)
  - Degeneration (Arthrose)
  - Trauma
- Ätiologie/Pathogenese
  - Unterschiedlich – Abhängig vom damit vergesellschafteten Krankheitsprozess
- Epidemiologie
  - Klippel-Feil-Syndrom
    - 1/233–1/42 000 Geburten
    - Es wurden sporadische und familiär gehäufte Fälle berichtet; männliches und weibliches Geschlecht gleich häufig betroffen
  - Rheumatoide Arthritis
    - Jung bis mittleres Lebensalter; Verhältnis männliches : weibliches Geschlecht = 3 : 1
    - HWS in 50% der Fälle beteiligt; an BWS und LWS selten auftretend
    - 33% zeigen bei Inklination eine atlantoaxiale Instabilität
  - Trauma
    - Kraniovertebraler Übergang ist eine relativ seltene Frakturstelle
    - Umgekehrt hohe Letalität/Morbidität bei Verletzungen des kraniovertebralen Übergangs
  - Arthrose
    - Degenerativer antlantoaxialer Pannus ist häufig; bewirkt nur selten Rückenmarkkompression

Makroskopische und intraoperative Befunde
- Unterschiedlich – Abhängig vom damit vergesellschafteten Krankheitsprozess

Klinik
Klinisches Bild
- Klippel-Feil-Syndrom: Kurzer Hals, tiefer dorsaler Haaransatz, eingeschränkte HWS-Beweglichkeit
  - Begleitanomalien: Sprengel-Deformität, Halsrippen, Flügelfell, Halbwirbel, Spina bifida, Eingeweideanomalien
- Inflammatorische Arthritis: Myelonkompression, Schmerz, Extremitätendeformitäten

Kraniovertebraler Übergang

- Tumor: Schmerz, Hirnnervenausfälle
- Arthrose: Asymptomatisch oder schmerzhaft; typische Extremitätenbefunde
- Trauma: Adäquate Anamnese, klinische Befunde

Therapie
- Korrektur oder Besserung des zugrunde liegenden Krankheitsprozesses
- Operative Fusion oder Dekompression

Prognose
- Unterschiedlich – Abhängig vom damit vergesellschafteten Krankheitsprozess

Literatur

Smoker WR (2000): MR imaging of the craniocervical junction. Magn Reson Imaging Clin N Am 8(3):635–650

Kim FM (2000): Developmental anomalies of the craniocervical junction and cervical spine. Magn Reson Imaging Clin N Am 8(3): 651–674

Menezes AH (1997): Craniovertebral junction anomalies: diagnosis and management. Semin Pediatr Neurol 4(3):209–223

Angeborene Spinalkanalstenose

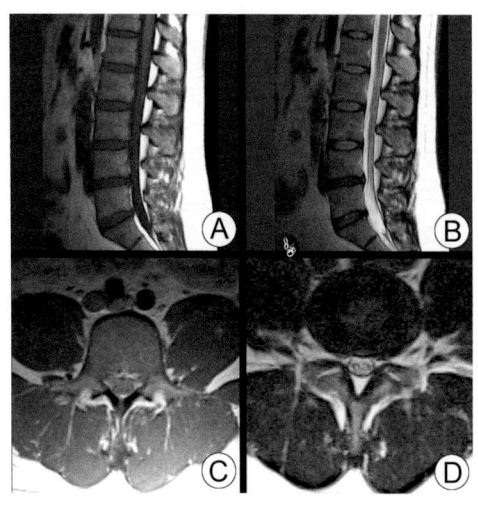

Kurze Bogenwurzeln der LWS. (A, B) Sagittales T1w- und T2w-Bild zeigen einen sagittal verkürzten distalen Spinalkanaldurchmesser. (C) Das axiale protonendichtegewichtete Bild bestätigt, dass die Bogenwurzeln kurz, breit und weiter nach lateral als normal ausgerichtet sind. (D) Das axiale T2w-Bild zeigt eine Diskusvorwölbung, die die angeborene Spinalkanalstenose verstärkt.

Grundlagen
- Synonyme: Syndrom des „kurzen Pedikulus", angeboren kurze Pedikel
- Definition: Wegen kurzer Bogenwurzeln verminderter sagittaler Spinalkanaldurchmesser
- Klassischer Aspekt in der Bildgebung: Kurze, verbreiterte Bogenwurzeln, kleeblattförmige Recessus laterales und nach lateral gerichtete Laminae, die eine sagittale Spinalkanaleinengung verursachen; den verengten Winkel der Laminae erkennt man am besten in koronaren Bildern
- Symptombeginn der zervikalen oder lumbalen Stenose in jüngerem Alter als bei der typischen degenerativen Enge
  - Oft kombiniert mit erworbenen (degenerativen) Anomalien
  - Schon geringe erworbene Anomalien (Diskusprotrusion, Diskusprolaps, Spondylophyt) können schwere neurologische Symptome hervorrufen

Bildgebung
Typische Befunde
- Schlüsselzeichen: Kurze, breite Pedikel und verringerte sagittale Spinalkanalweite

CT-Befunde
- Kurze, breite Bogenwurzeln, kleeblattförmige Recessus laterales und nach lateral gerichtete Laminae – In koronaren Bildern ist der Rezessusabgang eingeengt
- Verminderter sagittaler Spinalkanaldurchmesser

MRT-Befunde
- Gleichen denen der CT

Angeborene Spinalkanalstenose

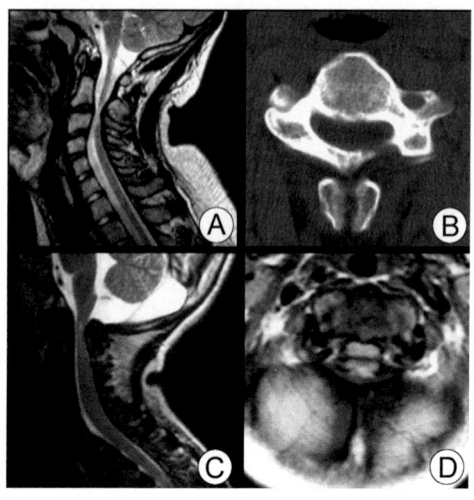

Angeborene zervikale Stenose. (A) Das sagittale T2w-Bild zeigt eine schwere Myelonkompression. (B) Das axiale CT-Bild sichert kurze, breite Bogenwurzeln bei angeborener zervikaler Stenose (Morquio-Syndrom). (C) Das sagittale T2w-Bild zeigt einen ausgedehnten Pannus in Höhe C1/2, der eine ausgeprägte Enge bedingt. (D) Das axiale T1w-Bild zeigt den kleinen anterior-posterioren Durchmesser.

Empfehlungen
- Sagittale Aufnahmen zeigen den Spinalkanal sagittal eng; auf Kompression des Rückenmarks achten
- Axiale Bilder zeigen die Formgebung der Bogenwurzeln und lassen die Bestimmung der Schwere der Spinalkanalstenose zu

Differenzialdiagnose
Erworbene Spinalkanalstenose
- Man prüfe auf Subluxation, Spondylolyse sowie degenerative Facetten- oder Diskusveränderungen

Erbliche Spinalkanalstenose
- Achondroplasie, Mukopolysaccharidosen (Morquio-Syndrom)
- Genetische Komponente
- Oft kombiniert mit Anomalien von Hirn, Eingeweiden und/oder Extremitäten

Pathologie
Allgemein
- Allgemeine Anmerkungen
  - Kurze und breite Pedikel, die aus histologisch normalem Knochen aufgebaut sind
- Epidemiologie
  - Die Prävalenz in der Allgemeinbevölkerung ist schwierig zu ermitteln
  - Eine Studie dokumentierte eine angeborene zervikale Stenose bei 7,6% von 262 Highschool- und College-Footballspielern

Angeborene Spinalkanalstenose

Kriterien der Stadieneinteilung/Gradierung
- Entwicklungsbedingte zervikale Stenose
  - Torg-Index < 0,8 (= sagittaler Spinalkanaldurchmesser dividiert durch sagittalen Wirbelkörperdurchmesser)
  - Absoluter Durchmesser < 14 mm
    - Man muss bei der Messung den Körperbau berücksichtigen
    - Relative Abmessungen sind wichtiger als absolute Maße
  - Die seitliche Röntgenaufnahme zeigt normalerweise die Gelenkpfeiler, ventral der spinolaminaren Linie endend
    - Wenn der Gelenkpfeiler den gesamten sagittalen Kanaldurchmesser einnimmt, so liegt eine Spinalkanalstenose vor
- Entwicklungsbedingte lumbale Stenose
  - Absoluter sagittaler Durchmesser < 15 mm
  - Der Körperbau beeinflusst die Bedeutsamkeit dieser Messung

Klinik

Klinisches Bild
- Symptome einer spinalen Enge in jüngerem Alter als erwartet
  - Die lumbale Enge zeigt sich mit den gewöhnlichen Symptomen einer Stenose
  - Patienten mit zervikaler Enge können eine Myelopathie oder reversible neurologische Ausfälle erleiden (plötzlich einschießende Schmerzen)
- Zevikale Markverletzung nach Kontaktverletzung bei erwachsenen Sportlern

Therapie
- Dekomprimierende Laminektomie oder Laminoplastie

Prognose
- Kann Zufallsbefund sein
- Viele Patienten entwickeln eine symptomatische Spinalkanalstenose

Literatur

Boockvar JA et al (2001): Cervical spinal stenosis and sports-related cord neuropraxia in children. Spine 26(2):2709–2713

Smith MG et al (1993): The prevalence of congenital cervical spinal stenosis in 262 college and high school football players. J Ky Med Assoc 91(7):273–275

Moss AG et al (1992): Computed tomography of the body. Vol. 2. Philadelphia: WB Saunders Company: 496–500

Skoliose

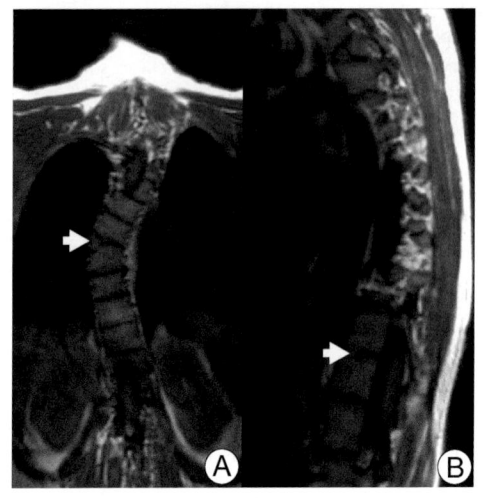

(A) Das koronare T1w-Bild der BWS zeigt einen Halbwirbel (Pfeil) in Höhe der mittleren BWS, der zu einer angeborenen rechtskonvexen Skoliose führt. (B) Auch das sagittale T1w-Bild zeigt eine partielle Wirbelfusion (Pfeil).

Grundlagen
- Definition: Vorhandensein von lateraler/n Krümmung/en der Wirbelsäule, oft kombiniert mit Wirbelrotation
- Klassischer Aspekt in der Bildgebung: S-förmig gekrümmte Wirbelsäule
- Idiopathisch
  - Am häufigsten; 85% aller Skoliosen
  - Stark familiär gehäuft (80%); weibliches Geschlecht bevorzugt (Verhältnis weiblich : männlich = 7–9 : 1)
    - Säuglingsskoliose: < 3 Jahre
    - Juvenile Skoliose: 4–9 Jahre
    - Adoleszentenskoliose: > 10 Jahre; am häufigsten
- Angeboren
  - Ergebnis von Wirbelanomalien
  - Kombination mit spinalen Dysraphien sowie Anomalien von Urogenitaltrakt und Herz
- Neuromuskulär: Zerebralparese, Poliomyelitis, Muskeldystrophie, Syringohydromyelie, Neoplasien des Rückenmarks
- Posttraumatisch oder inflammatorisch: Juvenile rheumatoide Arthritis, Tuberkulose, Strahlentherapie
- Dysplasien: Neurofibromatose, Marfan-Syndrom, Ehlers-Danlos-Syndrom
- Neoplasien: Osteoidosteom
- Die Beurteilung durch bildgebende Verfahren hängt von der Skolioseursache ab
  - Anfänglich anterior-posteriore und seitliche Aufnahme im Stehen
  - Posterior-anteriore Projektion zur Verlaufskontrolle, um die Mammabelastung zu senken
  - Röntgenaufnahme von Handgelenk/Hand, um Knochenalter zu bestimmen
    - Aufnahme der Crista iliaca (Risser-Apophyse) liefert auch Rückschlüsse auf Knochenreifung
  - Seitneigungsaufnahmen („lateral bending"), um Ausmaß der Beweglichkeit festzustellen

Skoliose

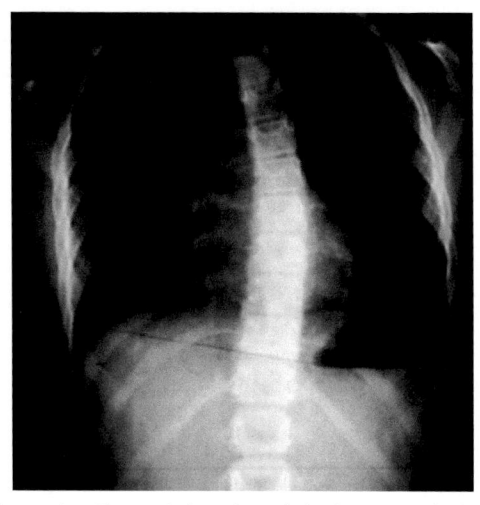

Die posterior-anteriore Thoraxaufnahme der Wirbelsäule zeigt eine leichte, nach links konvexe idiopathische Skoliose der BWS.

- Cobb-Methode zur Messung des Skoliosewinkels
  - Lotlinien zu einer Linie längs der Deckplatte des oberen Krümmungswinkels und längs der Grundplatte des unteren Krümmungswinkels (der Neutralwirbel)
  - Immer gleiche Wirbelkörper zur Verlaufsmessung untersuchen
- Indikationen zur MRT
  - Angeborene Skoliose
  - Juveniler Beginn: 4–9 Jahre
  - Linkskonvexe Thorakal- oder Thorakolumbalskoliose
  - Sehr rasche Krümmungszunahme (> 1°/Monat)
  - Schmerz, Kopfschmerz oder neurologische Zeichen (kutaner Bauchreflex) und Beschwerden (Schwäche, Parästhesie, Ataxie)

Bildgebung
Typische Befunde
- Schlüsselzeichen: Seitausbiegung(en) der Wirbelsäule

Röntgenbefunde
- Idiopathisch
  - Prävalenz typischer Krümmungen
    - Nach rechts konvexe thorakale Krümmung > rechts thorakal und links lumbal > rechts thorakolumbal > rechts lumbal
  - Atypische Krümmungen
    - Links konvex thorakal
    - Links thorakolumbal
    - Links zervikal
    - Links zervikothorakal
  - Wirbelrotation
  - Es kann eine Spondylolyse im Segment L5/S1 vorliegen
- Angeboren
  - Gestörte Wirbelbildung (Keilwirbel, Halbwirbel) oder Wirbelsegmentierung („pedicle bar", Blockwirbel)

Skoliose

- Neuromuskulär
  - Nur eine lange Krümmung
- Neurofibromatose
  - Hohe, spitzwinklige thorakale Skoliose mit Hinterkantenaushöhlung sowie Rippenanomalien

MRT-Befunde
- Syringohydromyelie
- Chiari-I-Anomalie
- Rückenmarktumoren
- Diskopathien

Empfehlungen
- Koronare T2w-Bilder zur Beurteilung von Wirbelanomalien

Differenzialdiagnose
Verschiedene Ursachen der Skoliose
- Unterscheidung anhand von Anamnese, Röntgenbefunden und ergänzender MRT

Pathologie
Allgemein
- Allgemeine Anmerkungen
  - Die Skoliose stellt eine entwicklungsbedingte Wirbelsäulenanomalie dar
- Genetik
  - Bei der idiopathischen Skoliose autosomal-dominante Vererbung
- Epidemiologie
  - In den USA 0,2% der Bevölkerung betroffen

Klinik
Klinisches Bild
- Die idiopathische Skoliose wird meist bei der körperlichen Untersuchung diagnostiziert
- Schmerzen durch zunehmende Krümmung oder degenerative Diskus- und Facettenkrankheit

Verlauf
- Krümmungen < 30° zeigen nach der Skelettreife keinen Progress mehr
- In 25% der Fälle wird die Krümmung stärker
  - Während der Adoleszenz Wachstumsschub
  - Krümmungen > 40–50° nach der Skelettreife
  - Kardiopulmonale Komplikationen bei schwerer Skoliose

Therapie
- Korsett
- Elektrische Stimulation
- Ventrale und dorsale Spondylodese mit Instrumentierung bei Patienten nach Skelettreife mit Krümmung > 40°

Prognose
- Bei adäquater Behandlung und Kontrolle ausgezeichnet

Literatur
Maiocco B et al (1997): Adolescent idiopathic scoliosis and the presence of spinal cord abnormalities: Preoperative magnetic resonance imaging analysis. Spine 22:2537–2541
Barnes PD et al (1993): Atypical idiopathic scoliosis: MR imaging evaluation. Radiology 186:247–253
Nokes SR et al (1987): Childhood scoliosis: MR imaging. Radiology 164:791–797

„Tethered cord"

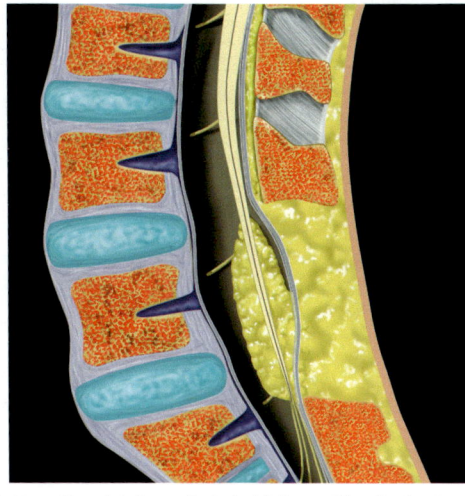

Die sagittale Darstellung (Mediansagittalschnitt) der LWS beschreibt ein Lipom, das den Conus medullaris in Höhe von L5 fesselt. Der Durasack ist in dieser Höhe gering aufgeweitet, zusätzlich ist eine Spina bifida vorhanden.

Grundlagen
- Definition: Tiefstand des Conus medullaris, der durch eine Raumforderung, ein kurzes und dabei breites Filum terminale oder durch Narbengewebe nach früherer Operation einer spinalen Dysraphie gefesselt ist
- Klassischer Aspekt in der Bildgebung: Conus medullaris liegt kaudal der Grundplatte des LWK 2, ferner fesselnde Raumforderung oder breites Filum terminale
- Weitere Schlüsselfakten
  - In der Normalbevölkerung endet der Conus bei > 98% in Höhe des Unterrandes von LWK 2 oder dicht oberhalb davon
  - Bei den verbleibenden ≤ 2% erreicht der Konus die Höhe des LWK 3
  - Klinisch kann ein „tethering" auch bei normalem Konusstand vorkommen
    – Ein abnormes Filum terminale (Fibrolipom des Filum terminale oder verbreitertes Filum) sind immer vorhanden
  - Das normale Filum terminale hat einen Durchmesser von < 2 mm
    – Messung in Höhe von LWK 5/SWK 1
  - Ein kleines Lipom des Filum terminale kann ein Zufallsbefund sein
    – Muss aber klinisch mit den Symptomen der Fesselung korreliert werden
  - Die MRT ist das bildgebende Verfahren der Wahl

Bildgebung
Typische Befunde
- Schlüsselzeichen: Filum terminale in Höhe L5/S1 im axialen MRT-Bild breiter als 2 mm; fettige Raumforderung am Filum terminale

CT-Befunde
- Skoliose, Spina bifida, Wirbelfusion und Segmentationsanomalien

MRT-Befunde
- Spinales Lipom: Lipomyelo(meningo)zele, intradurales Lipom und Fibrolipom des Filum terminale

„Tethered cord"

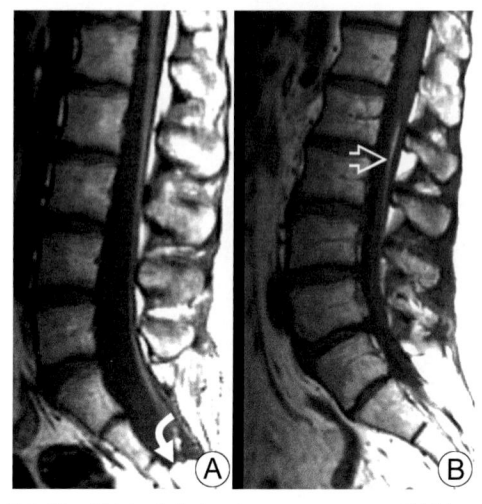

(A) Das sagittale T1w-Bild des Patienten der vorangegangenen Abbildung zeigt ein in die Länge gezogenes Myelon, das bis zum 2. Sakralsegment reicht und durch ein intraspinales Lipom gefesselt wird (gebogener Pfeil). (B) Bei einem anderen Patienten ohne jegliche Beschwerden liegt ein Fibrolipom des Filum terminale vor (offener Pfeil); der Conus medullaris endet in normaler Höhe (L1).

- Myelo(meningo)zele
- Diastematomyelie
- Straffes Filum terminale
  - Der Konus steht unterhalb von LWK 2 und ist oft durch ein Lipom gefesselt
  - Aufgeweiteter Durasack
  - Verbreitertes Filum terminale
- Intradurales Narbengewebe durch frühere Operation
- Conus medullaris und Filum terminale verlaufen dorsal im Durasack
- Syringohydromyelie/Myelomalazie in Conus medullaris oder Rückenmark
  - Liegen benachbart zur fesselnden Läsion

Sonographiebefunde
- Von Nutzen bei Kindern < 1 Jahr
- Fehlende Liquorpulsation verdächtig auf (erneute) Fesselung des Myelons

Empfehlungen
- Die Phasenkontrasttechnik kann bei Patienten mit „tethering" die verminderte Bewegung des Zervikalmarks nachweisen

Differenzialdiagnose

Frühpostoperativ tief stehender Conus medullaris
- Erneutes „tethering" nicht ausgeschlossen
- Die Sonographie klärt die Pulsation des Rückenmarks ab
- Operative Exploration, wenn klinisch ein erneutes „tethering" wahrscheinlich ist

Tiefstand des Conus medullaris als Normvariante
- In axialen Bildern normales Filum terminale
- Kein Lipom des Filum terminale

„Tethered cord"

Pathologie
Allgemein
- Allgemeine Anmerkungen
  - Das „tethering" stört den Sauerstoffmetabolismus des Myelons und streckt Arteriolen und Venolen in die Länge
    - Führt möglicherweise zur Syringohydromyelie/Myelomalazie
- Embryologie/Anatomie
  - Der fetale Konus „aszendiert" im Spinalkanal
    - Er fällt als distalster Anteil des Rückenmarks einer retrogressiven Differenzierung anheim
    - Die Wirbelkörper zeigen, verglichen mit dem Myelon, ein relativ rasches Wachstum
- Ätiologie/Pathogenese
  - Spinale Lipome: Lipo(meningo)zele, intradurales Lipom und Fibrolipom des Filum terminale
  - Myelo(meningo)zele
  - Diastematomyelie
  - Straffes Filum terminale
    - Unvollständige retrogressive Differenzierung
    - Die Fasern des Filum terminale lassen sich nicht in die Länge strecken
  - Intradurales Narbengewebe nach früherer Operation
- Epidemiologie
  - Das straffe Filum terminale wird zumeist in Phasen von Wachstumsschüben entdeckt (Kindheit oder Adoleszenz)
  - Kann auch bei älteren Menschen mit dem Beginn einer senilen Kyphose manifest werden

Klinik
Klinisches Bild
- Kutane Manifestationen einer Lipomyelo(meningo)zele, Myelo(meningo)zele oder Diastematomyelie
- Lumbalgien oder Beinschmerzen
- Einsteifung der unteren Extremität, Gefühllosigkeit, Schwäche und abnorme Reflexe
- Muskelatrophie
- Spastischer Gang
- Harnblasenfunktionsstörung
- Skoliose und Fußdeformitäten

Verlauf
- Zunehmende und irreversible neurologische Störungen

Therapie
- Frühzeitige prophylaktische Operation
- Resektion der fesselnden Raumforderung, Myelonentlastung und Duraversorgung

Prognose
- Verbesserung oder Stabilisierung der meisten neurologischen Ausfälle
- Die Harnblasenfunktionsstörung verschwindet nur in 10% der Fälle wieder

Literatur
Barkovich AJ (1995): Pediatric Neuroimaging. 2nd edn. Philadelphia: Lippincott-Raven: 491–496
Raghavan N et al (1989): MR imaging in the tethered spinal cord syndrome. AJR 152:843–852
Hall WA et al (1988): Diagnosis of tethered cords by magnetic resonance imaging. Surg Neurol 30:60–64

Gemeinsam abgehende Nervenwurzeln

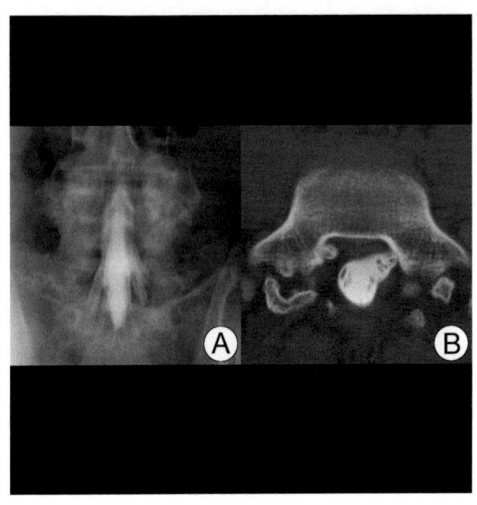

(A) Die Myelographieaufnahme zeigt gemeinsam abgehende Nervenwurzeln mit einer aberrierenden und vergrößerten Nervenwurzelscheide, die in Höhe des linken S1-Foramens austritt. (B) Das axiale CT-Myelographiebild bestätigt eine vergrößerte linke S1-Wurzelscheide, die 2 Nervenwurzeln enthält (ferner Zufallsbefund einer Spondylolyse).

Grundlagen
- Synomyme: „composite nerve root sleeve", gemeinsame Wurzeltasche
- Definition: Eine aberrierende Nervenwurzeltasche enthält 2 Nervenwurzeln anstelle von nur einer
- Klassischer Aspekt in der Bildgebung: Einseitig vergrößerte Wurzeltasche, die 2 Nervenwurzeln enthält und auf mittlerer Höhe der normalen entsprechenden Nervenwurzelabgänge der Gegenseite den Durasack verlässt
- Kommt überall an der Wirbelsäule vor, wurde jedoch am häufigsten an der LWS berichtet (in abnehmender Häufigkeit L4/5, L5/S1, L3/4)
- Wichtige anatomische Variante, die vor spinalen Operationen abzuklären ist
- Das Ganglion der dorsalen Nervenwurzel nimmt KM auf; vergrößerte Strukturen im Foramen intervertebrale können zur Fehldiagnose eines Nervenscheidentumors führen

Bildgebung
Typische Befunde
- Schlüsselzeichen: Die vergrößerte Wurzeltasche enthält 2 Nervenwurzeln, sie geht in der Mitte der gedachten normalen beiden Wurzeltaschen dieser 2 Nervenwurzeln aus dem Durasack ab

CT-Befunde
- Asymmetrischer abnormer Abgang einer vergrößerten Nervenwurzeltasche
- In der CT-Myelographie überzählige Nervenwurzeln
- Verglichen mit der Gegenseite möglicherweise knöchern weiteres Foramen intervertebrale

Gemeinsam abgehende Nervenwurzeln

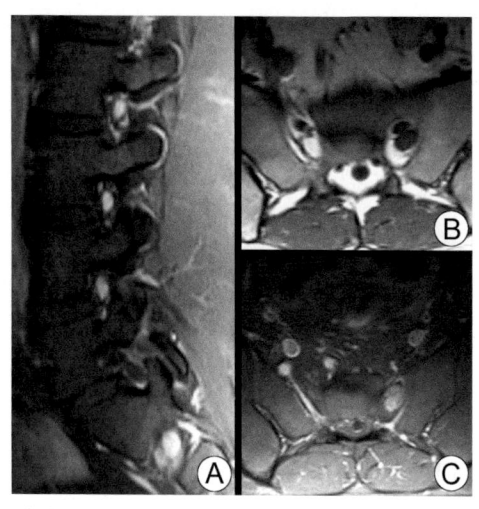

(A) Das sagittale fettsaturierte T1w-Bild nach KM-Gabe zeigt normal KM-aufnehmende dorsale Wurzelganglien, außer im Foramen intervertebrale L5/S1, wo sich 2 KM-aufnehmende dorsale Wurzelganglien befinden. Axiales Nativ- (B) und KM-Bild (C) in T1w zeigen 2 dorsale Wurzelganglien im linken Neuroforamen L5/S1.

MRT-Befunde
- Asymmetrischer abnormer Abgang einer vergrößerten Nervenwurzeltasche
  - Die Nervenwurzeln gehen meist separat durch die jeweils zugehörigen Foramina ab
  - Manchmal gehen 2 Nervenwurzeln durch das gleiche (meist untere) Foramen ab
    - In diesem Fall sieht man ein liquorgefülltes Foramen ohne dorsales Nervenwurzelganglion in einer Höhe, dagegen 2 KM-aufnehmende Ganglien im anderen Foramen intervertebrale

Befunde anderer bildgebender Verfahren
- Myelographie: Die vergrößerte aberrierende Wurzeltasche geht aus dem Durasack in einer Höhe zwischen den beiden analogen (normalen) Wurzeltaschen der Gegenseite ab
  - Die Wurzeln können sich dann voneinander lösen und durch die ihnen zugedachten Foramina abgehen oder beieinander bleiben und gemeinsam durch ein einziges Foramen intervertebrale ziehen

Empfehlungen
- Sagittale und axiale T1w- und T2w-Aufnahmen
  - Sagittale Aufnahmen müssen beidseits nach lateral über das Foramen intervertebrale hinaus gesetzt werden
  - KM-Gabe zeigt ein Enhancement des Ganglions der Radix posterior
- Die CT-Myelographie zeigt sehr gut die Beziehung der Nervenwurzeln zu den Knochenstrukturen

Gemeinsam abgehende Nervenwurzeln

Differenzialdiagnose
Nervenscheidentumor
- Neurofibrom oder Schwannom sehen ähnlich aus
- Die KM-Aufnahme des Ganglions der Radix posterior sowie vergrößerte neurale Strukturen im Foramen intervertebrale sind nicht mit einem Schwannom zu verwechseln
- Größere Tumoren bieten eine Sanduhrform, wenn der intradurale Tumoranteil über die durale Wurzeltasche in den extraduralen Raum übertritt

Pathologie
Allgemein
- Allgemeine Anmerkungen
  - Häufiger bei Autopsien als bei bildgebender Diagnostik entdeckt
  - Viel häufiger an der LWS als an HWS oder BWS nachgewiesen
- Epidemiologie
  - Prävalenz gemeinsam abgehender Nervenwurzeln zumeist in einer Größenordnung von 0,3–2% berichtet, maximal mit 10,6% angegeben

Makroskopische und intraoperative Befunde
- Meist nur einseitig
- Eine zusammengesetzte Nervenwurzelscheide geht normalerweise in halber Höhe der erwarteten Wurzeltaschenabgänge (die sie ersetzt) aus dem Duralsack ab und ist größer als eine normale Nervenwurzeltasche
  - Die 2 darin enthaltenen Nervenwurzeln verlassen den Spinalkanal dann oft durch 2 verschiedene Neuroforamina
  - Seltener verlassen die beiden Nervenwurzeln den Spinalkanal durch ein einziges Foramen intervertebrale (meist das der tieferen Wurzel zugehörige)
- Gelingt es nicht, diese anatomische Variante korrekt zu erfassen, kann es zur Fehldiagnose eines Nervenwurzeltumors oder bei einer Radikulopathie zur Operation in falscher Höhe kommen

Klinik
Klinisches Bild
- Meist für sich allein genommen asymptomatisch
- Kann mit einer Radikulopathie einhergehen

Therapie
- Meist nicht indiziert
- Die operative Dekompression kann bei ausgewählten Patienten mit einer nachgewiesenen und dazu passenden Radikulopathie indiziert sein

Literatur
Prestar FJ (1996): Anomalies and malformations of lumbar spinal roots. Minim Invasive Neurosurg 39(4):133–137

Firooznia H et al (1993): Normal correlative anatomy of the lumboscral spine and its contents. Neuroimaging Clinics of North America 3(3):411–424

Phillips LH et al (1993): The frequency of intradural conjoined lumbosacral dorsal nerve roots found during selective dorsal rhizotomy. Neurosurgery 33(1):88–90, discussion 90–91

Ventriculus terminalis

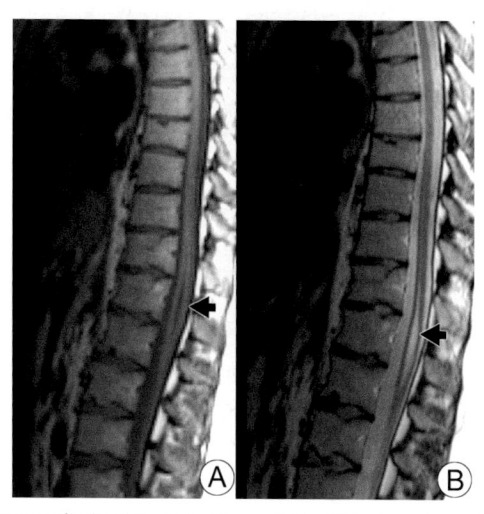

Ventriculus terminalis. (A, B) Sagittales T1w- und T2w-Bild zeigen eine geringe Aufweitung des unteren Canalis centralis in Höhe des Conus terminalis mit dem Signal von Liquor (Pfeile). Es zeigen sich weder eine Anomalie des Myelons noch ein Tumor, noch ein aufgetriebenes Mark oberhalb der Läsion, die für eine Syrinx sprächen.

Grundlagen
- Synonyme: Ventriculus terminalis; Ventriculus quintus; fünfter Ventrikel
- Definition: In Höhe des distalen Konus und/oder des proximalen Filum terminale leicht aufgeweiteter Canalis centralis
- Klassischer Aspekt in der Bildgebung: Dichte von Liquor im unteren Bereich des hier dilatierten Canalis centralis
- Im typischen Fall ein Zufallsbefund
- Kann selten abnorm weit sein, dann symptomatisch werden und somit Behandlung erfordern
- Ist von zystischen Neoplasien des Rückenmarks zu unterscheiden

Bildgebung
Typische Befunde
- Schlüsselzeichen: Leicht in seinem distalen Anteil zystisch aufgeweiteter Canalis centralis ohne Anomalien des Myelonsignals; kein Enhancement

CT-Befunde
- Leicht in seinem unteren Verlauf aufgeweiteter Canalis centralis
- Keine begleitende Raumforderung, keine KM-Aufnahme

MRT-Befunde
- Leicht in seinem unteren Verlauf aufgeweiteter Canalis centralis
- Der Inhalt zeigt in **allen** Sequenzen die Signalintensität von Liquor
- Keine Signalanomalien des Rückenmarks, keine Raumforderung, kein Enhancement

Befunde anderer bildgebender Verfahren
- Sonographie: Echoloser, im Conus terminalis leicht dilatierter Canalis centralis

Ventriculus terminalis

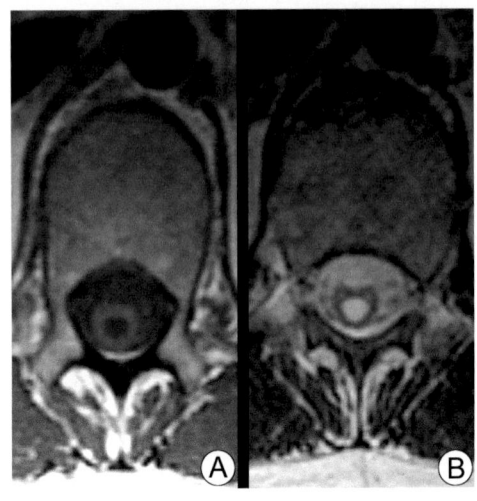

Ventriculus terminalis. (A, B) Axiales T1w- und T2w-Bild zeigen eine geringe Aufweitung des unteren Canalis centralis in Höhe des Conus terminalis mit dem Signal von Liquor. Trotz dieser Aufweitung des Canalis centralis (bei einem beschwerdefreien Patienten) findet sich weder eine Anomalie des Rückenmarks noch ein Anhaltspunkt für eine pathologische Veränderung.

Empfehlungen
- Neugeborene
  - Die Sonographie ist zum Screening auf angeborene Anomalien hinreichend genau
  - Kann den Ventriculus terminalis von einer Syrinx oder einem Neoplasma des kaudalen Myelons unterscheiden
  - Abnorme Befunde sollte man mittels MRT sichern
- Kinder, Erwachsene und Säuglinge mit positivem Sonographiebefund
  - Zum Ausschluss einer Syrinx MRT-Darstellung mit dünnen sagittalen Schichten (T1w und T2w; 3-mm-Schichten)
- Zum Ausschluss okkulter Dysraphie oder eines breiten Filum terminale axiale T1w- und T2w-Bilder (4-mm-Schichten) von kaudalem Rückenmark bis Sakrum
- T1w-Bilder nach KM-Gabe in beiden Ebenen zum Tumorausschluss

Differenzialdiagnose

Hydrosyringomyelie
- Der Ventriculus terminalis wird zunehmend weiter und breitet sich kopfwärts aus
- Zystische Auftreibung des unteren Drittels (oder mehr) des Rückenmarks
- Isolierter Befund oder kombiniert mit angeborenen Anomalien der Wirbelsäule

Zystisches Neoplasma
- Wird differenziert anhand von Signalveränderungen und Auftreibung des Rückenmarks sowie der KM-Aufnahme in seinen soliden Anteilen

Zystische Myelomalazie
- In der Anamnese Trauma oder andere Myelonschädigung
- Geht mit Rückenmarkatrophie einher

Ventriculus terminalis

Pathologie

Allgemein
- Allgemeine Anmerkungen
  - Mikroskopisch normaler histologischer Befund
  - Längsdurchmesser 8–10 mm, Querdurchmesser 2–4 mm
  - Größe über die Lebenszeit hinweg variabel
    - Am kleinsten im mittleren Lebensalter
    - Am größten in Kindheit und Senium
- Embryologie/Anatomie
  - Liegt zwischen der Spitze des Conus medullaris und dem Abgang des Filum terminale
  - Entsteht während der Embryogenese infolge der Ausbildung eines Kanals und der retrogressiven Differenzierung des kaudalen Endes des sich entwickelnden Rückenmarks
    - Entsteht am Vereinigungspunkt zwischen dem Anteil des Canalis centralis, der durch Neurulation geformt wird, und dem Anteil, der aus der Kanalbildung der kaudalen Zellmasse geformt wird
  - Verkleinert sich meist in den ersten Wochen post partum
    - Seine Persistenz führt zum späteren Nachweis bei Kindern oder Erwachsenen
- Epidemiologie
  - Kann in jedem Lebensalter nachgewiesen werden
  - 2,6% der normal entwickelten Kinder haben einen als Hohlraum erkennbaren Ventriculus terminalis
  - Bei Erwachsenen seltener nachgewiesen
    - War vor Einführung der MRT v. a. eine Kuriosität bei der Autopsie

Mikroskopische Befunde
- Zystischer, mit Ependymzellen ausgekleideter Hohlraum

Klinik

Klinisches Bild
- Zufallsbefund bei einer aus anderem Grund durchgeführten Untersuchung

Therapie
- Beim Zufallsbefund keine Behandlung indiziert
- In den seltenen Fällen mit symptomatischen dilatierten Zysten operative Dekompression und Behandlung der begleitenden Anomalien

Prognose
- Keine Auswirkung auf Mortalität oder Morbidität

Literatur

Kriss VM et al (2000): Sonographic appearance of the ventriculus terminalis cyst in the neonatal spinal cord. J Ultrasound Med 19(3):207–209

Matsubayashi R et al (1998): Cystic dilatation of ventriculus terminalis in adults: MRI. Neuroradiology 40(1):45–47

Coleman LT et al (1995): Ventriculus terminalis of the conus medullaris: MR findings in children. AJNR 16(7):1421–1426

Lipomyeloschisis

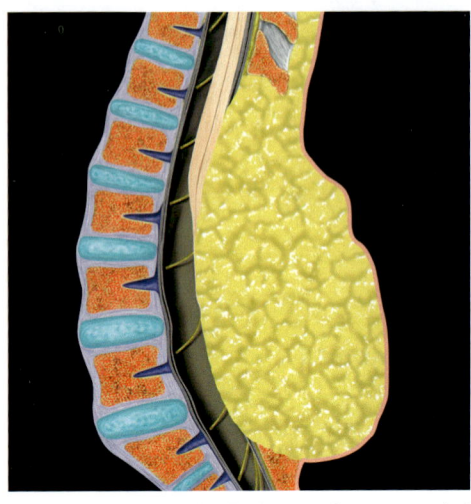

Das sagittale Schnittschema der LWS beschreibt ein großes, von Haut bedecktes Lipom mit einer ventral daran haftenden neuralen Plakode; das Lipom geht über einen Spina-bifida-Defekt in das Unterhautfett über.

Grundlagen
- Synonym: Lipomyelozele/Lipomyelomeningozele
- Definition
  - Die Lipomyelozele ist ein Komlpex aus Plakode/Lipom, der über eine Spina bifida direkt in das subkutane Fett übergeht
  - Die Lipomyelomeningozele ist eine Lipomyelozele mit einer Meningozele
- Klassischer Aspekt in der Bildgebung: Subkutane Fettmasse in Kontinuität zu neuraler Plakode/Lipom
- Weitere Schlüsselfakten
  - 20–50% der okkulten spinalen Dysraphien
  - Beide werden durch Haut und Fett bedeckt
  - Das Rückenmark ist immer gefesselt („tethered")
  - Verknüpft mit Wirbelanomalien: Schmetterlingswirbel, Halbwirbel, Blockwirbel
  - Es kann eine Hydromyelie des Conus medullaris vorliegen
  - Das Lipom kann bei rotiertem Plakoden-Lipom-Komplex asymmetrisch sein
  - Am häufigsten in der lumbosakralen Region lokalisiert
  - Die MRT ist zur anfänglichen Beurteilung das bildgebende Verfahren der Wahl
  - Die MRT ist für die frühe postoperative Beurteilung eines erneuten „tethering" nicht von Nutzen, da die Lage des Conus medullaris direkt postoperativ oft unverändert ist

Bildgebung
Typische Befunde
- Schlüsselzeichen: Spina bifida und darüber liegende Raumforderung aus Fett

CT-Befunde
- Dorsale spinale Dysraphie
- Hypodenses dorsales Lipom mit zugehöriger ventraler neuraler Plakode

Lipomyeloschisis

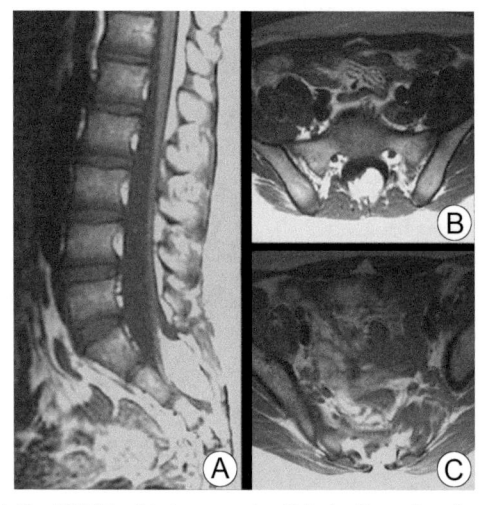

Das sagittale T1w-Bild (A) zeigt einen neuralen Plakoden-Lipom-Komplex im dorsalen Sakralkanal. Das axiale T1w-Bild (B) bestätigt eine Spina bifida und zeigt eine Verbindung zwischen Lipom und subkutanem Fettgewebe (C) auf.

- Das Lipom hängt mit dem subkutanen Fett und dem „tethered cord"/der Plakode zusammen

Differenzialdiagnose

Intradurales Lipom
- Innerhalb einer darüber liegenden intakten Dura mater eingeschlossen
- Am häufigsten in HWS und BWS lokalisiert
- Keine kutanen Manifestationen

Myelozele/Myelomeningozele
- Nicht durch Haut oder subkutanes Fett bedeckt
- Kein Lipom der neuralen Plakode anhaftend

Pathologie

Allgemein
- Embryologie/Anatomie
  - Das Neuralrohr bildet sich durch Einfaltung und Verschluss des neuralen Ektoderms
    - Bei seiner Abtrennung aus dem kutanen Ektoderm
    - Erfolgt in 3. und 4. Schwangerschaftswoche
    - Bei einem als Neurulation und Disjunktion bekannten Prozess
- Ätiologie/Pathogenese
  - Die Lipomyeloschisis entsteht durch die vorzeitige Trennung des neuralen Ektoderms vom kutanen Ektoderm
  - Zwischen den beiden Neuralfalten wird Mesenchym inkorporiert
  - Die Neuralfalten bleiben offen und bilden am Ort der vorzeitigen Trennung die neurale Plakode
  - Die ependymale Auskleidung des primitiven Neuralrohrs induziert im Mesenchym die Bildung von Fett

Lipomyeloschisis

- Epidemiologie
  - Weibliches Geschlecht bevorzugt
  - Wird klinisch ab Geburt in der Säuglingszeit manifest

Klinik

Klinisches Bild
- Median oder paramedian gelegene lumbosakrale, von Haut bedeckte Raumforderung
- Verknüpft mit einem Hautgrübchen, einem Hautzipfel, einem Hämangiom oder einem Haarbüschel
- Paraparese der unteren Extremitäten
- Sakraler dermatomgebundener sensibler Ausfall
- Gestörte Harnblasen- und Rektumentleerung
- Fußdeformität

Verlauf
- Zunehmende und möglicherweise irreversible neurologische Störung durch „tethered cord" oder ein größer werdendes Lipom

Therapie
- Frühzeitige prophylaktische Operation (vor Ende des 1. Lebensjahrs), um das Mark zu entlasten, das Lipom zu resezieren und die Dura zu rekonstruieren

Prognose
- Zur Operationszeit neurologisch unauffällige Patienten bleiben auch nach langjähriger Kontrolle beschwerdefrei
- Die Harnblasenfunktionsstörung persistiert, außer bei Operation im Säuglingsalter
- Bei bis zu 10% der Patienten erneutes „tethering", das Wochen bis Jahre nach der Erstoperation eintritt

Literatur
Barkovich AJ (1995): Pediatric Neuroimaging. 2nd edn. Philadelphia: Lippincott-Raven
Sutton LN (1995): Lipomyelomeningocele. Neurosur Clin North Am 6:325–338
Kaney PM et al (1990): Management and long-term follow-up review of children with lipomyelomeningocele, 1952–1987. J Neurosurg 73:48–52

Morbus Scheuermann

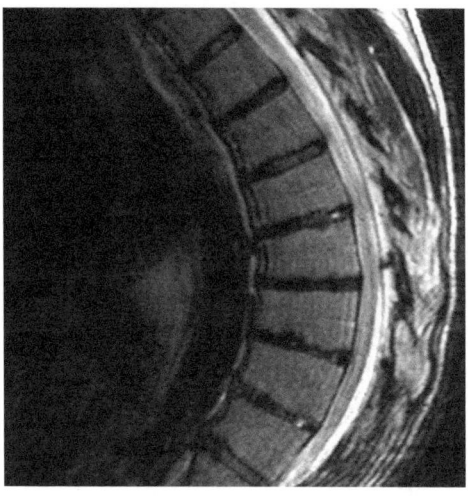

Das median sagittale T2w-Bild zeigt 4 aufeinander folgende Brustwirbel mit ventraler Keilform von ≥ 5°. Ferner sind verschmälerte Diskusräume und unregelmäßige Abschlussplatten sichtbar.

Grundlagen
- Synonyme: Kyphosis dorsalis iuvenilis; Adoleszentenkyphose
- Klassischer Aspekt in der Bildgebung
  - 3 oder mehr aufeinander folgende Wirbel der BWS
  - Oder > 5° vordere Keilform
- Weitere Schlüsselfakten
  - 30–50% mit begleitender Spondylolyse
  - Bei 75% ist die BWS betroffen
  - 20–25% thorakolumbal
  - < 5% lumbal
  - Beteiligung der HWS ist selten
  - Atypischer M. Scheuermann
    - Nur 1 oder 2 Wirbel erkrankt
    - Keine vordere Keilform der Wirbelkörper
    - Weitere mit dem M. Scheuermann identische Befunde

Bildgebung
Typische Befunde
- Schlüsselzeichen: Thorakale Kyphose beim Teenager

Röntgenbefunde
- Ventrale Keilform der Wirbelkörper
- Irregularitäten der Abschlussplatten
- Verschmälerter Bandscheibenraum
- Limbus vertebrae

MRT-Befunde
- Neben den oben genannten
  - Bildung von Schmorl-Knötchen
  - Diskusprotrusionen

Morbus Scheuermann

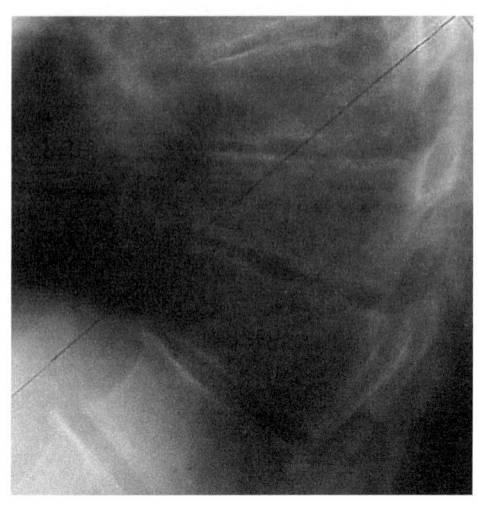

Bei einem anderen Patienten zeigt die seitliche Aufnahme der BWS 3 aufeinander folgende Wirbel mit leichter ventraler Keilform, ferner sind Unregelmäßigkeiten der Wirbelabschlussplatten vorhanden.

Differenzialdiagnose

Wirbelkompressionsfrakturen (Ermüdungsbrüche)
- Ursächliche Osteopenie verschiedener Ursache

Traumatische Kompressionsfrakturen
- Ausgedehntes Knochenmarködem

Pathologie

Allgemein
- Genetik
  - Familiäre Tendenz
- Embryologie/Anatomie
  - Biochemische Anomalie in der Matrix der knorpeligen Wirbelendplatten
    - Verminderte Zahl oder Stärke der Kollagenfasern
    - Erhöhter Proteoglykangehalt
- Ätiologie/Pathogenese
  - Chronische, sich wiederholende Traumen eines Menschen vor der Skelettreife
    - Gewichtheben, Gymnastik und andere die Wirbelsäule belastende Sportarten
    - Harte körperliche Arbeit
  - Diskuseinbruch durch kongenital geschwächte Regionen der Abschlussplatten
    - Verlust an Bandscheibenhöhe
    - Limbus vertebrae
    - Schmorl-Knötchen
  - Verspätetes Wachstum im vorderen Wirbelanteil
  - Normales Wachstum im hinteren Wirbelanteil
- Epidemiologie
  - Gipfel der Inzidenz: 13–17 Jahre

Morbus Scheuermann

- Prävalenz: 0,4–8%
- Männliches Geschlecht etwas häufiger betroffen (in einigen Berichten Verhältnis männliches : weibliches Geschlecht bis zu 2 : 1)

Klinik
Klinisches Bild
- Grundsätzliches Symptom bei Erstvorstellung: Kyphose
- Thoraxschmerz und -druckschmerzhaftigkeit, durch Aktivität verschlimmert
- Allgemeine leichte Ermüdbarkeit
- Nur selten Myelopathie durch Kyphose oder thorakale Diskushernie(n)

Verlauf
- Entwickelt sich während der Teenagerzeit
- Nimmt an Stärke während des Wachstumsschubs der Adoleszenz zu
- Nach Wachstumsende nur noch geringer Progress
- Nur selten schwere Deformität

Therapie
- Beobachtung
  - Indikationen
    - Noch Wachstum vorhanden
    - Kyphosedeformität < 50°
  - Ausschaltung der jeweiligen anstrengenden Aktivität
  - Analgetika
  - Wirbelsäulenübungen
- Behandlung mit Korsett
  - Indikationen
    - Noch mindestens 1 Jahr Wachstum zu erwarten
    - Kyphose < 75°
    - Bei Hyperextension zumindest partielle Korrektur der Kyphose
- Operative Behandlung
  - Indikationen
    - Kyphose > 75° vor der Skelettreife
    - Kyphose > 60° nach der Skelettreife
    - Exzessive Schmerzen
  - Dorsale Instrumentierung und Fusion
  - Ventrale und dorsale Fusion

Prognose
- Korsettbehandlung
  - Wirksam zur Vorbeugung einer fortschreitenden Kyphose
  - Anfängliche Verbesserung der Kyphose um 20–30% nach einjähriger Therapie
  - Insgesamt Kyphosekorrektur bis zu 50%
- Operative Behandlung
  - Der dorsale Operationszugang kann zum Verlust der Anfangskorrektur führen
  - Der kombinierte ventrale und dorsale Zugang führt zu Korrekturen von 39–59%

Literatur

Tala VT et al (1992): Postural kyphosis and Scheuermann's disease. Seminars in Spine Surgery 4:216–224

Blumenthal SL et al (1987): Lumbar Scheuermann's. A clinical Series and classification. Spine 12:929–932

Ippolito E et al (1981): Juvenile kyphosis; histological and histochemical studies. J Bone Joint Surg 63:175–182

Rückenschmerzen bei Kindern

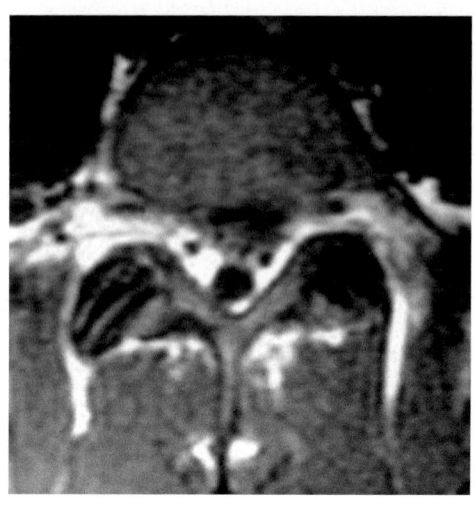

Das axiale T1w-Bild eines Heranwachsenden zeigt eine mediane und links mediolaterale Diskusprotrusion mit Kompression der linken S1-Wurzel.

Grundlagen
- Kinder vor der Pubertät
  - Kreuzschmerzen sind seltene funktionelle Beschwerden
  - Gegebenenfalls suche man nach der zugrunde liegenden Ursache
- Kinder in der Adoleszenz
  - Schätzungen zur Prävalenz der mit dem Alter zunehmenden Kreuzschmerzen liegen zwischen 8% und 50%
  - Jährliche Inzidenz zwischen 12% und 33%, mit dem Alter zunehmend
  - 8% erleiden wiederholte oder dauerhafte Beschwerden
  - 2–3% mit wiederholten oder dauerhaften Beschwerden leiden bis in das frühe Erwachsenenalter daran
- Degenerative Bandscheibenleiden
  - Definition: Degenerative Veränderungen der lumbalen Bandscheiben
  - Klassischer Aspekt in der Bildgebung: Höhen- und Wasserverlust der Bandscheibe und Diskushernien
  - Korrelation mit Kreuzschmerzen in der Adoleszenz
    - Treten nach Wachstumsschub auf
    - Nehmen linear mit dem Alter bis in die Erwachsenenzeit zu
  - 33% der 15-Jährigen weisen in einer Studie degenerativ veränderte Bandscheiben auf, davon
    - 89% der Untersuchten mit wiederholten Lumbalgien, verglichen mit 26% bei beschwerdefreien Jugendlichen
- Weitere Ursachen von Kreuzschmerzen bei Kindern
  - Spondylolyse
    - In der Normalbevölkerung Prävalenz von 5–7% der asymptomatischen Träger
    - Aktive Sportler können eine Stressfraktur der Pars interarticularis erleiden
  - Spondylolisthesis
  - Spondylodiszitis
  - M. Scheuermann

Rückenschmerzen bei Kindern

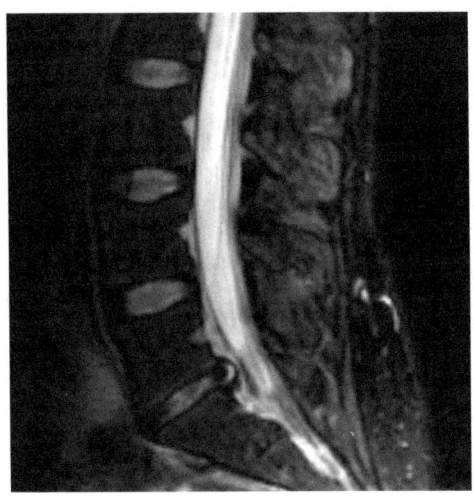

Das sagittale T2w-Bild der LWS mit Fettsättigung zeigt bei einem anderen Patienten einen Riss des Anulus fibrosus in Höhe L5/S1, zusätzlich mit Vorwölbung und Höhenverlust des Diskus.

- Neoplasmen (Osteoidosteom, Leukämie, eosinophiles Granulom)
- „tethered cord"
- Indikationen für die Bildgebung
  - Junger Patient (< 5 Jahre)
  - Chronischer und rezidivierender Schmerz
  - Funktionelle Behinderung und Bewegungseinschränkung
  - Fieber
  - Neurologische Symptome und Beschwerden

Bildgebung

Typische Befunde
- Schlüsselzeichen: Bandscheiben sind in T2w-Bildern hypointens
- Skelettszintigraphie kann bei Fällen von Spondylolyse, Osteoidosteom und okkulter Infektion von Nutzen sein

CT-Befunde
- Diskushernien
- In sagittal reformierten Bildern Höhenverlust der Bandscheibe(n)
- Unregelmäßigkeiten der Endplatten

MRT-Befunde
- Höhengeminderter Bandscheibenraum
- In T2w verminderter Wassergehalt der Bandscheibe
- Riss des Anulus fibrosus
- Diskushernie
- Typische Veränderungen eines M. Scheuermann

Differenzialdiagnose

Diszitis
- In T2w-Bildern Hyperintensität
- Erosive Veränderungen der Endplatten

Rückenschmerzen bei Kindern

- Hyperintensität des subchondralen Markraums der 2 benachbarten, an diese Bandscheibe angrenzenden Wirbelkörper

Pathologie
Allgemein
- Ätiologie/Pathogenese
  - Bei Adoleszenten mit degenerativen Diskusleiden recht unerforscht

Klinik
Klinisches Bild
- Tiefe Rückenschmerzen (Lumbalgien)

Verlauf
- Selbstbegrenzende Krankheit
- Nur ein kleiner Prozentsatz erleidet Rezidive oder andauernde Symptome

Therapie
- Konservativ
- Bettruhe
- Analgetische Medikation

Prognose
- Gut
- 8% erleiden Rezidiv oder andauernde Beschwerden
- 2–3% der Patienten mit Beschwerden haben diese bis in das frühe Erwachsenenalter

Literatur
Salminen JJ et al (1999): Recurrent low back pain and early disc degeneration in the young. Spine 24:1316–1321

Leboeuf-Yde C et al (1998): At what age does low back pain become a common problem? A study of 29,424 individuals aged 12–41 years. Spine 23:228–234

Erkintalo MO et al (1995): Development of degenerative changes in the lumbar intervertebral disk: Results of a prospective MR imaging study in adolescents with and without low-back pain. Radiology 196:529–533

Dysplasien der Dura

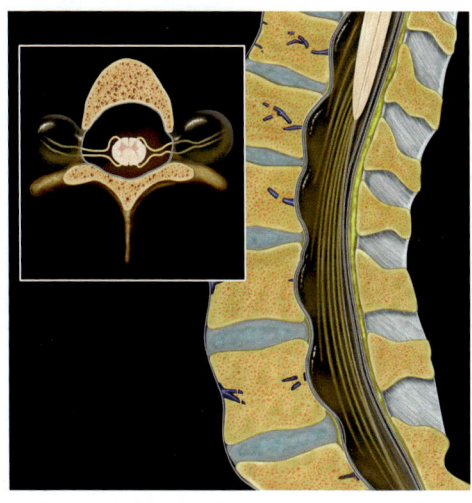

Charakteristisch für die Duraektasie sind konkav ausgehöhlte Rückflächen der Wirbelkörper und ein weiter Durasack. Das kleine Bild veranschaulicht ein tiefes „scalloping" der Wirbelkörperrückseite bei lateralen Meningozelen.

Grundlagen

- Synonym: Duraektasie
- Definition: Morphologie eines weiten Durasacks, der zur Remodellierung des Spinalkanals führt
- Klassischer Aspekt in der Bildgebung: C-förmig ausgehöhlte Hinterkanten der Wirbelkörper und weiter Durasack
- 3 Krankheitskategorien verursachen eine Hinterkantenaushöhlung
  - Duraektasie
  - Gesteigerter intraspinaler Druck
  - Angeborene Wirbelsäulendysplasien
- Der Erkennen der spezifischen Schlüsselzeichen in der Bildgebung und die Integration verfügbarer klinischer Angaben erlauben eine spezifischere Diagnose
- Eine Dysplasie ist meist mit einer Neurofibromatose vom Typ 1 (NF-1), einem Marfan- oder einem Ehlers-Danlos-Syndrom und einer Homozystinurie vergesellschaftet

Bildgebung

Typische Befunde

- Schlüsselzeichen: Weiche, glatte Aushöhlung der Wirbelkörperrückflächen im Verein mit einem weiten Durasack

CT-Befunde

- Glatte Remodellierung der Wirbelkörperrückflächen bei sich ausdehnendem Spinalkanal
  - Am leichtesten in sagittalen Reformatierungen erkennbar
- Dichte von Liquor im Durasack
- Man kann auch Stigmata der damit vergesellschafteten Krankheiten vorfinden
  - Osteoporose lässt an Homozystinurie denken
  - Pseudarthrose lässt an Neurofibromatose vom Typ 1 denken

Dysplasien der Dura

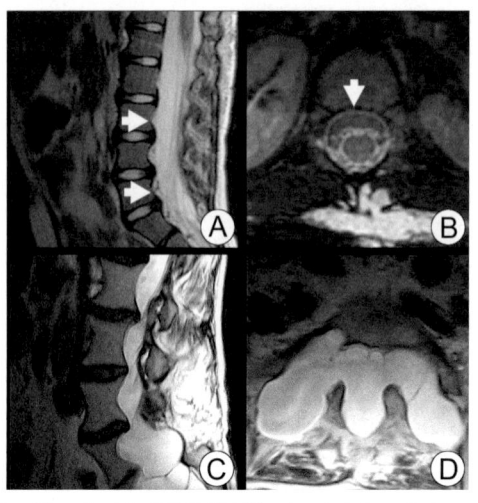

Sagittales T2w- (A) und axiales FSE-IR-Bild (B) zeigen bei einem Patienten mit Neurofibromatose Typ I ein glattrandiges „scalloping" der Wirbelkörperrückseiten (Pfeile). Man beachte das hyperintense subkutane plexiforme Neurofibrom im axialen Bild. (C, D) Sagittales und axiales T2w-Bild bei einem Patienten mit Marfan-Syndrom zeigen ein ausgedehntes Wirbel-Scalloping und große laterale Meningozelen.

MRT-Befunde
- Vergrößerter Liquorraum, remodellierte Hinterkanten der Wirbelkörper
- Nützlichstes Verfahren zum Ausschluss von Syrinx, Tumor oder anderen Weichteilursachen eines vergrößerten Spinalkanals, bevor der Befund einer Duraektasie zugeordnet wird

Befunde anderer bildgebender Verfahren
- Röntgenaufnahmen zeigen gleiche Befunde wie die CT und können passende Extremitätenbefunde aufdecken, die dann eine spezifischere Diagnose erlauben

Empfehlungen
- Die MRT-Bildgebung zeigt Knochenanomalien gut auf; hilfreichste Technik zum Ausschluss von Syrinx, Tumor oder sonstigen anatomischen Anomalien

Differenzialdiagnose

Angeborene Wirbeldysplasien
- Achondroplasie, Mukopolysaccharidosen, Osteogenesis imperfecta (tarda)
- Man erforsche die Familienanamnese und suche nach klinischen Stigmata

Cauda-equina-Syndrom bei Morbus Bechterew
- Unregelmäßig aufgeweiteter lumbaler Spinalkanal
- Verursacht durch Duraektasie, die vermeintlich auf einer proliferativ-inflammatorisch veränderten Synovialmembran beruht; kombiniert mit Cauda-equina-Zeichen
- Meist Zeichen des M. Bechterew vorhanden

Tumor oder Syrinx im Spinalkanal
- Astrozytom, Ependymom, idiopathische Syrinx
- Charakteristische Bildbefunde führen zur korrekten Diagnose

Dysplasien der Dura

Pathologie
Allgemein
- Allgemeine Anmerkungen
  - Alle angeborenen Duraektasien entstehen durch genetische Prädisposition, die ein abnorm ausgebildetes Bindegewebe bewirkt
  - Ursächlicher Enzymdefekt für jede Krankheit gut definiert
- Genetik
  - NF-1: Autosomal-dominant; Genlokus auf Chromosom 17q12
  - Marfan-Syndrom: Autosomal-dominant
  - Homozystinurie: Autosomal-rezessiv
  - Ehlers-Danlos-Syndrom: Autosomal-dominant
- Epidemiologie
  - NF-1: 1 : 4 000; davon 50% Neumutationen
  - Marfan-Syndrom: Keine Rasse und kein Geschlecht bevorzugt
  - Homozystinurie: Autosomal-rezessiv; Nordeuropäer, Amerikaner nordeuropäischer Herkunft
  - Ehlers-Danlos-Syndrom: Männliches Geschlecht häufiger betroffen als weibliches, Kaukasier; Amerikaner europäischer Abstammung
- Ätiologie/Pathogenese
  - Marfan-Syndrom: Primärer Bindegewebedefekt unbekannt
  - Ehlers-Danlos-Syndrom: > 10 unterschiedliche Typen von Kollagensynthesedefekten
  - Homozystinurie: Defekt der Zystathionsynthetase

Makroskopische und intraoperative Befunde
- Die Duradysplasie ist meist ein Zufallsbefund
- Morbidität und Mortalität beruhen meist auf pathologischen Gefäßveränderungen
  - Fragilität und Prädisposition zu arteriellen Dissektionen oder Aneurysmen

Klinik
Klinisches Bild
- Oft nur Zufallsbefund bei Patienten, die aus anderen Gründen eine Bildgebung erhalten
- Das klinische Bild hängt von der jeweils angeborenen Krankheit ab
  - NF-1: Plexiforme Neurofibrome, Optikusgliome und andere Astrozytome, Café-au-lait-Flecken, „Sommersprossen" in der Achselhöhle, Pseudarthrosen an den Extremitäten
  - Marfan-Syndrom: Hochwuchs, hypermobile Gelenke, Arachnodaktylie, Kyphoskoliose, Luxationen von Gelenken und Augenlinsen
  - Homozystinurie: Hochwuchs, Arachnodaktylie, Skoliose, geistige Retardierung, Krampfanfälle, Linsenluxationen
  - Ehlers-Danlos-Syndrom: Hochwuchs, dünne, hyperelastische Haut, hypermobile Gelenke, fragiles Bindegewebe

Therapie
- Die Behandlung richtet sich nach der zugrunde liegenden Ätiologie

Prognose
- Unterschiedlich, abhängig von der Ätiologie

Literatur
Villeirs GM et al (1999): Widening of the spinal canal and dural ectasia in Marfan's syndrome: assessment by CT. Neuroradiology 41(11):850–854

Fattori R et al (1999): Importance of dural ectasia in phenotypic assessment of Marfan's syndrome. Lancet 354(1982):910–913

Raff ML et al (1996): Joint hypermobility syndromes. Curr Opin Rheumatol 8(5):459–466

PocketRadiologist™
Wirbelsäule
Die 100 Top-Diagnosen

TRAUMA

Hangman's-Fraktur (Erhängungsbruch des Axis)

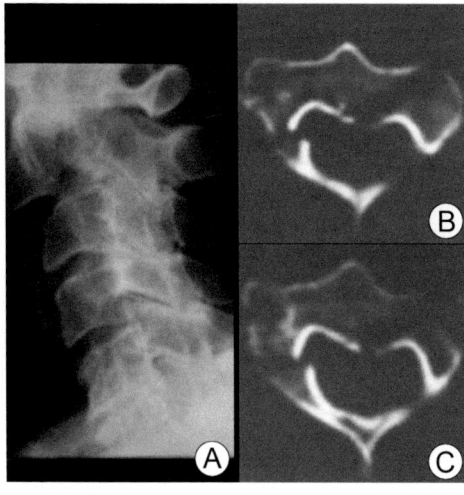

Das seitliche Röntgenbild zeigt Bogenwurzelfrakturen des Axis sowie eine ventrale Subluxation von Axiskörper und Atlas gegenüber HWK 3. (B, C) Das axiale CT zeigt eine Fraktur der rechten Bogenwurzel, wobei der Bogenwurzelbruch in den Axiskörper einstrahlt.

Grundlagen
- Synomym: Traumatische Spondylolisthesis des Axis
- Definition: Beidseitiger Abriss des Wirbelbogens vom Axiskörper
- Klassischer Aspekt in der Bildgebung: Senkrechte Spalte durch die Bogenwurzeln des Axis in der seitlichen Röntgenaufnahme mit einem gegenüber C3 nach ventral verschobenen Axiskörper, wobei die spinolaminare Linie hier nicht unterbrochen ist
  - Man kann trotz Fraktur auch ein normales Wirbel-Alignment sehen
  - Häufig Weichteilschwellung ventral des Axis
    - Die CT stellt die Frakturkomponenten am besten dar
    - Man kann verschiedene Muster der Bogenfraktur und des Axiskorpusabrisses sehen

Bildgebung

Typische Befunde
- Schlüsselzeichen: Nahezu vertikal verlaufende transparente Bruchlinie in Sicht auf die Bogenwurzel oder die Pars interarticularis des Axis, seltener auch koronar durch das hintere Wirbelkörperdrittel, mit oder ohne ventrale traumatische Spondylolisthesis des Axis

CT-Befunde
- Sichere Unterscheidung der Typen I–III (nach Effendi) des Erhängungsbruchs
- CT stellt besser als Übersichtsaufnahmen asymmetrisch verlaufende Frakturen dar (z. B. eine einseitig schräg den Axiswirbelkörper dorsal und schräg koronar durchsetzende Fraktur)
- Zusätzliche Atlasbogenfrakturen durch dorsale Kompressionskräfte bei Hyperextension werden zuverlässig erfasst
- Sagittale Rekonstruktionen lassen die verbliebene Spinalkanalweite bei traumatischem Axisgleiten überlagerungsfrei beurteilen

Hangman's-Fraktur (Erhängungsbruch des Axis)

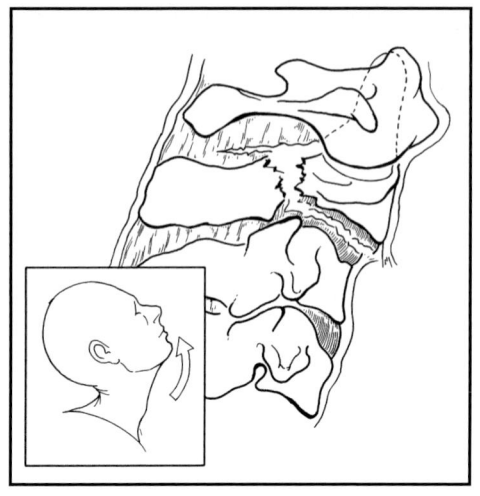

Hyperextensions-Distraktions-Mechanismus der Hangman's-Fraktur.

- Exakte Abbildung von kleinen Ausrissfragmenten der unteren Vorderkante des Axiskörpers oder der vorderen Deckplatte des dritten Halswirbelkörpers als Zeichen einer Ruptur des vorderen Längsbands

MRT-Befunde
- Nachweise des Knochenmarködems in T2w- oder STIR-Sequenz
- Nachweis des Frakturverlaufs und einer Schädigung des Diskus HW2/3
- Sagittale T1w-Bilder zeigen die begleitenden Brandläsionen auf
- Sagittale und axiale Aufnahmen zeigen das Verletzungsausmaß des Rückenmarks (vom zentralen Ödem bis zur queren Zerreißung)

Empfehlung
- Die seitliche Röntgenaufnahme der HWS stellt Fraktur und traumatische Spondylolisthesis des Axis meist hinreichend genau dar
- Bei komplexeren oder atypischen Bruchverläufen CT in Dünnschichttechnik mit axialer Darstellung und sagittaler Rekonstruktion
- MRT zur Beurteilung von Diskus, Bändern und Rückenmark (Typ II/III und bei neurologischen Ausfällen)

Differenzialdiagnose
Pseudosubluxation
- Bei jungen Kindern sichtbar
- Betrifft etliche obere Zervikalsegmente
- Findet man in seitlichen Aufnahmen bei leichter Inklination
- Keine begleitende Weichteilschwellung

Hangman's-Fraktur (Erhängungsbruch des Axis)

Pathologie

Allgemein
- Allgemeine Anmerkungen
  - Das klassische Erhängen mit submental angebrachtem Knoten bewirkt die komplette Zerreißung von Bandscheibe und Bändern zwischen C2 und C3
    - Plötzliche Zerreißung von Medulla oblongata und Hirnstamm durch Hyperextension mit Distraktion
    - Die traumatische Spondylolisthesis hat verschiedene Mechanismen, aber ähnliche Ergebnisse hinsichtlich der Fraktur der Wirbelsäule
- Ätiologie/Pathogenese
  - Traumatische Spondylolisthesis des Axis durch Hyperextension mit axialer Kompression oder durch forcierte Hyperflexion mit Kompression durch Sturz bei Verkehrsunfall
- Epidemiologie
  - Die traumatische Spondylolisthesis des Axis stellt 4–7% aller Frakturen und/oder Luxationen der HWS
  - Die isolierte traumatische Spondylolisthesis des Axis stellte in einer Untersuchungsserie 7% aller kraniovertebralen Frakturen
  - Fast alle heutigen Fälle sind Folge von Unfällen, viel seltener der Erhängung

Kriterien der Stadieneinteilung/Gradierung
- Typ I: Nicht disloziert, keine Abknickung
- Typ II: Signifikante Abknickung und Verschiebung
- Typ III: Typ II mit ein- oder beidseitiger Facettenluxation

Klinik

Klinisches Bild
- Schmerz im oberen Halsbereich nach einem Trauma
- Bei den traumatischen Fällen sind neurologische Folgen selten, da der Spinalkanal in dieser Höhe weit ist und durch die Fraktur selbst eine Dekompression stattfindet
- Dennoch kommen bei 25% neurologische Störungen vor
- Begleitende Frakturen andernorts, insbesondere Atlasbrüche, sind häufig
- Eine Verletzung der A. vertebralis kann verzögert neurologische Symptome hervorrufen

Therapie
- Immobilisierung
- Spondylodese

Prognose
- Abhängig vom Vorliegen neurologischer Störungen
- Beschleunigte Entwicklung degenerativer Veränderungen

Literatur
Nunez DB et al (1996): Cervical spine trauma: How much more do we learn by routinely using helical CT? Radiographics 16:1307–1318

Mirvis SE et al (1987): Hangman's fracture: radiologic assessment in 27 cases. Radiology 163:713–717

Lee C et al (1984): Fractures of the craniovertebral junction associated with other fractures of the spine. AJNR 5:775–781

Densfraktur

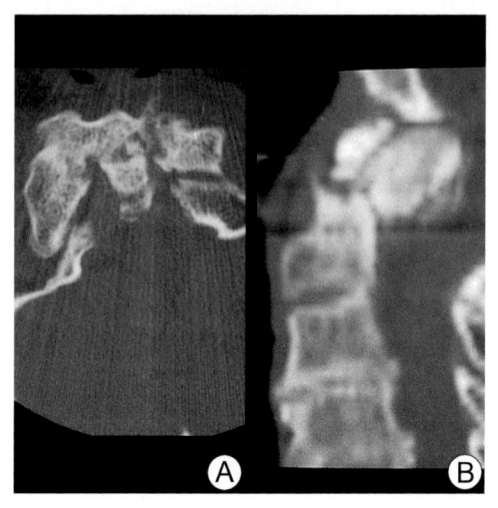

Das axiale CT-Bild zeigt einen unterbrochenen Axis, allerdings läuft die Schnittebene nicht parallel zur angulierten Bruchfläche, sodass eine sagittale Rekonstruktion (B) die Fraktur der Densbasis besser aufzeigt. Man beachte die Knochensklerose, die an eine alte Fraktur denken lässt, sowie auch die verknöcherte Kapsel dorsal des Dens.

Grundlagen
- Synonym: Fraktur des Processus odontoideus axis
- Definition: Traumatische Zerreißung des Dens axis
- Klassischer Aspekt in der Bildgebung:
- Weitere Schlüsselfakten; 3 Muster (Typen I, II, III) wurden beschrieben
  - Typ I: Spitzenabrissfraktur (umstritten)
  - Typ II: Fraktur der Densbasis
  - Typ III: In das Axiskorpus hineinziehende Fraktur (siehe Schemazeichnung)
- Das Bruchmuster diktiert die Versorgung
  - Typ I ist eine Ausrissfraktur der Densspitze; sie wird als stabil erachtet und mit einfacher Immobilisation behandelt
  - Typ II ist der häufigste und birgt das höchste Risiko einer Pseudarthrose; die primäre Spondylodese kann indiziert sein, um eine Myelopathie zu verhindern
  - Typ III erfasst den Axiskörper; Pseudarthrosen sind nach Behandlung mit Extension und nachfolgendem Gips/Halofixateur selten

Bildgebung

Typische Befunde
- Schlüsselzeichen: Seitliche und anterior-posteriore Aufnahme durch den offenen Mund zeigen die Bruchlinie auf; dorsal verschobenes Densfragment und geschwollene prävertebrale Weichteile sind schwerwiegende Hinweise, selbst wenn die Röntgenaufnahmen ansonsten nicht eindeutig sind

CT-Befunde
- Trümmerzone in Denshöhe in den axialen Aufnahmen; Bruchlinie in Reformatierungen, Fehlstellung an Densbasis oder Densspitze

Densfraktur

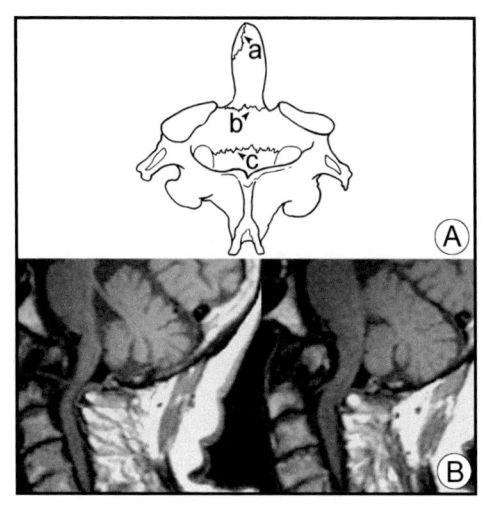

Die Schemazeichnung beschreibt die 3 Typen der Densfraktur. (B) Die sagittalen T1w-Bilder zeigen eine Densfraktur vom Typ II; es handelt sich um eine alte Fraktur mit Pseudarthrose (man achte auf das Fehlen von Weichteilschwellung und Ödem sowie darauf, dass die sklerosierte Bruchlinie signalfrei ist).

MRT-Befunde
- Sagittale und koronare T1w-Bilder zeigen die unterbrochene Kontiguität des Dens sowie das Ausmaß der Fehlstellung am besten; in akuten Fällen Signalverlust des Markraums durch das Ödem, normales Signal deutet auf chronische Pseudarthrose hin
- T2w-Bilder zum Nachweis des Marködems und zur besseren Darstellung des Ödems der prävertebralen Weichteile (das bei chronischen Fällen fehlt)

Empfehlungen
- Röntgenaufnahmen (v. a. seitliche und Dens in anterior-posteriorer Richtung mit offenem Mund) klären zu Beginn, ob CT erforderlich ist, falls eines der oben genannten Schlüsselzeichen vorhanden ist
- Axiale Dünnschichtbilder (1 mm) mit Rekonstruktion aus Rohdaten in Knochenfensterdarstellung mit schnellstmöglichen Scan-Zeiten zur optimalen Reformatierung in Sagittal- und Koronarebene
- MRT mit sagittalen und koronaren T1w-Bildern (3-mm-Schichten), sagittale T2w-Bilder zur Beurteilung von Spinalkanalweite und Myelonverletzung; GRE-Bilder zum Nachweis von Blut im Rückenmark, falls eine Myelopathie vorliegt

Differenzialdiagnose

Angeboren unvereinigt gebliebene Densspitze (Os odontoideum)
- Rundum kortextragendes Ossifikationszentrum oberhalb eines rudimentären Dens
- Keine Weichteilschwellung
- Anamnestisch kein Trauma, keine Schmerzen

Rheumatoide Arthritis mit atlantoaxialer Subluxation
- Synoviale Proliferation erodiert den Dens, führt zu Banderschlaffung und Subluxation

Densfraktur

Pathologie

Allgemein
- Embryologie/Anatomie
  - Den Axis bilden 3 Ossifikationszentren
  - Das Os odontoideum stellt ein nichtfusioniertes Ossifikationszentrum an der Densspitze dar
  - Frakturen vom Typ III folgen der embryologischen Vereinigungslinie zwischen Dens und Korpus des Axis
- Ätiologie/Pathogenese
  - Verursacht durch plötzliche Vorwärts- oder Rückwärtsbewegung des Kopfes bei starr aufrecht bleibendem Hals und „verblockten" Gelenken
  - Bei älteren Menschen prädisponiert die Osteoporose zu Frakturen vom Typ II und zur Pseudarthrose

Kriterien der Stadieneinteilung/Gradierung
- Für das Staging werden die 3 beschriebenen Muster verwendet

Klinik

Klinisches Bild
- Akute Nackenschmerzen und evtl. neurologische Zeichen seitens der langen Bahnen
- Fluktuierende Zeichen seitens der langen Bahnen oder Spastik können bei älteren Patienten, die ein nur geringfügiges Trauma erlitten haben, welches nicht richtig diagnostiziert wurde, bei der Erstvorstellung die einzigen Zeichen sein

Verlauf
- Bei älteren Menschen ohne operative Versorgung häufig Pseudarthrose. Kann unter länger andauernder Immobilisierung fibrös verheilen und so stabilisiert werden

Therapie
- Typ I: Immobilisierung
- Typ II: Primäre Spondylodese kann indiziert sein
- Typ III: Extension/Mieder/Halofixateur

Prognose
- Bei älteren Menschen chronische Pseudarthrose oder fibröse Heilung
- Spondylodese erzielt Stabilität

Literatur
Brant-Zawadzki M et al (1981): CT in the evaluation of spine trauma. AJR 136:369
Charlton OP et al (1979): Roentgenographic evaluation of cervical spine trauma. JAMA 242:1073–1075
Anderson LD et al (1974): Fractures of the odontoid process of the axis. J Bone Joint Surg 56A:1663–1674

Rotationstrauma mit Facettenblockade

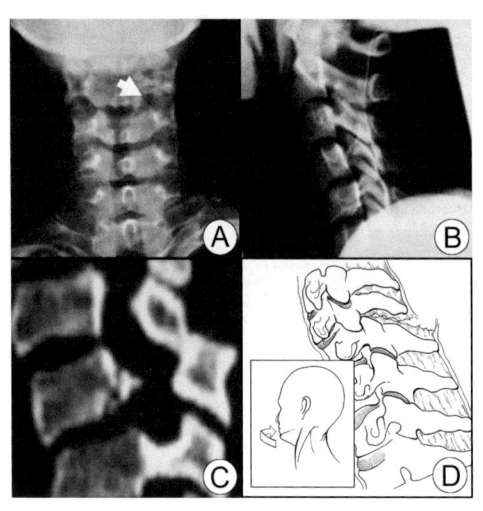

(A, B) Anterior-posteriores und seitliches Röntgenbild zeigen eine subtile Fraktur (Pfeil) des linken Gelenkpfeilers von C4 und eine umschriebene knickförmige Kyphose in Höhe C4/5. (C) Die schräg sagittale CT-Rekonstruktion zeigt eine vordere Subluxation der linken C3-Facette gegenüber derjenigen von C4. (D) Mechanismus des Rotationstraumas mit der Folge von Bandrupturen und verhakten Facetten.

Grundlagen
- Synonym: Reitende oder verhakte oder luxierte Facetten
- Definition: Traumatische Zerreißung zervikaler Strukturen (nur Bänder oder zusammen mit Knochenstrukturen) mit nachfolgender schwerer Facettenluxation
- Klassischer Aspekt in der Bildgebung: In der seitlichen Aufnahme Fehlstellung der Seitmassen zueinander sowie Umkehrung der normalen HWS-Kontur (Lordose)
- Verursacht durch Rotationskräfte bei einer Verletzung
- Rotationsscherkräfte zerreißen Kapsel-, Ring- und Längsbänder und ermöglichen so selbst intakten Knochenstrukturen die leichte Subluxation und ferner Schäden von Nervengewebe
  - Sobald sich die Facetten übereinander geschoben und verhakt haben, ist die Fraktur stabil
  - Es ist erheblicher Zug nötig, um wieder normale Lagebeziehungen herzustellen
    - Neurologische Verletzungen sind selten
    - Oft sieht man Fragmente der Facetten

Bildgebung

Typische Befunde
- Schlüsselzeichen: Umschriebene Fehlanordnung der Facettengelenke in der seitlichen Röntgenaufnahme, kombiniert mit umschriebenem Knick zwischen 2 Wirbelkörpern sowie in der anterior-posterioren Aufnahme Drehung eines Dornfortsatzes aus der Mittelebene heraus

Rotationstrauma mit Facettenblockade

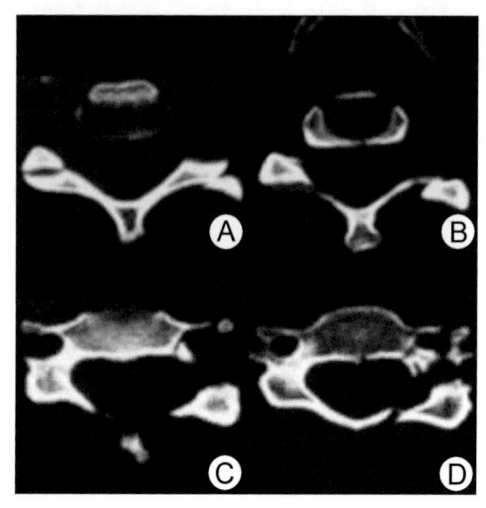

Aufeinander folgende axiale CT-Bilder (A–D) in Höhe C3/4 zeigen den oberen Gelenkfortsatz von C4 dorsal des unteren Gelenkfortsatzes von C3 liegend; gleichzeitige Bogenwurzel- und Laminafraktur. Die freien Fragmente „flottieren" hinter dem C3-Gelenk, wodurch sich die fehlende Rotation des Wirbelkörpers erklärt (C, D).

CT-Befunde
- Axiale Aufnahmen zeigen die aufgehobene Lagebeziehung zwischen den Facetten zweier benachbarter Halswirbel
- Normalerweise liegt die obere Facette des unteren Wirbels gegenüber der unteren Facette des oberen Wirbels **ventral**

MRT-Befunde
- Nachweis von Myelonschädigung; falls vorhanden einer Myelonkontusion

Empfehlungen
- Die Aufarbeitung beginnt mit einer Röntgenserie mit 5 Aufnahmen
- CT mit dünnen axialen Schichten und Reformatierung sind immer dann empfehlenswert, wenn bei einem schwer verletzten oder kooperationsunfähigen Patienten im Röntgenbild Fragen offen bleiben
- Man beurteile bei der Röntgenuntersuchung der HWS nach einem Trauma immer die folgenden Beziehungen
  - Die vordere Wirbelanordnung zeigt eine leichte Lordose (vordere Vertebrallinie)
  - Die Hinterkanten der Halswirbelkörper sollten zur ersten Kurve parallel sein (hintere Vertebrallinie)
  - Die Facetten sollten in Seit- und Schrägaufnahmen korrekt stehen
  - Die spinolaminare Linie (dorsal parallel getroffener Laminainnenrand) sollte die gleiche sanfte lordotische Krümmung beschreiben wie vordere und hintere Zervikallinie
  - Der prävertebrale Weichteilschatten sollte halb so breit oder schmaler sein als der anterior-posteriore Durchmesser der Wirbelkörper
  - Die anterior-posteriore Röntgenaufnahme sollte reguläre Distanzen zwischen den Dornfortsätzen zeigen, die allesamt in der Mittellinie stehen sollen
  - Ein Verlust an Diskushöhe kann (bei fehlenden degenerativen Veränderungen) ein Schlüsselzeichen sein

Rotationstrauma mit Facettenblockade

Differenzialdiagnose
- Keine

Pathologie
Allgemein
- Allgemeine Anmerkungen
  - Kapselbänder verstärken die relativ kleinen Facetten der HWS ganz erheblich
  - Die nahezu horizontalen Gelenkflächen dieser Facetten prädisponieren zu leicht einsetzender Subluxation, sobald diese Bänder gerissen sind
Kriterien der Stadieneinteilung/Gradierung
- Die Facettensubluxation kann von sehr leichter Form mit später drohendem Schaden bis zu schwerer fixierter Verletzung (Facettenblockade) reichen
- Fraktur und Subluxation kombinieren sich, um so eine erhebliche Instabilität zu bewirken

Klinik
Klinisches Bild
- Schwere Nackenschmerzen, oft zusammen mit neurologischen Ausfällen
Verlauf
- Wird von Typ und Schwere des neurologischen Defizits bestimmt
Therapie
- Extension
- Dekompression und Stabilisierung soweit nötig
- Spondylodese
Prognose
- Eine leichte Rückenmarkkontusion kann sich zurückbilden
- Ein Hämatom im Myelon kann eine ernste Prognose ankündigen

Literatur
An HS et al (1998): Cervical spine trauma. Spine 23:2713–2729
Brant-Zawadzki M et al (1983): Trauma, computed tomography of the spine and spinal cord. In: Newton TH, Potts DG, eds. Clavadal Press: 149–186
Holdsworth FW et al (1963): Fractures, dislocations and fracture-dislocations of the spine. J Bone Joints Surg 458:6–20

Zervikale Flexions-/Extensionsfraktur

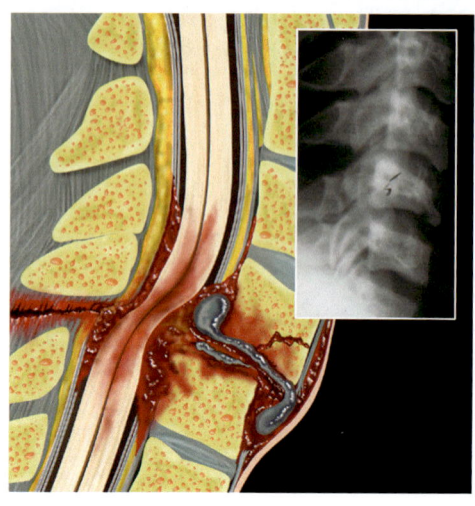

Die median sagittale Grafik illustriert eine HWS-Fraktur/-Subluxation mit traumatischer Diskushernie, Einblutung und Rückenmarkkontusion. Das seitliche Röntgenbild (kleines Bild) zeigt eine Keilkompressionsfraktur von C5 mit prävertebral verbreiterten Weichteilen; die transparente Linie durch den Bogen ist nur unscharf erkennbar.

Grundlagen
- Synonym: Peitschenhiebverletzung
- Definition: Kompressionsfraktur des Wirbelkörpers (WK) mit Laminafraktur
- Klassischer Aspekt in der Bildgebung: Komprimierter WK mit zumindest leichter Fehlanordnung der HWS-Krümmung und begleitender Weichteilschwellung
  - Man kann abnorm asymmetrische, in der anterior-posterioren Aufnahme vertikal durchtrennte Dornfortsätze und in der exakt seitlichen Aufnahme leicht rotierte Facetten sehen
    – Die CT definiert die Frakturkomponenten am besten

Bildgebung
Typische Befunde
- Schlüsselzeichen: In der seitlichen Aufnahme fragmentierter Keilwirbel mit umschriebener Kyphose

CT-Befunde
- In axialen Scans Trümmerbruch mit Laminafraktur (typischerweise beidseits)
- Die sagittale Reformatierung zeigt WK-Kompression, leichte Listhesis und prävertebrale Weichteilschwellung

MRT-Befunde
- T2w-Bilder zeigen Myelonödem oder -einblutung sowie Ruptur des vorderen Längsbandes und können ein gerissenes Lig. nuchae nachweisen
- GRE-Sequenzen sind für eine Hämatomyelie am sensitivsten, die dann eine irreversible Schädigung anzeigt

Empfehlungen
- Sobald die Röntgenbilder eine Fraktur nahe legen, muss eine CT durchgeführt werden

Zervikale Flexions-/Extensionsfraktur

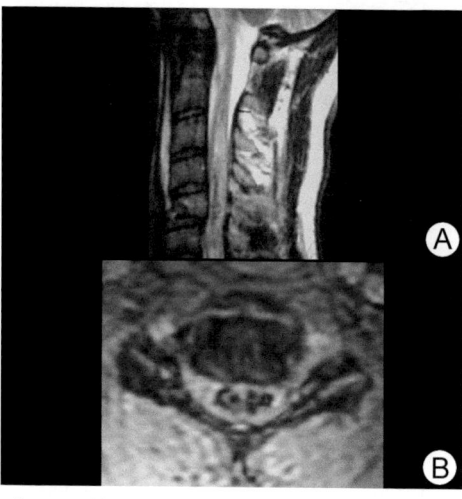

(A) Das sagittale T2w-Bild zeigt eine hämorrhagische Kontusion des Rückenmarks und eine Wirbelkörperkompression. (B) Das axiale GRE-Bild arbeitet das hypointense Blut im Rückenmark besser heraus.

- Die CT zeigt oftmals noch mehr Frakturen
- Dünnschichten (1–3 mm) sind obligat, Reformatierungen sehr hilfreich
- Die MRT ist zur Beurteilung der Myelonverletzung/-kompression unverzichtbar, wenn neurologische Symptome vorliegen

Differenzialdiagnose
- Keine

Pathologie
Allgemein
- Allgemeine Anmerkungen
  - Die Unterbrechung von vorderer, mittlerer und hinterer Säule der Wirbelsäule verursacht mechanische Instabilität
  - Neurologische Schäden infolge der Verletzung können eintreten, wenn man den instabilen Charakter der Fraktur nicht erkennt
  - Ein disloziertes Diskus- oder Knochenfragment kann zur Kompression des Rückenmarks beitragen
- Ätiologie/Pathogenese
  - Die relativ kleinen, flachen Gelenkfortsätze der HWS haben nahezu horizontale Gelenkflächen mit relativ geringer Überlappung derselben
  - Die Bänder (vorderes und hinteres Längsband und Kapselbänder wie auch Ligg. flava und Lig. nuchae) sichern eine beträchtliche Stabilität
  - Der anatomische Aufbau der HWS prädisponiert zur Instabilität, sobald Bänder gerissen sind
  - Flexion, Extension, Rotation und axiale Kompression sind Kräfte, die zur Zerreißung der HWS führen
  - Flexion, Kompression und Extension sind oft miteinander kombiniert
  - Bei 25% der Fälle kann man zahlreiche, nicht direkt benachbarte Frakturen sehen

Zervikale Flexions-/Extensionsfraktur

- Rotationskräfte können auch ohne Frakturen Bänder zerreißen sowie Instabilität und neurologische Schäden verursachen, ferner zu Subluxation und Blockade von Facetten führen

Klinik

Klinisches Bild
- Schwerer Nackenschmerz mit oder ohne neurologische Symptome
- Anamnestisch Trauma mit Flexions-/Extensionskomponente und/oder axialer Stauchung (z. B. Tauchen)

Verlauf
- Abhängig von Vorhandensein oder Fehlen neurologischer Komplikationen

Therapie
- Bei fehlender neurologischer Verletzung zielt die Behandlung auf Immobilisation (Halofixateur) und Korrektur etwaiger Deformität(en)
- Bei vorhandenen neurologischen Zeichen und einer Kompression akute Dekompression
- Bei Myelonödem hochdosiert Steroide (1 g Urbason i. v.) in den ersten 24 Stunden
- Bei einer Myeloneinblutung oder -durchtrennung Immobilisation, um weiterer Deformität vorzubeugen

Prognose
- Bei fehlenden neurologischen Schäden und erreichter Stabilisierung gut
- Man kann beschleunigt entstehende degenerative Veränderungen beobachten
- Bei nur geringem Ödem in der Akutphase kann neurologische Erholung eintreten
- Bleibende neurologische Ausfälle, wenn das Myelon eine hämorrhagische Kontusion zeigt
- Fortschreiten eines fixierten Defizits nach kranial, wenn sich in der Spätphase eine posttraumatische Syrinx entwickelt

Literatur
Coin CG et al (1979): Diving hype injury of the cervical spine: Contribution of CT to management. J Comput Assist Tomogr 3:362–365

Penning L (1986): Functional pathology of the cervical spine. Baltimore, Williams & Wilkins: 1968

Distraktionsfraktur der unteren Brustwirbelsäule

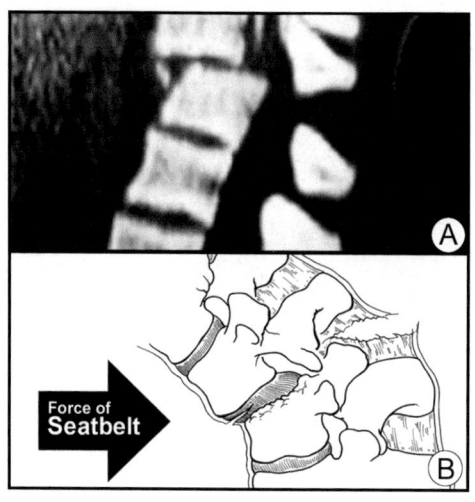

(A) Die sagittale CT-Rekonstruktion nach intrathekaler KM-Injektion (der Patient hatte eine Paraplegie, MRT war nicht verfügbar) zeigt den Spinalkanal verformt und eingeengt sowie einen kompletten KM-Stopp, der eine Rückenmarkkompression anzeigt. (B) Die Schemazeichnung zeigt die Charakteristika einer Sicherheitsgurt- oder Chance-Fraktur.

Grundlagen

- Synonym: Sicherheitsgurtfraktur oder Sicherheitsgurtluxation
- Definition: Keilförmige Fraktur des Wirbelkörpers (WK); nach ventral gleitender, oberhalb der Verletzung gelegener Wirbel sowie Facettenluxation
- Klassischer Aspekt in der Bildgebung: Im Röntgenbild Kompression der vorderen Deckplatte oder keilförmiger Wirbelkörper mit zumindest leichter ventraler Subluxation
  - Klassisches Szenario dieser Verletzung: Bei einem Verkehrsunfall wird das Becken durch einen queren (2-Punkt-)Beckengurt zurückgehalten, während der Rumpf gewaltsam nach vorn gerissen wird
  - Verlauf der BWS-Krümmung und Struktur des Rippenkäfigs setzen die meisten traumatischen thorakalen Krafteinwirkungen in eine Flexionskomponente um
  - Die thorakolumbale Übergangsregion ist (nach der HWS) der zweithäufigste Ort, an dem Frakturen von neurologischen Schäden begleitet werden (30%)
    - Die CT definiert die Frakturkomponenten am besten
    - Die MRT eignet sich am besten zur Beurteilung begleitender neurologischer Verletzungen; ist die MRT nicht verfügbar, dann ist die Myelo-CT erforderlich

Bildgebung

Typische Befunde

- Schlüsselzeichen: In der seitlichen Aufnahme Keilwirbel mit umschriebener Kyphose, gering ventral verschobener oberer WK und separierte (klaffende) Dornfortsätze

CT-Befunde

- Fragmentierte Wirbelkörperdeckplatte im axialen CT-Bild mit verminderter oder fehlender Facettenüberlappung (typischerweise beidseits)

Distraktionsfraktur der unteren Brustwirbelsäule

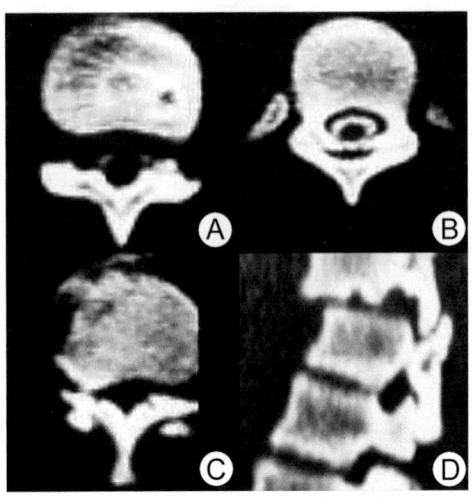

Die aufeinander folgenden CT-Schnitte (A–C) zeigen die „nackten" Facetten von Th11, die gegenüber denen von Th12 nach kranial und ventral disloziert sind. Man beachte die in der Frakturhöhe unterbrochene KM-Säule im Durasack. (D) Die sagittale Rekonstruktion in der Ebene der Facettengelenke zeigt die verhakten Facetten.

- Sagittale Reformatierungen zeigen eine WK-Kompression, einen ventral verschobenen oberen WK und reitende oder verhakte Facetten

MRT-Befunde
- T2w-Bilder zeigen eine etwaige Myelonkompression, Myelonödem oder -einblutung sowie Bandruptur und Frakturen von Mikrotrabekeln
- GRE-Sequenzen sind für eine Hämatomyelie am sensitivsten, die dann eine irreversible Schädigung anzeigt

Empfehlungen
- Sobald die Röntgenbilder eine Fraktur nahe legen, muss eine CT durchgeführt werden
- Dünnschichten (1–3 mm) sind obligat, Reformatierungen sehr hilfreich
- Die MRT ist zur Beurteilung der Myelonverletzung/-kompression unverzichtbar, wenn neurologische Symptome vorliegen

Differenzialdiagnose
- Keine

Pathologie

Allgemein
- Allgemeine Anmerkungen
  - Die Zerreißung der vorderen, mittleren und hinteren Säule der Wirbelsäule verursacht mechanische Instabilität
  - Die dem Trauma nachfolgende neurologische Schädigung ist durch die Spinalkanaleinengung zum Zeitpunkt der Luxation verursacht
  - Ein disloziertes Diskus- oder Knochenfragment kann zur Kompression des Rückenmarks beitragen

Distraktionsfraktur der unteren Brustwirbelsäule

- Ätiologie/Pathogenese
  - Es bedarf erheblicher Gewalt, um die breiten und sich in der Koronarebene überlappenden Facetten zu dislozieren
  - Die Bänder (vorderes und hinteres Längsband und Kapselbänder wie auch das Lig. flavum) vermitteln bedeutsame Stabilität, doch werden sie bei diesem Mechanismus zerrissen
  - Bei dieser Verletzungsart sind neurologische Schäden häufig

Klinik

Klinisches Bild

- Starker Schmerz, oft mit Paraplegie sowie Entleerungsstörung von Harnblase und Mastdarm
- Anamnestisch Dezelerationstrauma mit Flexion
- Spontanverlauf: Hängt von Vorhandensein und Schwere neurologischer Ausfälle ab

Therapie

- Bei fehlenden neurologischen Schäden zielt die Behandlung auf Korrektur der Deformität mit Extension und Stabilisierung sowie Fusion mittels Harrington-Stäben ab
- Bei neurologischen Symptomen und nachgewiesener Kompression akute Dekompression
- Bei Rückenmarködem hochdosiert Steroide (in den ersten 24 Stunden; Urbason 1 g i. v.)

Prognose

- Ohne neurologische Ausfälle und nach erreichter Stabilisierung gut
- Man kann beschleunigt sich entwickelnde degenerative Veränderungen beobachten
- Bei nur geringem Ödem in der Akutphase kann neurologische Erholung eintreten
- Bleibende neurologische Ausfälle, wenn das Myelon eine hämorrhagische Kontusion zeigt

Literatur

Brant-Zawadzki M et al (1982): High-resolution CT of thoracolumbar fractures. AJNR 3:69–72

Burke DC et al (1976): The management of thoracic and thoracolumbar injuries of the spine with neurologic involvement. J Bone Joint Surg 58B:72–75

Rogers LF (1971): The Roentgenographic appearance of transverse fractures of the spine: the seatbelt fracture. AJR 111:844–846

Berstungsfraktur

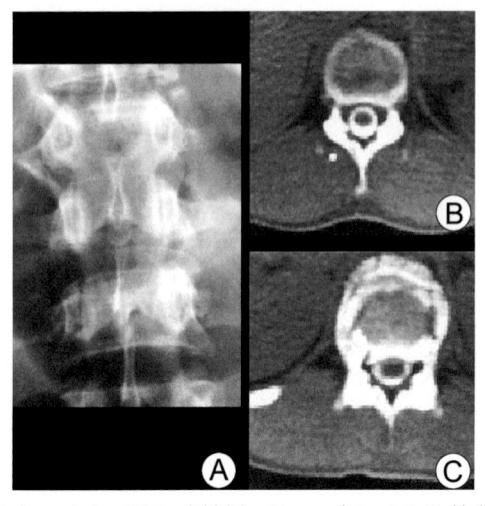

(A) Das anterior-posteriore Röntgenbild (A) zeigt quer distanzierte Pedikel. (B, C) Die axialen CT-Bilder nach intrathekaler KM-Gabe zeigen die Bruchverläufe des Wirbelkörpers in zahlreichen Ebenen und ein nach dorsal in den Spinalkanal ausgetriebenes Fragment, jedoch ohne konkrete Zeichen einer Kaudakompression.

Grundlagen
- Synonym: Instabile Kompressionsfraktur
- Definition: Trümmerbruch eines Wirbelkörpers (WK), der Grund- **und** Deckplatte durchsetzt
- Klassischer Aspekt in der Bildgebung: Komprimierter WK, in der anterior-posterioren Aufnahme voneinander distanzierte Bogenwurzeln, sternförmiges Bruchmuster im axialen CT-Bild
- Trotz intakter dorsaler Wirbelelemente instabiler Bruch
  - Die Durchtrennung der mittleren Säule verursacht eine Instabilität
    – Dorsale Hinterkantenaustreibung kann Konus und Kauda schädigen

Bildgebung
Typische Befunde
- Schlüsselzeichen: Komprimierter WK der unteren BWS oder der oberen LWS mit Abschlussplattenfraktur und in Röntgenaufnahmen distanzierten Bogenwurzeln

CT-Befunde
- Trümmerfraktur des WK; dorsale WK-Fragmente nach hinten ausgetrieben

MRT-Befunde
- In T1w-Bildern Höhen- und Signalverlust des WK, in T2w-Bildern WK hyperintens
- Man kann ein prävertebrales Hämatom sowie Blut oder Diskus im Spinalkanal sehen
- Man kann eine Myelonkontusion in Höhe des LWK 1 oder höher erkennen

Empfehlungen
- Immer Durchführung einer CT, wenn eine WK-Kompression mit distanzierten Pedikeln einhergeht

Berstungsfraktur

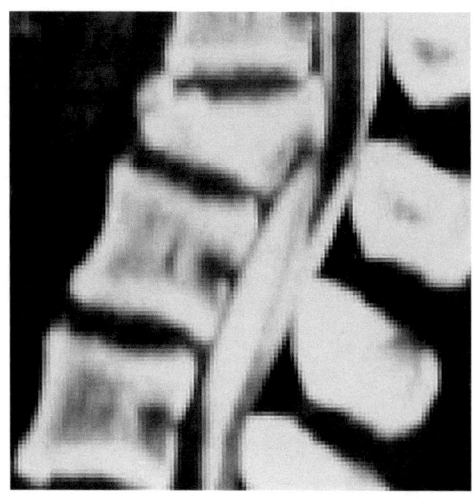

Die sagittale Rekonstruktion einer Myelo-CT zeigt den stärker als im axialen CT-Scan erwartet eingeengten Spinalkanal; die ursprünglich axiale Ebene verlief nicht streng vertikal zum Verlauf des Spinalkanals.

- Dünnschicht-CT axial mit sagittalen Reformatierungen, Knochen- und Weichteilfenster
- Die MRT ist bei neurologischen Beschwerden/Ausfällen von vitaler Bedeutung

Differenzialdiagnose

Benigne Kompressionsfrakturen
- Im typischen Fall ventrale Keilform
- Trümmerzone reicht nicht von Deckplatte bis Grundplatte
- Kein dorsal ausgesprengtes Hinterkantenfragment, keine Pedikeldistanzierung

Pathologische Kompressionsfraktur
- In der MRT ersetzt eine Weichteilmasse einen größeren WK-Anteil
- In der CT keine sich verzweigenden Bruchlinien

Pathologie

Allgemein
- Allgemeine Anmerkung
  - Typisch durch Trauma mit vertikal einwirkender Kraft (Springen, Landung auf dem Gesäß)

Klinik

Klinisches Bild
- Nach Trauma mit vertikaler Kraftkomponente umschriebener Rückenschmerz
- Radikulo- oder Myelopathie können vorliegen (abhängig von der Höhe)

Verlauf
- Selbstbegrenzend, es sei denn, die neurologische Verletzung bleibt bestehen

Therapie
- Operative Stabilisierung und (bei Bedarf) Spinalkanalentlastung
  - Immobilisierung durch Bettruhe kann bei geringer Zertrümmerung genügen

Berstungsfraktur

Prognose
- Gut, außer bei bleibender Verletzung von Rückenmark oder Nervenwurzel(n)
  - In schweren Fällen ist eine Deformierung (Kyphose, Gibbus) möglich

Literatur
Ballock RT et al (1992): Can burst fractures be predicted from plain radiographs? J Bone Joint Surg Br 74:147
McAffee PC et al (1982): The unstable burst fracture. Spine 7:365–373
Holdsworth FW (1993): Fractures, dislocations, and fracture-dislocations of the spine. J Bone Joint Surg Br 45:6–20

Ermüdungsbruch des Kreuzbeins

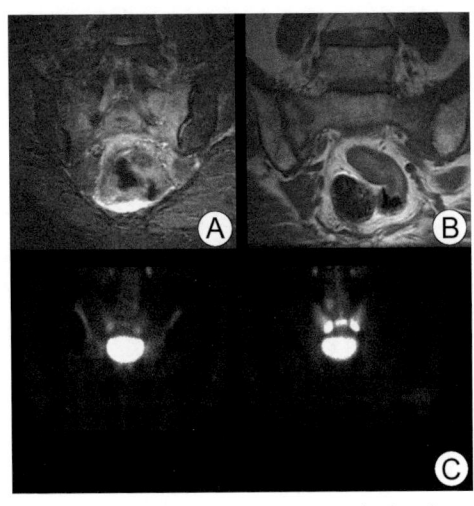

(A) Das schräg koronare fettsupprimierte T2w-Bild zeigt ein beidseits hyperintenses Knochenmark des Os sacrum. (B) Eine entsprechende Hypointensität erkennt man in der linken Pars lateralis des Kreuzbeins in einem koronaren T1w-Bild, die einer Fraktur der Pars lateralis ossis sacri entspricht. (C) H-förmiges Muster der Nuklidaufnahme in der Szintigraphie bei einem anderen Patienten.

Grundlagen
- Definition: Die Kreuzbeinfraktur entsteht durch eine normale physiologische Belastung eines demineralisierten Knochens mit verminderter elastischer Resistenz
- Klassischer Aspekt in der Bildgebung
  - Bei der Skelettszintigraphie H-förmiges Muster vermehrter Radionuklidanreicherung im Kreuzbein
  - Fleckige und/oder strichförmig gebogene Signalveränderung in der MRT (T1w hypointens, T2w hyperintens) in der Pars lateralis ossis sacri beidseits
  - In Röntgenbild und im CT beidseits fleckige Sklerosierung der Pars lateralis parallel zu den Sakroiliakalgelenken
- Weitere Schlüsselfakten
  - Zur Diagnosestellung ist ein klinisch erheblicher Verdacht erforderlich
  - Die klinischen Zeichen und Beschwerden imitieren folgende Leiden:
    - Degenerative Diskuskrankheiten
    - Spinalkanalstenose
    - Kompressionsfrakturen der Wirbelsäule
    - Koxarthrose
  - Bei der Erstvorstellung werden etwa die Hälfte der Röntgenbilder normal sein
  - MRT weist hochsensitiv das Knochenmarködem nach
  - Kann auch nur einseitig sein
  - Begleitende Frakturen von Wirbelsäule und Schambeinästen

Bildgebung
Typische Befunde
- Schlüsselzeichen: In der MRT beidseitiges oder einseitiges, jeweils zum Sakroiliakalgelenk parallel verlaufendes Ödem

Ermüdungsbruch des Kreuzbeins

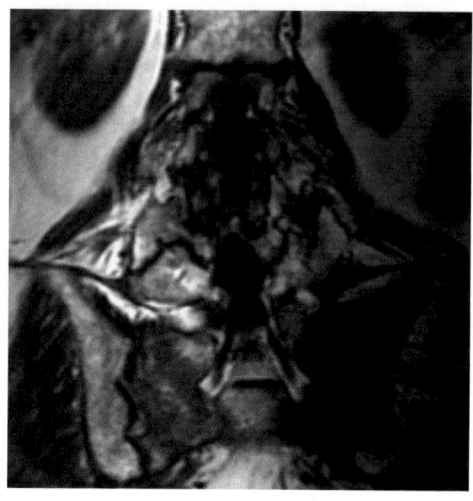

Ermüdungsbruch des Kreuzbeins. Ein schräg koronares T1w-Bild bei einem anderen Patienten als in der vorangegangenen Abbildung zeigt ein beidseits hypointenses Knochenmarkband (links > rechts), das jeweils parallel zum Sakroiliakalgelenk verläuft.

CT-Befunde
- Knochensklerose
- Die Bruchspalten können bis zur vorderen Kortikalis des Os sacrum reichen

MRT-Befunde
- Fleckiges ein- oder beidseitiges Kreuzbeinödem
  - In T1w hypointens
  - In T2w hyperintens
- Verläuft parallel zu(m) Sakroiliakalgelenk(en)
- Vorhandensein einer Bruchlinie
- Keine Knochenauftreibung, kein Weichteiltumor

Röntgenbefunde
- Bei der Erstvorstellung sind etwa die Hälfte der Röntgenbilder unauffällig
- Osteopenie
- Skleroseband/-bänder vertikal und parallel zu Sakroiliakalgelenk(en) ziehend
- Strahlentransparente Bruchspalte(n)

Skelettszintigraphiebefunde
- Ein- oder beidseitige Radionuklidanreicherung mit oder ohne horizontalen Anteil
- Das charakteristische H-förmige Muster der Radionuklidaufnahme findet sich nur in 19% der Fälle

Empfehlungen
- Axiale T1w-Bilder nach Gadoliniumgabe oder fettsupprimierte Sequenzen können die Bruchlinie besser aufzeigen
- Die Darstellung in schräg koronarer Ebene kann helfen, die Fraktur besser darzustellen

Differenzialdiagnose
Metastasen im Os sacrum
- Morphologisch eher Einzelherde
- Zufällig verteilt

Ermüdungsbruch des Kreuzbeins

- Einbruch in benachbarte Weichteile oder Neuroforamina
- Auch andere Orte betroffen

Primärtumoren des Os sacrum
- Groß und solitär
- Knochen aufgetrieben, Kortex durchbrochen
- Weichteilkomponente

Pathologie
Allgemein
- Allgemeine Anmerkungen
  - Ursächlich abnorme Knochenmineralisation
- Ätiologie/Pathogenese
  - Prädisponierende Faktoren
    - Osteoporose
    - Rheumatoide Arthritis
    - Renale Osteodystrophie
    - Endogener oder exogener Hyperkortizismus
    - Strahlentherapie
    - Andere Ursachen der Osteopenie
    - M. Paget
  - Geringfügige Traumen
  - Oft erst nach Diagnosestellung eruiert
- Vielfach kein auslösendes Ereignis
- Epidemiologie
  - Inzidenz 0,14–1,8%
  - 7. und 8. Lebensjahrzehnt
  - Bei Frauen häufiger

Mikroskopische Befunde
- Knochennekrose
- Knochenmarkfibrose

Klinik
Klinisches Bild
- Akuter oder subakuter Schmerz
  - Lumbal
  - Gesäß
  - Durch Aktivität verschlimmert
  - Durch Ruhe gebessert
- Radikuläre Zeichen

Therapie
- Bettruhe
- Analgetika
- Physikalische Therapie

Prognose
- Günstige Prognose
- Nach 2 Wochen bis 24 Monaten Beschwerdefreiheit
- Kann durch Begleitkrankheiten beeinträchtigt sein

Literatur
Grangier C et al (1997): Role of MRI in the diagnosis of insufficiency fractures of the sacrum and acetabular roof. Skeletal Radiol 26:517–524
Peh WC et al (1996): Imaging of the pelvic insufficiency fractures. RadioGraphics 16:335–348
Grasland A et al (1996): Sacral insufficiency fractures: an easily overlooked cause of back pain in elderly women. Arch Intern Med 156:668–674

Jefferson-Fraktur

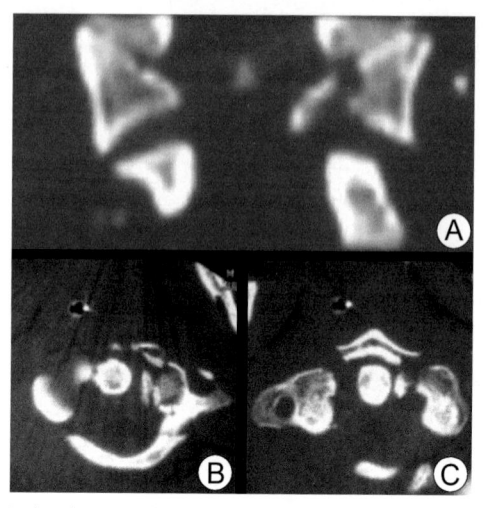

Die axiale CT (B, C) zeigt zahlreiche Unterbrechungen des Atlasrings. Die koronare Rekonstruktion (A) veranschaulicht den Seitversatz der Atlasseitmassen gegenüber denen des Axis. Ein aus dem Innenrand der linken C1-Seitmasse ausgerissenes Fragment – aus dem Ansatzort des Lig. transversum atlantis – legt eine atlantoaxiale Instabilität nahe.

Grundlagen
- Synonym: Atlasberstungsbruch
- Definition: Kompressionsfraktur des Atlasbogens
- Klassischer Aspekt in der Bildgebung: In der seitlichen Röntgenaufnahme Knochendefekt(e) des Atlasbogens, in der Densaufnahme bei geöffnetem Mund Seitversatz **beider** Massae laterales atlantis gegenüber denen des Axis
  - Man kann eine Distanzierung zwischen Dens und vorderem Atlasbogen sehen
  - Häufig Weichteilschwellung ventral des Atlas
- Die CT zeigt die Bruchkomponenten am besten auf
- Man kann verschiedene Muster der Bogenzerreißung sehen

Bildgebung

Typische Befunde
- Schlüsselzeichen: Seitverschiebung der Atlasseitmassen gegen diejenigen des Axis in der Densaufnahme bei geöffnetem Mund

CT-Befunde
- Typisch sind zahlreiche Atlasbogenfragmente
- Sowohl vordere als auch hintere Atlasbogenbrüche nur bei einer Minderheit
- Frakturen des hinteren Atlasbogens sind häufiger als solche des vorderen
- Die Massae laterales können isoliert brechen
- Es kann nur eine einzige Bogenfraktur vorliegen
- Man suche nach einem Ausriss des Lig. transversum aus den Innenflächen der Seitmassen

MRT-Befunde
- T2w-Bilder zeigen Ödem

Jefferson-Fraktur

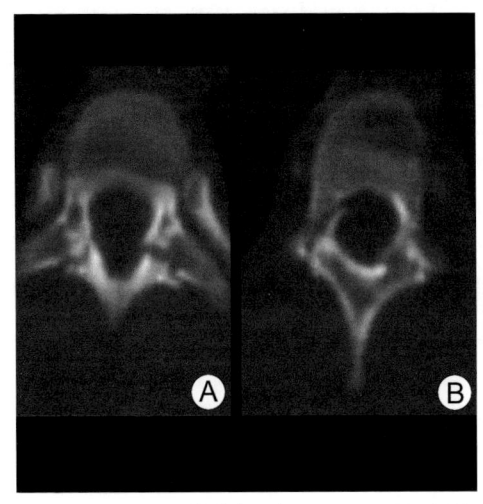

(A, B) Die axiale CT zeigt eine Begleitfraktur der Lamina von Th3 infolge der axialen Kompression, die den Jefferson-Bruch verursachte.

Empfehlungen
- Jeder Seitversatz der Atlasseitmassen in der Densaufnahme bei geöffnetem Mund erfordert eine CT-Untersuchung
- CT zeigt die Frakturorte detailliert auf
- Dünnschichten (1–3 mm) sind empfehlenswert, Reformatierungen hilfreich
- Man untersuche gesamte HWS (und auch BWS), da 24% der Patienten Begleitfrakturen aufweisen

Differenzialdiagnose

Scheinbarer Seitversatz des Atlas bei Kindern („pseudospread")
- Bei Kindern von 3 Monaten bis 4 Jahren häufiger, dann als geringes Trauma bewerteter Befund
- Bei ≥ 90% der 2-Jährigen sichtbar
- Verursacht durch unterschiedliche Wachstumsraten von Atlas und Axis
- Bei jungen Kindern ist die Jefferson-Fraktur selten – größere Plastizität; die Synchondrosen des Atlas wirken als „Puffer"

Angeborene Spalten oder Malformationen des Atlas
- Die Seitmassen des Atlas können um 1–2 mm gegen diejenigen des Axis lateral versetzt sein
- Spalten findet man im hinteren Atlasbogen bei 4%, im vorderen Atlasbogen bei 0,1%
- 97% der dorsalen Spalten liegen median, 3% im Sulcus der A. vertebralis
- Man sieht unterschiedliche Störungen in der Entwicklung des Atlasbogens
- Bei den meisten handelt es sich um Hemiaplasien des Arcus posterior atlantis
- Spalten und angeborene Defekte haben glatte und kortextragende Ränder

Rotationsfehlanordnung von Atlas- und Axisseitmassen
- Sieht man meist einseitig bei Rotation und Seitneigung des Kopfes

Jefferson-Fraktur

Pathologie
Allgemein
- Allgemeine Anmerkungen
  - Scharfkantige Bruchränder des Atlasbogens an einer oder mehreren Stellen
  - Im typischen Fall stabile Fraktur, außer bei gerissenem Lig. transversum atlantis; ein Seitversatz > 7 mm ist Schlüsselzeichen solcher Ausrisse und der Instabilität
  - Es kommen kombinierte Frakturen vor, v. a. des Axis
- Ätiologie/Pathogenese
  - Axiale, auf den Schädel einwirkende Gewalt
  - Die Kraftübertragung erfolgt bei steif aufgerichtetem Kopf und Hals nach unten über die Hinterhauptkondylen auf die Atlasseitmassen
- Epidemiologie
  - Atlasfrakturen stellen 6% aller Wirbelsäulenverletzungen
  - 1/3 der Atlasfrakturen sind vom klassischen Jefferson-Typ (4 Teile)
  - Bei Säuglingen und Kleinkindern selten

Klinik
Klinisches Bild
- Schmerzen im oberen Nackenbereich
- Oft in Röntgenaufnahmen übersehen

Verlauf
- Stabile Fraktur, die – wenn sie isoliert vorkommt – verheilt

Therapie
- Immobilisation; bei gröberer Instabilität Spondylodese

Literatur
Harris JH (2001): The cervicocranium: its radiographic assessment. Radiology 218:337–351
Gehwiler JA et al (1983): Malformations of the atlas simulating Jefferson fracture. AJNR 4:187–190
Jefferson G (1920): Fracture of the atlas vertebra. Report of four cases and a review of those previously recorded. Br J Surg 7:407–411

Commotio spinalis, „Central-cord"-Syndrom

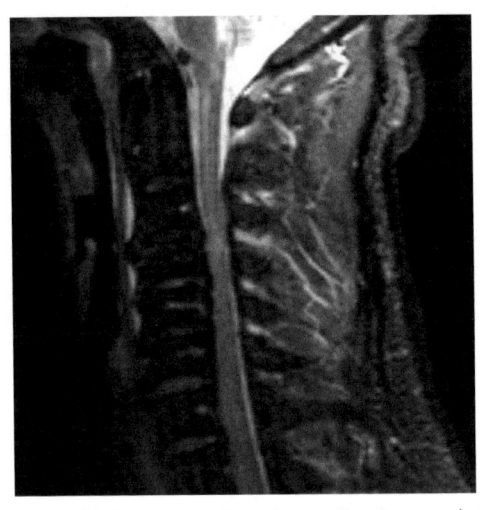

Das sagittale T2w-Bild der HWS mit Fettsättigung zeigt eine zentrale Stenose von C3–C6. Das Myelon zeigt in T2w eine subtile Hyperintensität des Rückenmarks in den Höhen C3 und C4. Die in T2w hyperintensen prävertebralen Weichteile spiegeln die Hyperextensionsverletzung wider.

Grundlagen
- Synonym(e): Contusio spinalis, transiente traumatische Rückenmarkapraxie
- Definition: Sofortige vollständige posttraumatische Parese mit unterschiedlich starkem Sensibilitätsausfall bei weitgehend bewahrter(m) Propriozeption/Vibrationsempfinden
- Klassischer Aspekt in der Bildgebung: Angeborene und/oder erworbene Spinalkanalstenose, in der MRT normales oder leicht ödematöses Myelon, Liquor aus Durasack ausgepresst
- Umfasst ein Spektrum klinischer posttraumatischer Rückenmarksyndrome, die binnen Stunden bis Tagen in erheblichem Maße abklingen
  - Commotio spinalis
    - Vollständig reversibel
    - Am häufigsten bei Sportlern zu sehen
    - Eher funktionell als mechanisch unterbrochene Neuronenaktivität
  - Vorderes Spinalmarksyndrom
    - Sofortige vollständige Paralyse, gestörte Sensibilität
    - Vibrations- und Lagesinn sind erhalten
    - Fast vollständige Erholung
    - Verbleibende leichte Spastik
  - Hinteres Spinalmarksyndrom
    - Schmerz und Parästhesie in Nacken, Oberarmen und Rumpf
    - Symmetrisches Empfinden eines Brennens
    - Leichte Armparese möglich

Bildgebung
Typische Befunde
- Schlüsselzeichen: Angeborene und/oder erworbene Spinalkanalstenose

Commotio spinalis, „Central-cord"-Syndrom

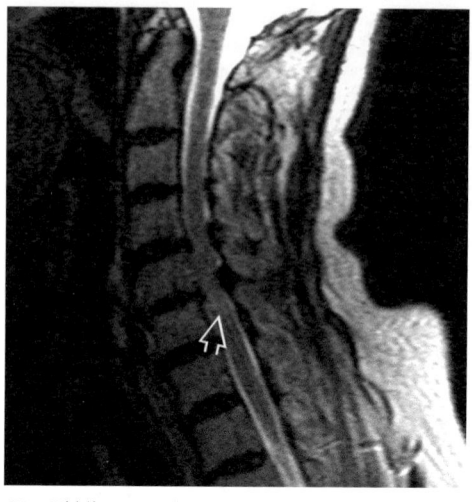

Das sagittale T2w-Bild (fettgesättigt) zeigt eine zentrale Spinalkanalstenose von C3–C6. Man beachte den ausgepressten Liquorraum sowie das subtil in T2w hyperintense Rückenmark (Pfeil).

CT-Befunde
- CT kann normal sein oder nur einen engen Spinalkanal zeigen
- Man kann Fraktur oder Subluxation erkennen
- Man kann eine Diskusvorwölbung, -protrusion oder -sequestrierung erkennen

MRT-Befunde
- Normales oder leicht aufgetriebenes Rückenmark
- Mit oder ohne leichte Hyperintensität in T2w-Bildern
- Stenosierter Kanal oder
- Diskusprotrusion, -prolaps oder -sequestrierung

Differenzialdiagnose

Rückenmarkkontusion
- Zumeist viel langsamere Erholung
- Größere verbleibende Ausfälle
- In der MRT angeschwollenes ödematöses Rückenmark

Rückenmarkhämatom
- Im Langzeitverlauf keine oder nur geringe Erholung
- In T2w- und GRE-Bildern durch das Blut nur schwaches Signal

Pathologie

Allgemein
- Allgemeine Anmerkungen
  - In experimentellen Modellen sieht man ein ganzes Spektrum von Veränderungen
  - Das Rückenmark kann normal sein – die kinetische Energie blockiert reversibel die Impulsübertragung
  - Mann kann ein leichtes Ödem sehen
  - Axonale Dehnung in Analogie zur „Scherverletzung" des Gehirns?

Commotio spinalis, „Central-cord"-Syndrom

- Ätiologie/Pathogenese
  - Die echte Contusio spinalis ist binnen maximal 72 h vollständig reversibel
  - Am häufigsten bei jungen Sportlern zu sehen
  - Dabei auch normal weiter Spinalkanal möglich
  - Kann den thorakolumbalen Übergang betreffen
  - Das „Central-core"-Syndrom geht mit einer Spinalkanalstenose einher
    - Abnormer Torg-Index (sagittaler Spinalkanal- zu Wirbelkörperdurchmesser < 0,8)
  - Meist bei Hyperextensionsverletzung zu beobachten
  - Spondylophyt sowie Diskus- oder Bandverknöcherung prädisponieren hierfür
- Epidemiologie
  - Eine Studie schätzte, dass 1,3 von 10 000 US-amerikanischen Footballspielern diese Verletzung erlitten
  - Bis zu 25% der traumatischen Paralysen gehen mit einem engen Spinalkanal einher

Klinik

Klinisches Bild
- Nach Trauma sofortige Paralyse/Parese mit unterschiedlich schwerem Sensibilitätsverlust

Verlauf
- Vollständige Erholung mit verbleibender leichter Schwäche und Spastik

Therapie
- Bei Verdacht auf Instabilität der Wirbelsäule anfängliche Stabilisierung
- Bei umschriebener Stenose Dekompression
- Innerhalb der ersten 24 Stunden kann die Steroidbehandlung eine Rolle spielen

Prognose
- Meist vollständige oder nahezu vollständige Erholung der akuten Parese

Literatur
An HS (1998): Cervical spine trauma. Spine 23:2713–2729
Zwimpfer TJ et al (1990): Spinal cord contusion. J Neurosurg 72:894–900
Torg JS et al (1986): Neuropraxia of the cervical spinal cord with transient quadriplegia. J Bone Joint Surg (Am) 68:1354–1370

Syrinx

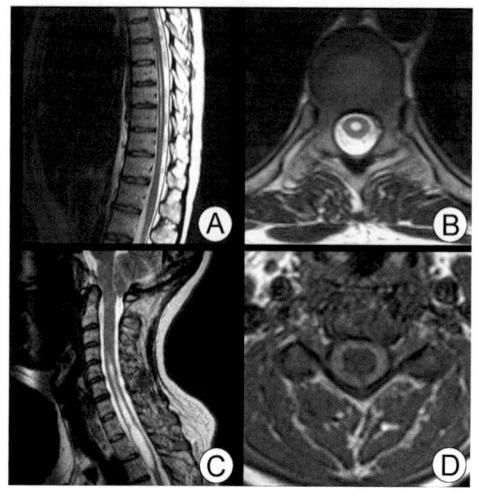

(A, B) Idiopathische Syrinx: Sagittales und axiales T2w-Bild zeigen die charakteristische zentrale, spindelförmige Aufweitung des zentralen Marks. (C, D) Chiari-I-Malformation: Sagittales T2w- und axiales T1w-Bild zeigen ektop liegende Tonsillen und eine damit vergesellschaftete zervikale Syrinx.

Grundlagen
- Synonyme: Syringomyelie, Syringohydromyelie
- Definition: Zystische Rückenmarkhöhle, die mit dem Zentralkanal des Rückenmarks kommunizieren kann (Hydromyelie) oder auch nicht (Syringomyelie)
  - Artifizielle Unterscheidung – viele verwenden nur den Begriff Syringohydromyelie
- Klassischer Aspekt in der Bildgebung: Zystische raumfordernde Läsion des Canalis centralis des Myelons
- Eine Syrinx kann primär oder sekundär sein
- Hauptziel der Bildgebung: Ausschluss damit verbundener oder ursächlicher Läsionen

Bildgebung

Typische Befunde
- Längs gerichtete Spalte im Rückenmark mit den Bildcharakteristika von Liquor
- Schlüsselzeichen: Aufgetriebenes Mark mit zentralem, zystischem Hohlraum

CT-Befunde
- Aufgetriebenes Mark mit zentraler Myelonhöhle mit der Dichte von Liquor
  - In Bildern ohne KM kann es schwer sein, die zentrale Höhle zu erkennen
  - Am besten zeigt die verzögerte CT-Myelographie den Canalis centralis
- Bei schon lange bestehenden Läsionen evtl. hintere Wirbelkörperaushöhlung sichtbar

MRT-Befunde
- Sagittale Bilder zeigen das Ausmaß der Läsion am besten
  - Die Syrinx sieht oft spindelförmig, „perlschnurartig" aus
- Axiale Bilder sichern den Ort der Läsion und klären die Lagebeziehung zu den benachbarten anatomischen Strukturen

Syrinx

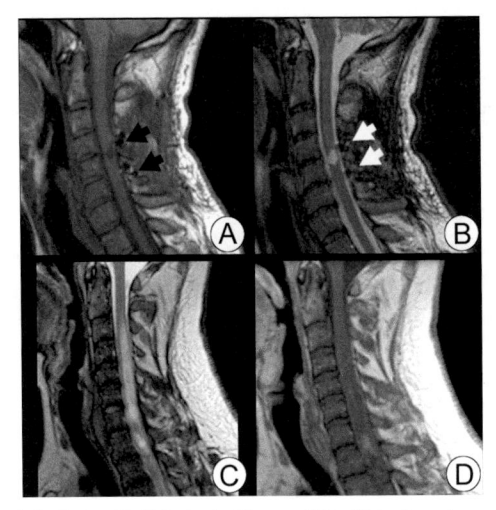

Posttraumatische Syrinx: (A, B) Sagittales T1w- und T2w-Bild zeigen eine umschriebene Syrinx in Höhe einer verheilten Luxationsfraktur (die Pfeile zeigen eine dorsale Spondylodese an). Astrozytom des Rückenmarks mit Syrinx: (C, D) Sagittales T2w- und T1w-Bild nach KM-Gabe zeigen eine zentrale Höhle und eine KM-aufnehmende Raumforderung.

- Zum Ausschluss einer neoplastischen Syrinx ist die KM-Gabe unerlässlich
  - Bei idiopatischen, nichtneoplastischen Fällen kein Kontrast-Enhancement

Befunde anderer bildgebender Verfahren
- Sagittale 2D-Phasenkontrastuntersuchung des Liquorflusses in Cine-Technik kann eine abnorme Flussdynamik in Tonsillenhöhe (Chiari I) oder andere vermeintliche kausale Läsionen aufzeigen
- Röntgenbild – Spinalkanal aufgeweitet, atrophische Schulterneuroarthropathie

Empfehlungen
- Die MRT ist das bildgebende Verfahren der Wahl
  - Man sollte sowohl T1w- als auch T2w-Sequenzen verwenden
- Am besten erkennt man eine Syrinx in axialen Bildern; sagittale Sequenzen sind von Nutzen, um die kraniokaudale Ausdehnung abzuklären
- Zum Ausschluss eines Neoplasmas ist die KM-Gabe unerlässlich
- Man erwäge bei Verdacht auf Liquorblockade (z. B. bei Tonsillenektopie oder arachnoidalen Adhäsionen) eine Phasenkontrastliquorflussuntersuchung

Differenzialdiagnose

Ventriculus terminalis
- Asymptomatische (normale) Dilatation des Canalis centralis im unteren Myelon/Conus terminalis

Myelomalazie
- Markvolumen verringert; Gliose
- Man sieht in T1w-Bildern kein Liquorsignal im zentralen Hohlraum

Zystischer Tumor im Spinalkanal
- Astrozytom, Ependymom, Hämangioblastom
- Rückenmark aufgetrieben; nahezu immer KM-aufnehmender Anteil

Syrinx

Pathologie
Allgemein
- Allgemeine Anmerkungen
  - In Längsrichtung verlaufender, mit Liquor gefüllter Hohlraum mit umgebender Gliose
    - Hydromyelie: Canalis centralis dilatiert
    - Syringomyelie: Der Hohlraum liegt lateral des Canalis centralis oder unabhängig von diesem
    - Die meisten Fälle bieten bei pathologischem Ergebnis Merkmale beider Läsionen (z. B. Syringohydromyelie)
  - Bei einer Lage in der Medulla oblongata wird der Terminus „Syringobulbie" verwendet
  - Ein durchgängiger Canalis centralis kann die Ausdehnung der Syrinx bestimmen
  - Die Charakteristika des diastolischen Liquorflusses können die Größe der Zyste und deren biologisches Verhalten bestimmen
- Ätiologie/Pathogenese
  - Primär: Idiopathisch oder im Verein mit Chiari-I- oder Chiari-II-Malformation, spinaler Dysraphie, Diastematomyelie
  - Sekundär: Tumor; Entzündung (Arachnoiditis, Subarachnoidalblutung) oder Trauma
  - Die Ätiologie wird derzeit heftig diskutiert; dabei schließen sich die beiden derzeit beliebtesten Theorien nicht gänzlich aus
  - Eine Anomalie des Subarachnoidalraums treibt den Liquor durch perivaskuläre Räume in ein vulnerables Myelon
  - Die Myelonzerstörung beruht auf einer primären Krankheit des Rückenmarks
- Epidemiologie
  - Eine primäre Syrinx kommt meist bei jüngeren Patienten vor
  - Eine sekundäre Syrinx kann in jedem Alter auftreten; der Zeitpunkt kann vom Verhalten der primär auslösenden Krankheit bestimmt werden

Mikroskopische Befunde
- Tubuläre Rückenmarkhöhle, von einer dichten Wand aus Gliafibrillen umgeben
- Anfangs zentral gelegen; häufig exzentrisch
  - Größere Läsionen können sich bis in die Fissura anterior oder das Hinterhorn ausdehnen

Klinik
Klinisches Bild
- Vorkommen meist bei Erwachsenen
- In der Kindheit selten
  - Die meisten kindlichen Fälle sind entweder eine einfache Hydromyelie oder mit einer Chiari-Malformation vergesellschaftet
  - Kinder haben dann mit größerer Wahrscheinlichkeit eine Skoliose
- „Mantelartiger" Schmerz und Verlust des Temperaturempfindens bei Bewahrung von Lagesinn, Propriozeption und Empfindungsfähigkeit für sanfte Berührung
- Im weiteren Verlauf entwickelt sich eine Schwäche der distalen oberen Extremität (v. a. der Hand), der eine Gangunsicherheit folgt
- Hirnnervenstörungen bei Syringobulbie

Syrinx

Therapie
- Richtet sich – wenn möglich – gegen die ursächliche Krankheit
- Drainage der Syrinx mit Verweilkatheter, wenn es nicht möglich ist, durch die Behandlung des Grundleidens einen normalen Liquorfluss wiederherzustellen

Prognose
- Unterschiedlich; abhängig vom Grundleiden

Literatur

Brugieres P et al (2000): CSF flow measurement in syringomyelia. AJNR 21(10):1785–1792

Castillo M (2000): Further explanations for the formation of syringomyelia: back to the drawing table. AJNR 21(10):1778–1779

Fischbein NJ et al (1999): The „presyrinx" state: a reversible myelopathic condition that may precede syringomyelia. AJNR 20(1):7–20

Dissektion der Arteria vertebralis

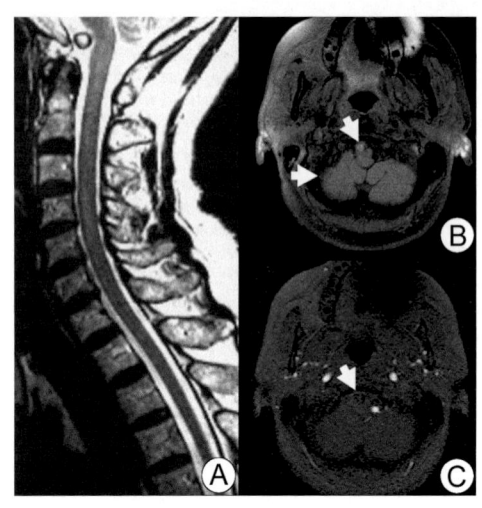

(A) Das sagittale T2w-Bild der HWS zeigt eine subtile Rückenmarkischämie in Höhe von C4 und C5. (B) Das axiale T1w-Bild mit Fettsuppression weist ein hyperintenses Hämatom nach, das die rechte A. vertebralis in deren intrakraniellem Verlauf verschließt (Pfeil). (C) In einer 2-dimensionalen „Time-of-flight"-MRT sieht man den entsprechenden Ausfall des flussbedingten Signals (Pfeil).

Grundlagen
- Definition: Einblutung in geschädigte Gefäßwand und nachfolgend Stenose oder Pseudoaneurysma
- Klassischer Aspekt in der Bildgebung: Vergrößerter Außendurchmesser der Arterie mit sichelförmiger intramuraler Hyperintensität in T1w-Bildern
- Die Dissektion von A. carotis und A. vertebralis ist für 2% aller zerebrovaskulären Insulte verantwortlich
  - Verursacht 10–20% aller Infarkte bei jungen Patienten oder im mittleren Lebensalter
- Die posttraumatischen neurologischen Symptome können verzögert eintreten
  - Mehr als 1 Woche nach der anfänglichen Verletzung
- 3-dimensionale „Time-of-flight"-Angiographie
  - Verglichen mit der konventionellen Angiographie bei Dissektion der A. vertebralis weniger sensitiv
  - Bei Dissektion der A. carotis gleiche Sensitivität

Bildgebung
Typische Befunde
- Schlüsselzeichen: Hyperintensität in T1w-Bildern, die ein Gefäß mit vermindertem Fluss umgibt

MRT-Befunde
- Intramurales Hämatom
  - In T1w- und T2w-Bildern mit Fettsuppression hyperintens
    - Kann anfangs auch isointens sein
  - Sichelförmig, zirkulär oder das gesamte Lumen ausfüllend
  - Kann nach intravenöser Gadoliniumgabe ein Enhancement zeigen
  - Kann längs der Arterie spiralig verlaufen

Dissektion der Arteria vertebralis

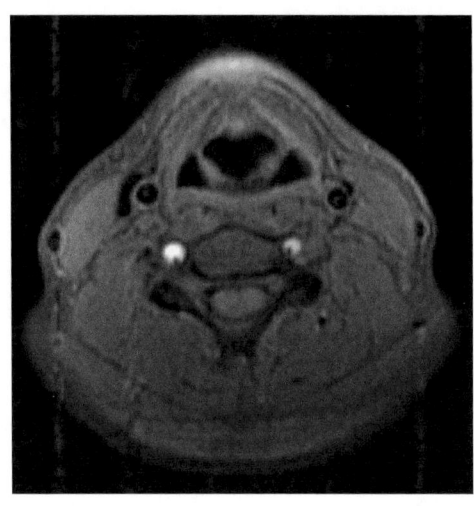

Das axiale T1w-Bild eines anderen Patienten als in der vorangegangenen Abbildung mit Fettunterdrückung zeigt beidseits ein sichelförmiges Hämatom (hell) mit kleinem Restlumen mit „flow void".

- Normales „flow void" oder kleineres Lumen mit „flow void" (kein Signal bei Fluss)
- Schmale, strichförmig gekrümmte, hypointense Intimalasche
- Bei Ausdehnung nach intrakraniell Subarachnoidalblutung möglich (10%)
- MR-Angiographie
  - Das intramurale Hämatom ist mittelstark signalgebend (zwischen flussbedingtem Enhancement und dem Signal der umgebenden Weichteile)
    – Kann gegenüber Weichteilen isointens sein
  - Bei Pseudoaneurysma Fluss-Enhancement

Befunde der konventionellen Angiographie
- Am häufigsten in Höhe von 1. und 2. Halswirbel
- Glatt oder leicht irregulär sich stenotisch verjüngendes Gefäßlumen
  - Leichte Stenose → „string sign" → Totalverschluss
- Pseudoaneurysma (25–35%)
- Intimalasche (10%) und gedoppeltes Lumen
- Okklusion von Seitenästen durch Embolie

Empfehlungen
- Axiale T1w-Bilder mit Fettsättigung des gesamten Halses

Differenzialdiagnose

Arteriosklerose/Atheromatose
- Am Abgang der A. vertebralis
- Eher umschrieben
- Kein intramurales Hämatom

Fibromuskuläre Dysplasie
- Kann in der konventionellen Angiographie als fokale Stenose imponieren
- Der Befall der A. vertebralis (7%) ist seltener als derjenige der A. carotis (85%)
- Kein intramurales Hämatom

Dissektion der Arteria vertebralis

Pathologie

Allgemein
- Genetik
  - Bindegewebekrankheiten prädisponieren zu spontaner Dissektion
    - Bei bis zu 25% der Patienten mit einer Dissektion vorhanden
    - Ehlers-Danlos-Syndrom, Marfan-Syndrom, autosomal-dominante polyzystische Nierendegeneration
  - Weitere Arteriopathien
    - Fibromuskuläre Dysplasie (15%)
    - Zystische Medianekrose (Erdheim-Gsell)
- Embryologie/Anatomie
  - Orte stärkerer Mobilität sind für Verletzungen empfänglicher
    - Proximal: Zwischen Abgang der A. subclavia und Processus costotransversarius des HWK 6
    - Distal: Kranial des Processus costotransversarius des Axis; vor dem Eintritt in die Dura mater
- Ätiologie/Pathogenese
  - Spontan
  - Hypertonie: Primär oder medikamenteninduziert, einschließlich rezeptfreier Arzneimittel, z. B. Ephedrin
  - Größeres penetrierendes oder stumpfes Trauma
  - Triviale Verletzung (Husten, Schnäuzen, Achterbahnfahrt, Chiropraxis)
    - Prolongierte oder plötzliche Hyperextension oder Drehung der HWS können auslösender Faktor sein
  - Intimariss oder Ruptur der Vasa vasorum → intramurales Hämatom → Stenose oder Pseudoaneurysma → Thrombusbildung → Embolie
  - Arteriosklerose als Grundleiden selten
- Epidemiologie
  - Schätzungsweise 1–1,5/100 000 Menschen
  - Betrifft alle Altersgruppen, Gipfel im 5. Lebensjahrzehnt

Mikroskopische Befunde
- Hämatom in der Tunica media, das bis zur Adventitia reicht
  - Kompression der Intima, Ausdehnung bis zur Adventitia

Klinik

Klinisches Bild
- Viele Gefäße können betroffen sein
  - Bei Beteiligung der A. carotis Horner-Syndrom
- Ein- oder beidseitiger Hinterhauptkopfschmerz und Nackenschmerz
- Einseitig Armschmerz oder Armschwäche
- Hirnstamminfarkt
  - Wallenberg-Syndrom (der lateralen Medulla oblongata)
- Territoriale Ischämie im Versorgungsgebiet von Kleinhirnarterien/A. cerebri posterior

Verlauf
- In den meisten Fällen spontane Heilung oder Rekanalisation

Therapie
- Antikoagulation, falls keine Kontraindikationen vorliegen
- Bei anhaltender Ischämie oder rezidivierenden Embolien
  - Chirurgische Ligatur oder endovaskuläre Okklusion
  - Perkutane Angioplastie

Dissektion der Arteria vertebralis

Prognose
- Verschwinden oder wesentliche Besserung der Stenose in den ersten 2–3 Monaten bei 90%
- Rezidivrate 8%, davon 50% im ersten Monat

Literatur

Schievink WI (2001): Spontaneous dissection of the carotid and vertebral arteries. N Engl J Med 344:898–906

Provenzale JM (1995): Dissection of the internal carotid and vertebral arteries: Imaging features. AJR 165:1099–1104

Levy C et al (1994): Carotid and vertebral artery dissection: Three-dimensional time-of-flight MR angiography and MR imaging versus conventional angiography. Radiology 190:97–103

Lendenwirbelsäulenfraktur mit Durariss

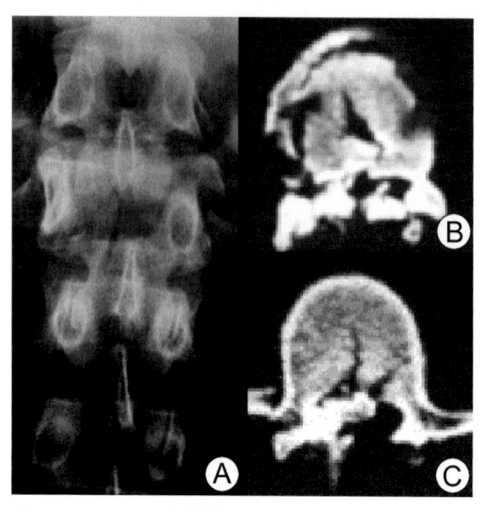

(A) Das anterior-posteriore Röntgenbild zeigt quer voneinander distanzierte Pedikel, einen vertikalen Bogendefekt und eine LWK-1-Kompression. (B, C) Die axialen CT-Schnitte zeigen subluxierte Facetten in Höhe Th12/L1 durch den Berstungsbruch des LWK 1, die Laminafraktur des LWK 1 und den Wirbelkörperbruch des LWK 1.

Grundlagen
- Synonym: Kompressionsfraktur
- Definition: Kompressionsfraktur des Wirbelkörpers (WK) und Laminafraktur mit begleitendem Durariss
- Klassischer Aspekt in der Bildgebung: Im Röntgenbild komprimierter WK mit Wirbelbogenbruch; voneinander distanzierte Bogenwurzeln

Bildgebung
Typische Befunde
- Schlüsselzeichen: In der seitlichen Aufnahme keilförmiger WK mit knickförmiger Kyphose, in der anterior-posterioren Aufnahme distanzierte Bogenwurzeln und Vertikalfraktur der Laminae

CT-Befunde
- Im axialen Scan fragmentierte Endplatte mit Bogenbruch (typischerweise Spaltbruch)
  - Sagittale Reformatierungen zeigen WK-Kompression und geringen Ventralversatz
  - Die CT zeigt die Bruchkomponenten am besten auf
    - Zur Sicherung von Durarissen intrathekale KM-Gabe erforderlich: KM-Austritt
    - Fesselung der Cauda equina durch Herniation von Nervenwurzeln

MRT-Befunde
- T2w-Bilder zeigen die Beziehung zwischen Spinalkanal und Konus; können Liquoraustritt zeigen
- GRE-Sequenzen weisen am sensitivsten Blut im Conus medullaris nach

Lendenwirbelsäulenfraktur mit Durariss

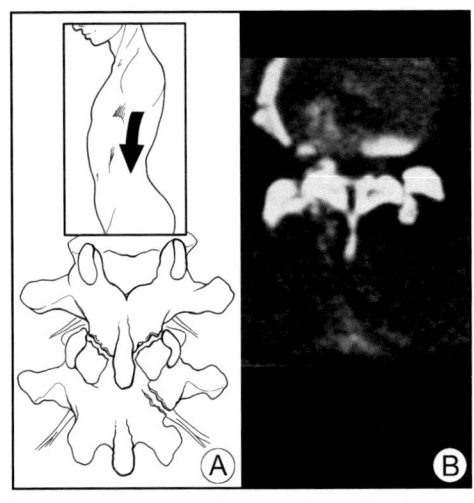

(A) Die Zeichnung zeigt den Frakturmechanismus, der den Durariss verursacht. (B) Das CT-Bild nach Myelographie zeigt die Leckage, die einen Durariss beweist.

Empfehlungen
- Sobald Röntgenaufnahmen eine Fraktur nahe legen, muss eine CT durchgeführt werden
  - Dünnschichten (1–3 mm) sind empfehlenswert, Reformatierungen nützlich
  - Intrathekale KM-Gabe zum Nachweis des Durarisses nutzbringend
  - Ein Durariss warnt bei geplanter dorsaler Fusion den Chirurgen, auf Nervenwurzeln zu achten
- Die MRT ist unerlässlich, wenn Myelopathiezeichen vorliegen; mit ihr beurteilt man eine Myelonverletzung oder -kompression

Differenzialdiagnose
- Keine

Pathologie
Allgemein
- Allgemeine Anmerkungen
  - Zerreißung von Wirbelkörper und Lamina
  - Durariss; die Bogenwurzelfraktur ermöglicht es den Nervenwurzeln, aus dem Spinalkanal auszutreten
- Ätiologie/Pathogenese
  - Starke, auf eine steife oder extendierte Lendenregion einwirkende Kompressionskraft
  - Nervenwurzeln können sich zwischen Laminafragmenten verfangen oder jenseits von ihnen in den Weichteilen zu liegen kommen

Klinik
Klinisches Bild
- Starke Rückenschmerzen mit oder ohne Radikulopathie
- Anamnestisch Trauma mit vertikaler Gewalteinwirkung und LWS-Extension, d. h. axiale Belastung

Lendenwirbelsäulenfraktur mit Durariss

Verlauf
- Abhängig von Vorliegen und Ausmaß der neurologischen Schädigung

Therapie
- Die Behandlung zielt auf Immobilisation, Fixation (Stäbe) und Duraverschluss
  - Bei neurologischen Symptomen achte man darauf, beim Zugang keine Nervenwurzeln zu durchtrennen

Prognose
- Ohne neurologische Schäden bei erreichter Stabilisierung gut
- Man kann beschleunigt sich entwickelnde degenerative Veränderungen beobachten

Literatur

Morris RE et al (1984): Traumatic dural tears: CT diagnosis using metrizamide. Radiology 152:443–446

Brant-Zawadzki M et al (1980): High-resolution CT of thoracolumbar fractures. AFNR 3:69–72

Miller CA et al (1980): Impaction fracture of the lumbar vertebrae with dural tear. J Neurosurg 52:765–768

PocketRadiologist™
Wirbelsäule
Die 100 Top-Diagnosen

DEGENERATIVE KRANKHEITEN UND SPONDYLARTHROPATHIEN

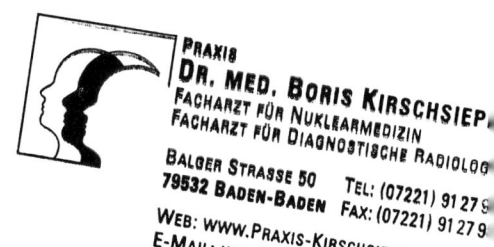

Schmorl-Knötchen

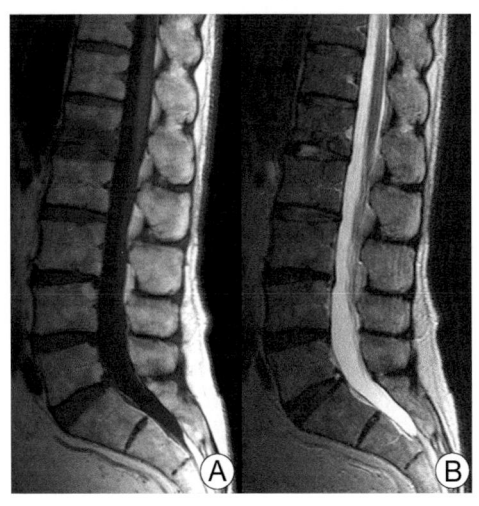

Sagittales T1w- (A) und T2w-Bild (B) zeigen Diskusmaterial, das durch die Grundplatte des LWK 1 in den Wirbelkörper herniert ist. Besser erkennt man das Umgebungsödem im T1w-Bild (A) als hypointenses Knochenmark.

Grundlagen
- Synonym: Intravertebrale Diskushernie
- Definition: Knorpelknötchen im Wirbelkörper, die den Einbruch von Bandscheibengewebe durch geschwächte Abschlussplattenbereiche darstellen
- Klassischer Aspekt in der Bildgebung: Konturdefekt innerhalb der Abschlussplatte, der vom Bandscheibenraum in die Spongiosa zieht und im Röntgenbild einen Kortikalisrand zeigt
- Häufiger Zufallsbefund
- Nur selten symptomatisch

Bildgebung

Typische Befunde
- Schlüsselzeichen: Umschriebene Invagination von Diskusmaterial in der Endplatte, umgeben von normalem, kortikalem Knochen

CT-Befunde
- Die axiale CT zeigt klar einen umschriebenen, muldigen Weichteildefekt, der von spongiösem Knochen mit sklerosiertem Rand umgeben ist; Reformatierungen zeigen den Zusammenhang mit der Herkunftsbandscheibe
- Schmorl-Knötchen können verkalken

MRT-Befunde
- T1w-Bilder zeigen Diskusmaterial in direkter Verbindung mit der Mutterbandscheibe, das in das normale Mark implodiert; akute Fälle können im Markraum eine hypointense Ödemzone bieten
- Die T2w-Bilder zeigen ein Signal, welches identisch mit demjenigen der zugehörigen Bandscheibe ist; in akuten Fällen kann die Ödemzone weit ausgedehnt sein
- Im subakuten Stadium periphere KM-Aufnahme, im akuten Stadium diffuses Mark-Enhancement

Schmorl-Knötchen

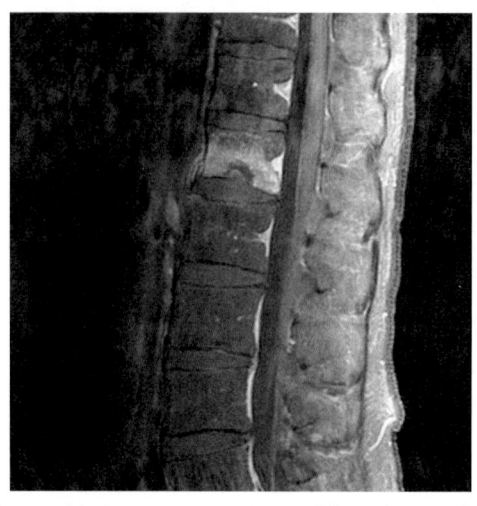

Das sagittale T1w-Bild mit Fettsuppression zeigt eine diffuse Kontrastmittelaufnahme um das Schmorl-Knötchen herum.

Befunde anderer bildgebender Verfahren
- Die Skelettszintigraphie kann eine Nuklidanreicherung zeigen

Empfehlungen
- Man analysiere die Kontiguität zur „Mutterbandscheibe" in allen Sequenzen

Differenzialdiagnose

Akute Kompressionsfraktur
- Täuscht diffuses Ödem eines akuten Schmorl-Knötchens vor; kann in der Tat zu dessen ultimativer Form führen; zeigt aber kein „implodiertes" Diskusknötchen im normalen Markraum

Umschriebene Metastase
- Kann bei solitärem Herd nur schwer gegen ein Schmorl-Knötchen abzugrenzen sein
- Zeigt keine Kontiguität mit der Herkunftsbandscheibe oder deren Signalintensität

Pathologie

Allgemein
- Allgemeine Anmerkungen
  - Das Schmorl-Knötchen stellt knorpeliges Diskusgewebe mit degenerativen oder entzündlichen Veränderungen mit nachfolgender Skleroseantwort einer Trabekelkondensierung und -verbreiterung dar
    – Das pathologische Staging spiegelt das Wesen einer Endplattenfraktur wider
    – Das typische Schmorl-Knötchen ist eine ausgeheilte Endplattenfraktur

Schmorl-Knötchen

- Embryologie/Anatomie
  - Biomechanisch ist der Anulus fibrosus bei jungen Menschen hinsichtlich mechanischen Versagens widerstandsfähiger als die Endplatte
  - Eine umschriebene Schwäche der Endplatte prädisponiert zur Bildung eines Schmorl-Knötchens
  - Verknüpfung mit der Endplattenschwäche des M. Scheuermann
- Ätiologie/Pathogenese
  - Im typischen Fall wiederholte Schwerkraftbelastung geschwächter Endplatte(n)
  - Eine akute traumatische axiale Belastung kann zur Bildung eines Schmorl-Knötchens mit umschriebenen Rückenschmerzen führen
  - Osteoporose, Neoplasie und Infektion können die Endplatte schwächen
- Epidemiologie
  - Sieht man in 75% aller normalen Wirbelsäulen
  - Im typischen Fall ist die Grundplatte betroffen
  - Zumeist ist der thorakolumbale Übergang betroffen

Klinik

Klinisches Bild
- Zufallsbefund
- Bei traumatischer Genese tiefe Kreuzschmerzen

Verlauf
- Selbstbegrenzende Läsion

Therapie
- Beobachtung; bei symptomatischen Patienten Schmerzbehandlung

Prognose
- Gut, es sei denn, eine systemische Osteoporose führt zu wiederholten Kompressionsfrakturen

Literatur

Wagner, AL et al (2000): Relationship of Schmorl's nodes to vertebral body endplate fractures and acute endplate disc extrusions. AJNR 21:276–281

Stabler A et al (1997): MR imaging intraosseous disc herniation (Schmorl's nodes). AJR 168:933–938

Resnick D et al (1978): Intravertebral disc herniations: Cartilaginous (Schmorl's) nodes. Radiology 126:57–65

Großflächige Diskusvorwölbung

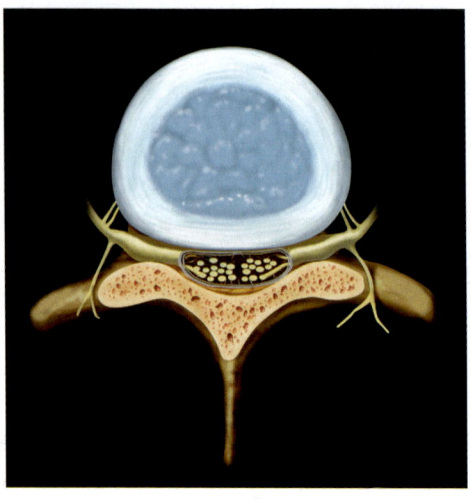

Die axiale Darstellung zeigt einen diffus sich vorwölbenden Anulus fibrosus sowie den abgeflachten Durasack.

Grundlagen
- Definition: Generalisierte Vorwölbung von Diskusmaterial über die Kontur der Wirbelringapophysen hinaus
- Klassischer Aspekt in der Bildgebung: Zirkuläre „Diskusauftreibung" über die Ränder der Abschlussplatten hinaus
- > 50% des Bandscheibenumfangs
- Kleiner Radius des Überstandes
  - Meist < 3 mm
- Oft verbunden mit degenerativen Diskuskrankheiten
- Weitere Ursachen
  - Osteoporose
  - Skoliose
    – Asymmetrische laterale Vorwölbung
  - Spondylolisthesis
    – Dorsale Vorwölbung
  - Bänderschlaffheit
- Kann eine Normvariante sein
  - Typisch im Segment L5/S1

Bildgebung
Typische Befunde
- Schlüsselzeichen: Der Anulus fibrosus wölbt sich radial nach außen

CT-Befunde
- Offensichtlich glattrandige, vergrößerte Bandscheibe im axialen Bild
- Degenerative Veränderungen
  - Ventrale und laterale Spondylophyten der Abschlussplatten
    – Kann normaler Alterungsprozess sein
  - Subchondrale Sklerose der Endplatten
  - Gas im Bandscheibenraum (Vakuumphänomen)

Großflächige Diskusvorwölbung

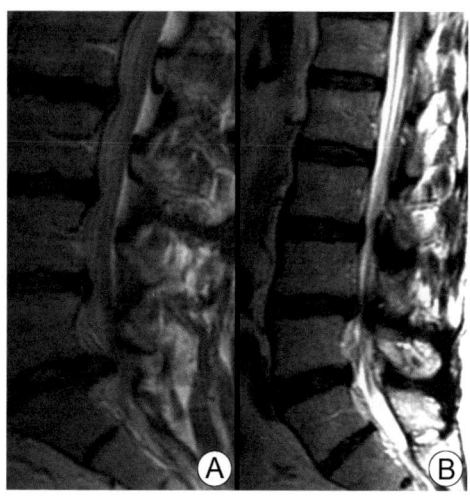

(A) Das sagittale T2w-Bild der LWS des Patienten der vorangegangenen Abbildung zeigt Diskusdegenerationen in etlichen Segmenten sowie einen Höhenverlust der Bandscheiben. Die Bandscheiben wölben sich in den Segmenten L2/3 bis L4/5 vor, zusätzlich Diskusprotrusion in Höhe L5/S1. (B) Bei einem anderen Patienten sieht man Vorwölbungen in den gleichen Etagen und zusätzlich eine zentrale Stenose in den Höhen L2/3 und L3/4.

- Intradiskale Verkalkungen
- In sagittaler Reformatierung höhengeminderte Bandscheibe

MRT-Befunde
- Symmetrisch nach außen vorgewölbte Bandscheibe
- Degenerative Veränderungen von Diskus und Endplatten
  - Auch als Osteochondrose bezeichnet
  - Innerhalb der Bandscheibe in T2w diffus verminderte Signalintensität
    - Anfangs nur lineare horizontale Hypointensität
    - Stellt Fibrosierung dar
    - Leichte Hypointensität beruht wohl nur auf normalem Altern
  - Höhenverlust der Bandscheibe
  - Riss des Anulus fibrosus
  - In T1w- und T2w-Bildern hypointenses intradiskales Gas
  - In den benachbarten Wirbelkörpern fibrovaskuläres Mark
    - Kann nach intravenöser Gadoliniumgabe Enhancement zeigen
  - Osteophyten der Endplatten (Spondylophyten, Spondylose)
- Weitere damit verbundene Veränderungen
  - Arthropathie der Facettengelenke (Spondylarthrose)
  - Degenerative Spondylolisthesis
  - Hypertrophiertes Lig. flavum
  - Unterschiedliche Einengung von Spinalkanal, Foramina intervertebralia und Recessus laterales

Diskographiebefunde
- KM breitet sich vom zentralen Injektionsort durch den Anulusdefekt aus
- Schmerzprovokation spricht für eine symptomatische Bandscheibe

Großflächige Diskusvorwölbung

Differenzialdiagnose
Diskusprotrusion
- Umschrieben; < 50% der Zirkumferenz
- Durchmesser der hernierten Bandscheibe < Durchmesser an der Basis der Hernie

Pathologie
Allgemein
- Allgemeine Anmerkungen
  - Es ist noch umstritten, ob die Diskusveränderungen auf normalen Alterungsvorgängen beruhen oder eine Diskusdegeneration darstellen
  - Kann mittels bildgebender Verfahren nicht zu klären sein
- Genetik
  - Ein angeboren schwaches Kollagen prädisponiert zu degenerativen Diskusveränderungen
    - Erhöhte Inzidenz einer Spondylose bei Marfan-Syndrom
- Embryologie/Anatomie
  - Nucleus pulposus zentral
    - Gelatinöses Material hohen Wassergehalts und wenige Kollagenfasern
  - Anulus fibrosus an der Oberfläche
    - Zusammengesetzt aus Faserknorpel mit Kollagenfasern in konzentrischen Lamellen
    - Peripher an den Längsbändern befestigt
- Ätiologie/Pathogenese
  - Mit dem Altern nimmt der Wassergehalt im Nucleus pulposus ab
  - Proteoglykane werden durch Faserknorpel und Fibrose ersetzt
  - Trennung der Lamellen voneinander oder konzentrischer Anulus-fibrosus-Riss
  - Wiederholte Mikrotraumen bewirken Defekte der Anulusanhaftung am Endplattenrand
    - Horizontaler Riss
  - Nachfolgende morphologische Veränderungen in der Bandscheibe
  - Höhenverlust und Vorwölbung der Bandscheibe sind auch Folgen früherer Bandscheibenoperationen
- Epidemiologie
  - Hohe Prävalenz; > 50% aller asymptomatischen Erwachsenen
    - Mit dem Alter zunehmend
    - Erhöhtes Risiko von Kreuzschmerzen, einige Patienten jedoch beschwerdefrei

Klinik
Klinisches Bild
- Tiefer Rückenschmerz – Vorwölbung kann zufällig und nicht ursächlich sein
- Ischialgien
- Neurogene Claudicatio

Verlauf
- Die Symptome bessern oder stabilisieren sich unter konservativer Behandlung
- Einige Patienten entwickeln zunehmende oder chronische neurologische Ausfälle und Schmerzen

Therapie
- Bettruhe
- Analgetika
- Bei schwerer Spinalkanalstenose operative Dekompression

Großflächige Diskusvorwölbung

Prognose
- Gut
- Ein kleiner Prozentsatz der Patienten kann postoperativ ein multifaktorielles „Failed-back"-Syndrom entwickeln

Literatur

Consensus statement on nomenclature and classification of lumbar disc pathology by NASS, ASSR, and ASNR. 2001

Luoma K et al (2000): Low back pain in relation to lumbar disc degeneration. Spine 25:487–492

Milette PC et al (1999): Differentiating lumbar disc protrusions, disc bulges, and disc with normal contour but abnormal signal intensity. Magnetic resonance imaging with discogenic correlations. Spine 24:44–53

Riss des Anulus fibrosus

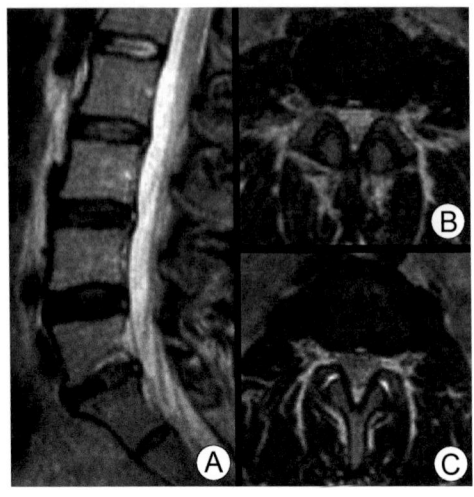

(A) Das sagittale T2w-Bild der LWS zeigt Anulus-fibrosus-Risse in etlichen Segmenten (L3/4 bis L5/S1). Die axialen T2w-Bilder in Höhe L3/4 (B) und L4/5 (C) sichern zentrale Anulusrisse.

Grundlagen
- Synonyme: Anulusfissur; Anulusdefekt
- Definition: Zerreißung konzentrischer Kollagenfasern, die den Anulus umfassen
- Klassischer Aspekt in der Bildgebung
  - In T2w-Bildern umschriebene hyperintense Zone im Anulus fibrosus
  - KM-Aufnahme in T1w-Bildern
- Die Innervation des Anulus fibrosus legt nahe, dass dieser bei einer Ruptur die Quelle von Schmerzen ist
  - Die meisten Anulusrisse sind asymptomatisch
  - Die Innervation stammt vom N. meningealis recurrens und vom ventralen Ast des somatischen Spinalnervs
  - Die Ruptur des Anulus fibrosus ermöglicht es Entzündungsmediatoren, aus dem Nucleus pulposus auszutreten

Bildgebung
Typische Befunde
- Schlüsselzeichen: In der MRT kleiner Herd abnormen Signals am Diskusrand
- Typischerweise bei degenerativ veränderter Bandscheibe zu beobachten

MRT-Befunde
- T1w-Bilder: KM-aufnehmender Nidus im Diskusrand
- T2w-Bilder: Hyperintense Zone am Bandscheibenrand

Befunde anderer bildgebender Verfahren
- Die Diskographie zeigt einen KM-Austritt vom zentralen Injektionsort durch den Anulus hindurch
- Schmerzprovokation spricht für eine symptomatische Bandscheibe
- Die KM-verstärkte CT kann ein Enhancement des Diskusrandes zeigen

Riss des Anulus fibrosus

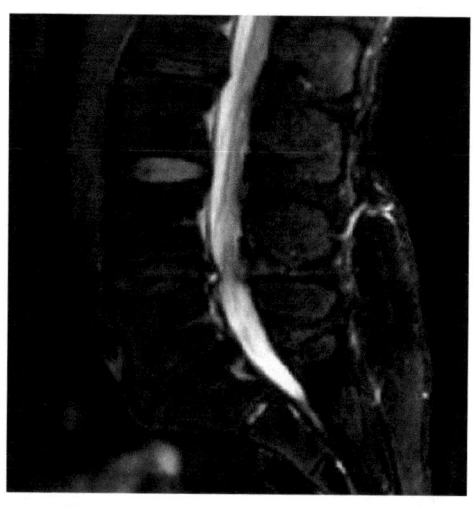

Das sagittale T2w-Bild der LWS mit Fettsättigung zeigt bei einem anderen Patienten als in der vorangegangenen Abbildung einen Anulusriss in Höhe L4/5 und eine Diskusprotrusion in Höhe L5/S1.

Empfehlungen
- Stark T2-gewichtete Sequenzen mit sagittalen Dünnschichten
- T1w-Bilder mit KM i. v.

Differenzialdiagnose
Diszitis
- Diffus signalveränderte Bandscheibe
- KM-Aufnahme in gesamtem Diskus oder parallel zu Endplatte(n)
- Neben dem Diskusraum abnormes Mark
- Epiduralabszess möglich

Pathologie
Allgemein
- Der Anulus setzt sich aus dichten, konzentrisch angeordneten Kollagenlagen zusammen
  - Vertikale Ausrichtung
  - Haften fest am hyalinen Gelenkknorpel der Abschlussplatten an
  - Enthalten in der äußeren Randschicht kleine Blutgefäße
    - Diese werden mit dem Altern kleiner
  - Mit dem Altern verbreitert sich der innere Anulusanteil auf Kosten des Nucleus pulposus
- Genetik
  - Es gibt eine genetische Prädisposition für „weiches" Kollagen
  - Anulusdefekte sind mit bestimmten familiär gehäuften Zuständen, wie dem M. Scheuermann, assoziiert

Riss des Anulus fibrosus

- Ätiologie/Pathogenese
  - Mit dem Alter verbreitern sich umschrieben die Lamellen des Anulus fibrosus
  - Wiederholter Stress durch Wirbelsäulenbewegung führt zur Trennung der Lamellen
    - Konzentrischer Riss
  - Mikrotraumen verursachen Defekte der Anulusbefestigung am Endplattenrand
    - Transversale Ruptur
  - Kombination dieser Faktoren inklusive des Verlusts nutritiver Gefäße kann zu einer Lamellenruptur vom inneren bis zum äußeren Rand führen
    - Radiale Fissur oder radialer Riss
- Epidemiologie
  - Autoptisch hohe Prävalenz von Anulusrissen
    - Zunahme mit dem Alter
  - Direkte Verknüpfung mit Diskusdegeneration
  - Die Diskographie weist bei bis zu 80% der degenerativ veränderten Bandscheiben Anulusrisse nach
  - Die MRT zeigt bei der Mehrzahl beschwerdefreier Menschen Anulusrisse
    - Einige Risse erkennt man nur in T1w-Bildern nach Gadoliniumgabe
    - 96% aller Risse nehmen KM auf

Makroskopische und intraoperative Befunde
- Bei konzentrischen Rissen Trennung der Lamellenstruktur
- Quere Faserzerreißung im Randsaum oder radiale Fissuren

Mikroskopische Befunde
- Granulationsgewebe mit kleinen Gefäßen wandert in den Anulus ein
  - Ursache der KM-Aufnahme

Kriterien der Stadieneinteilung/Gradierung
- Konzentrische Rupturen sind im Wesentlichen eine Variante des Alterns
- Randsaumrisse und radiale Risse können in einigen Fällen klinische Konsequenzen haben

Klinik

Klinisches Bild
- Die meisten Risse sind Zufallsbefunde
- Chronische Kreuzschmerzen oder Ischialgien ohne strikt radikuläre Symptome
  - Rolle der Anulusruptur hierbei umstritten
- Diskographie gilt als Provokationstest
  - Trennt symptomatische („internal disc disruption syndrome") von Zufallsbefunden
    - Im typischen Fall bedingt die Diskographie Schmerzen
- Zur Sicherung der Theorie des „internal disc disruption syndrome" gibt es bislang keine prospektive Doppelblindstudie

Verlauf
- Die meisten Rupturen sind asymptomatisch oder selbstbegrenzend
  - Die Narbe ist der Endpunkt der Entzündung
- Etliche Autoren halten dies für die Ursache chronischer Kreuzschmerzen/Ischialgien

Riss des Anulus fibrosus

Therapie
- Symptomatische Schmerzlinderung mit nichtsteroidalen Antirheumatika
- Patienten mit chronischen Schmerzen unterziehen sich als ultimativer Behandlung einer Spondylodese

Prognose
- Bei den meisten symptomatischen Fällen gut
- Bis zu 1/3 der chronischen Schmerzpatienten haben trotz Behandlung rezidivierende Symptome

Literatur

Saifuddin A et al (1998): The value of lumbar spine magnetic resonance imaging in the demonstration of annular tears. Spine 23(4):453–457

Stadnik TW et al (1998): Anular tears and disc herniation: prevalence and contrast enhancement on MR images in the absence of low back pain or sciatica. Radiology 206:49–55

Vernon-Roberts B et al (1997): Pathogenesis of tears of the anulus investigated by multiple-level transaxial analysis of the T12-L1 disc. Spine 22(22):2641–2646

Diskushernie

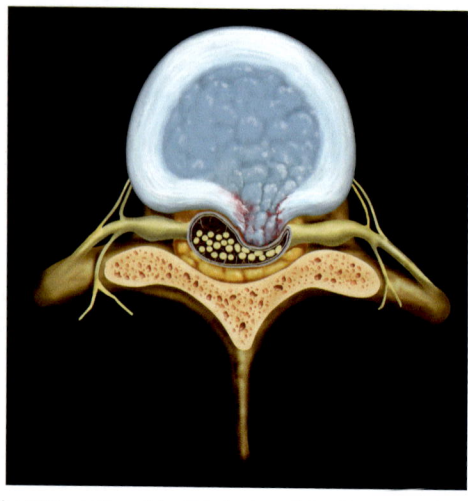

Die Grafik der LWS zeigt im axialen Schnitt einen linksseitigen zentralen Anulusriss mit Diskusprotrusion und den komprimierten Durasack.

Grundlagen

- Synonyme: Bandscheibenhernie; Diskusprolaps, Herniation des Nucleus pulposus
- Definition: Umschriebene (< 50% des Umfangs) Vorwölbung von Diskusmaterial über den Rand der Wirbelringapophyse hinaus
- Klassischer Aspekt in der Bildgebung: Umschrieben wölbt sich Diskusmaterial in den Spinalkanal hinein
- Auf der Grundlage der Morphologie Einteilung in
  - Protrusion
    - Hernierte Bandscheibe mit breiter Basis, d. h.
    - Größter Durchmesser des hernierten Diskus in jeglicher Ebene < Distanz zwischen den Rändern der Basis in der jeweils gleichen Ebene
    - Umschrieben: < 25% des Diskusumfangs
    - Breitbasig: > 25%, aber < 50% des Bandscheibenumfangs
  - Extrusion
    - Hernierter Diskus mit enger/fehlender Basis an der „Mutterbandscheibe", d. h.
    - Größter Durchmesser des hernierten Diskus in jeglicher Ebene > Distanz zwischen den Rändern der Basis in gleicher Ebene
    - Sequestrierung: Ausgetriebene Bandscheibe in Kontinuität mit „Mutterdiskus"
    - Migration: Diskusmaterial hat sich unabhängig von der Kontinuität vom Herniationsort entfernt
  - Intravertebrale Herniation (Schmorl-Knötchen)
- Ungefähr 90% der lumbalen Diskushernien in den Segmenten L4/5 und L5/S1
- An der HWS 60–75% in C6/7 und 20–30% in C5/6

Diskushernie

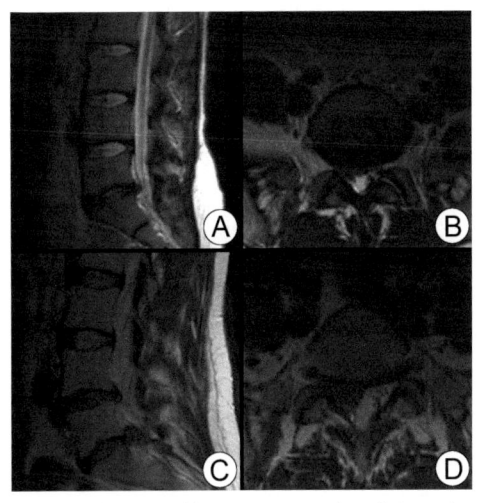

(A, B) Sagittales und axiales T2w-Bild zeigen eine zentrale und eine rechts subartikuläre Diskusprotrusion in Höhe L5/S1, die die hier querende S1-Nervenwurzel kontaktiert. (C, D) Bei einem anderen Patienten liegt eine rechts subartikuläre Diskusextrusion in Höhe L5/S1 vor, die den Durasack verformt und die hier abgehende rechte S1-Nervenwurzel komprimiert.

Bildgebung

Typische Befunde
- Schlüsselzeichen: Kleine, direkt mit dem Diskus zusammenhängende Raumforderung im Spinalkanal

CT-Befunde
- Weichteildichter Prozess, der in den Spinalkanal hineinragt
  - Drängt Nervenwurzel ab und pelottiert den Durasack

MRT-Befunde
- Hernierte Bandscheibe
  - In T1w-Bildern isointens zur Mutterbandscheibe
  - Iso- bis hyperintens in T2w-Bildern
    - Kann in T2w-Bildern nicht von Liquor unterscheidbar sein
  - Nimmt nach intravenöser Gadoliniumgabe in der Peripherie an Signalstärke zu
    - Spätaufnahmen (> 30 min nach Injektion) können diffus KM aufnehmen
    - Narbengewebe zeigt ein frühes und homogenes Enhancement
  - Sagittale Bilder unterscheiden Extrusion und Protrusion am besten
    - „Champignonbild" der Diskusextrusion durch umschriebene Auftreibung
- Unterschiedliches Ausmaß von Nervenkompression und Spinalkanalenge
  - Komprimierte Nervenwurzeln können Gadolinium aufnehmen
- Unterschiedlich schwere degenerative Veränderungen in gleicher/anderer Höhe
  - Wasserverlust der Bandscheibe, Vorwölbung mit oder ohne Anulusriss; Höhenverlust
  - Schmorl-Knötchen (LWS)
  - Endplattenveränderungen

Myelographiebefunde
- Pelottiert den Durasack und die Nervenwurzelscheiden an deren Ventralseite

Diskushernie

Empfehlungen
- Bei früherer Operation zusätzlich sagittale und axiale T1w-Bilder nach Gadoliniumgabe
  - Zur Unterscheidung von postoperativer Narbe gegen Rezidivprolaps
  - Fettsuppression kann die Sensitivität steigern

Differenzialdiagnose
Peridurale Fibrose
- Frühes und gleichförmiges Enhancement
- Stärker infiltrativ, weniger wie eine Raumforderung aussehend

Epiduralhämatom
- Häufiger dorsal gelegen
- Eher in kraniokaudaler Richtung lang gestreckt
- Im subakuten Stadium Signal von Blut (in T1w hyperintens)

Pathologie
Allgemein
- Allgemeine Anmerkungen
  - Zusammengesetzt aus einer Kombination aus Nucleus pulposus, fragmentiertem Anulus, Knorpel und fragmentiertem apophysären Knochen
- Genetik
  - Angeboren schwaches Kollagen prädisponiert für degenerative Diskusleiden
    - Erhöhte Inzidenz der Spondylose bei Marfan-Syndrom
- Embryologie/Anatomie
  - Nucleus pulposus zentral
    - Gelatinöses Material mit hohem Wassergehalt und wenigen Kollagenfasern
  - Anulus fibrosus an der Oberfläche (peripher)
    - Zusammengesetzt aus Faserknorpel mit Kollagenfasern in konzentrischen Lamellen
    - Peripher an den Längsbändern befestigt (anuloligamentärer Komplex)
- Ätiologie/Pathogenese
  - Degenerativer oder posttraumatischer Riss des Anulus fibrosus
  - Bandscheibenmaterial tritt durch den Defekt aus
  - Die Protrusion kann noch von ausgedünntem Anulus-Band-Komplex umfasst sein
- Epidemiologie
  - Bis zu einem Drittel asymptomatischer 60-jähriger Erwachsener haben eine oder mehr Diskusherniationen
  - Betrifft alle Altersgruppen und alle Ethnien

Klinik
Klinisches Bild
- Nacken-/Kreuzschmerzen (können zufällig imponieren), Ischialgien, Radikulopathie

Verlauf
- Symptome verschwinden oder stabilisieren sich unter konservativer Behandlung
- Einige entwickeln zunehmende oder chronische neurologische Ausfälle und Schmerzen

Diskushernie

Therapie
- Bettruhe und Analgetika
  - Keine oder nur geringfügige neurologische Störungen
- Diskektomie bei versagender konservativer Behandlung/neurologischen Ausfällen

Prognose
- Gut
- Ein kleiner Prozentsatz der Patienten kann nach Operation ein multifaktorielles „Failed-back"-Syndrom entwickeln

Literatur

Consensus statement on nomenclature and classification of lumbar disc pathology by NASS, ASSR, and ASNR. 2001

Moore RJ et al (2001): The origin and fate of herniated lumbar intervertebral disc tissue. Spine 21:2149–2155

Hueftle MG et al (1988): Lumbar spine: postoperative MR imaging with Gd-DTPA. Radiology 167:817–824

Diskusextrusion

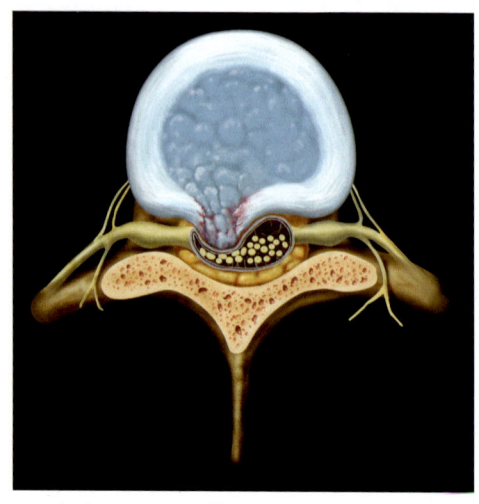

Umschriebene Diskushernie. Die Grafik veranschaulicht eine Zerreißung des Anulus fibrosus mit der Folge einer rechts paramedianen fokalen Herniation. Der ausgetriebene Diskusinhalt komprimiert den Durasack und engt den Recessus lateralis ein.

Grundlagen
- Synonyme: Diskusextrusion; umschriebene Diskushernie mit Extrusion, Sequester
- Definition: Als „Herniation" definiert ist Diskusmaterial außerhalb der Grenzen des Diskusraumes
    - Ein weiteres Kriterium der Diskusextrusion erfordert, dass der Durchmesser des ausgetriebenen Fragments größer ist als der Durchmesser des Halses des freien Fragments an der Mutterbandscheibe
- Klassischer Aspekt in der Bildgebung: Umschriebene „Champignonform" des hernierten Diskusmaterials
- Neues Konsensusstatement von NASS/ASNR zur Terminologie lumbaler Bandscheiben
    - Dagegen ist kein Konsensusstatement für HWS- oder BWS-Bandscheiben verfügbar, doch wird hierfür allgemein eine ähnliche Terminologie verwendet

Bildgebung
Typische Befunde
- Schlüsselzeichen: Die peripheren „champignonartigen" Diskusränder sind in mindestens einer Ebene größer als der Abgangsdurchmesser

CT-Befunde
- Weichteildichte Raumforderung, die aus dem Diskusraum in den Spinalkanal hineinragt
    - Löscht das epidurale Fett aus und komprimiert den Durasack
- In der axialen Ebene ist die Protrusion von der Hernie nur schwer zu unterscheiden

MRT-Befunde
- Häufig ist das Diskusfragment gegenüber dem verbliebenen Diskus hyperintens
- Diskusmaterial nimmt „Champignonform" an, nachdem es Diskusgrenzen verlässt

Diskusextrusion

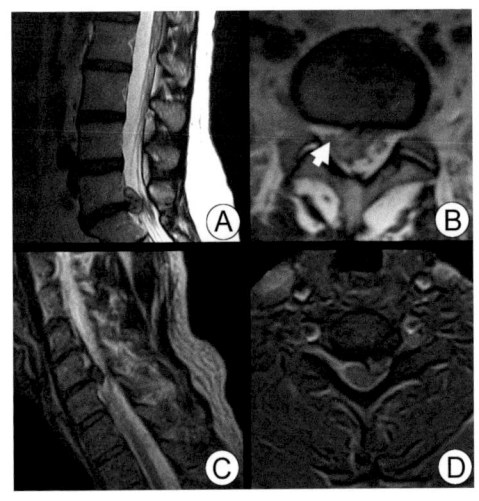

LWS: Sagittales (A) und axiales (B) T2w-Bild zeigen eine große, paramedian rechts ausgetriebene Diskushernie, die die hier abgehende rechte S1-Wurzel abdrängt (Pfeil). HWS: (C, D) Eine große paramediane Diskushernie hebt das hintere Längsband ab und komprimiert von lateral die Vorderfläche des Rückenmarks.

- Die Zeichen der Extrusion erkennt man am besten in sagittalen Bildern
- Extrudiertes Diskusmaterial nimmt in der subakuten Phase randständig KM auf
  - Dies erlaubt es, vaskularisiertes Narbengewebe davon abzugrenzen, welches ein homogenes Enhancement zeigt

Befunde anderer bildgebender Verfahren
- Myelographie
  - Weichteildichtes Material komprimiert Durasack und Nervenwurzelscheiden von ventral

Empfehlungen
- Sagittale und axiale T1w- und T2w-Bilder
- Bei Patienten mit früherer Operation Gadoliniumgabe, um Narbengewebe von Rezidivhernie unterscheiden zu können

Differenzialdiagnose

Diskusprotrusion
- In jeder Ebene ist der größte Abstand zwischen den Rändern des Diskusmaterials jenseits des Diskusraumes kleiner als die Distanz zwischen den Rändern an der Prolapsbasis
- Die Höhe der Basis kann die Höhe des Diskusraumes in der Sagittalebene nicht überschreiten

Postoperatives Narbengewebe
- Raumfordernde Wirkung; umschließt häufig eine Nervenwurzel
- Nimmt noch Jahre nach der Operation stark KM auf – was im Rezidivprolaps nicht geschieht

Nervenscheidentumor
- Neurofibrom oder Schwannom
- Starke KM-Aufnahme
- Kann charakteristische Sanduhrform besitzen

Diskusextrusion

Epiduralhämatom
- Charakteristisches Signal von Blut im subakuten Stadium; im akuten Stadium Vortäuschung eines Sequesters

Pathologie

Allgemein
- Allgemeine Anmerkungen
  - Ausgetriebenes Diskusmaterial kann Knorpel, fragmentierter apophysärer Knochen, fragmentierter Anulus fibrosus oder Nucleus pulposus sein
- Ätiologie/Pathogenese
  - Definitionsgemäß Riss des Anulus fibrosus; Protrusionen können dagegen den Anulus lediglich ausdünnen und dehnen
    - Diskusmaterial herniert durch den Anulusdefekt entweder median oder paramedian (direkt lateral des hinteren Längsbandes)
    - „Expansion" des ausgetriebenen Materials nach Durchtritt durch den relativ engen Anulusriss führt zum charakteristischen Bild eines „Champignons"
- Epidemiologie
  - Herniationen sind häufig
    - Bis zu 1/3 aller asymptomatischen Erwachsenen haben im Alter von 60 Jahren eine oder mehrere lumbale Diskushernien
    - Betrifft alle Altergruppen und alle ethnischen Gruppen

Makroskopische und intraoperative Befunde
- Ort der Herniationen
  - Etwa 90% der lumbalen Diskushernien ereignen sich im Segment L4/5 oder L5/S1
  - An der HWS 60–75% in Höhe C6/7 und 20–30% in Höhe C5/6
- Zusätzliche wichtige Termini mit Auswirkung auf Operationsplanung
  - Eine Extrusion wird dann „Sequestrierung" genannt, wenn das dislozierte Diskusmaterial die Kontinuität zur Bandscheibe völlig verloren hat
  - Der Begriff „Migration" beinhaltet die Verlagerung von Diskusmaterial vom Extrusionsort weg, unabhängig davon, ob eine Sequestrierung vorliegt
  - Nach dorsal disloziertes Diskusmaterial wird oft durch den dorsalen Anulus-Ligament-Komplex zurückgehalten

Klinik

Klinisches Bild
- Kreuz- oder Nackenschmerzen; mit oder ohne Extremitätenschmerzen
- Verlust der tiefen Sehnenreflexe, die zum Dermatom der jeweiligen Nervenwurzel(n) gehören
- Myelopathie durch erhebliche Markkompression (HWS, BWS)

Verlauf
- Bei vielen Patienten bessern sich die Beschwerden unter alleiniger konservativer Behandlung
- Andere entwickeln fortschreitende oder chronische neurologische Ausfälle und Schmerzen

Diskusextrusion

Therapie
- Zunächst nur konservative (nichtoperative) Behandlung
  - Vernünftiges Konzept, falls keine neurologischen Ausfälle vorliegen und die Schmerzen beherrschbar sind
- Operative Diskektomie, wenn konservative Therapie versagt bzw. bei neurologischen Ausfällen

Literatur
Millette PC et al (2001): Reporting lumbar disk abnormalities: At last, consensus! AJNR 22(3):428–430
Beattie PF et al (2000): Associations between patient report of symptoms and anatomic impairment visible on lumbar magnetic resonance imaging. Spine 25(7):819–828
Moore RJ et al (1996): The origin and fate of herniated lumbar intervertebral disc tissue. Spine 21(18):2149–2155

Spondylarthrose

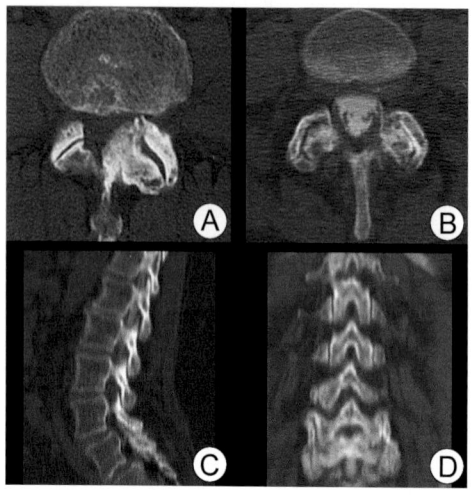

(A) Das axiale CT-Bild zeigt ein einseitig vergrößertes linkes Facettengelenk. (B) Das axiale Myelo-CT-Bild (anderer Patient) zeigt beiderseits vergröberte Facettengelenke und einen nicht mehr vorhandenen Gelenkspaltraum. (C, D) Die sagittalen Rekonstruktionen nach Myelographie zeigen schwere degenerative Facettengelenkveränderungen in den Höhen L4/5 und L5/S1 (man vergleiche mit der normalen Anatomie in Höhe Th12/L1).

Grundlagen
- Synonyme: Facettenarthrose, degenerative Facettenkrankheit, Arthrose der kleinen oder zygapophysären Wirbelgelenke
- Definition: Arthrose der durch Synovialis ausgekleideten apophysären Gelenke
- Klassischer Aspekt in der Bildgebung: Knöchern hypertrophierte Facetten engen die Foramina ein; Gelenkspalt verschmälert
- Die Spondylarthrose beginnt bereits in den beiden ersten Lebensjahrzehnten
  - In unterschiedlicher Schwere bei der Mehrzahl der Erwachsenen nachweisbar
  - Nach dem 60. Lebensjahr praktisch bei allen Menschen
- Kombiniert mit Synovialiszysten und degenerativ veränderten Bandscheiben

Bildgebung
Typische Befunde
- Knöchern hypertrophierte Facetten und Knorpelerosion mit verschmälertem Gelenkspalt; oft kombiniert mit Spondylose

CT-Befunde
- Osteophyten der Facettengelenke engen die Foramina intervertebralia ein
- Facette sieht aus wie ein „Champignonhut"
- Gelenkspalt verschmälert, mit Sklerose oder Eburnisierung des Knochens
- Intraartikuläres Gas („Vakuumphänomen")

MRT-Befunde
- Osteophyten der kleinen Wirbelgelenke engen die Neuroforamina ein
- Gelenkspalt verschmälert, Gelenkknorpel verschmächtigt
- Umgekehrt zeigen einige Patienten eine unterschiedlich stark verbreiterte Synovialis
  - Die Reizung der Synovialis kann zu deren Hyperplasie mit paradox verbreitertem Gelenkspalt führen

Spondylarthrose

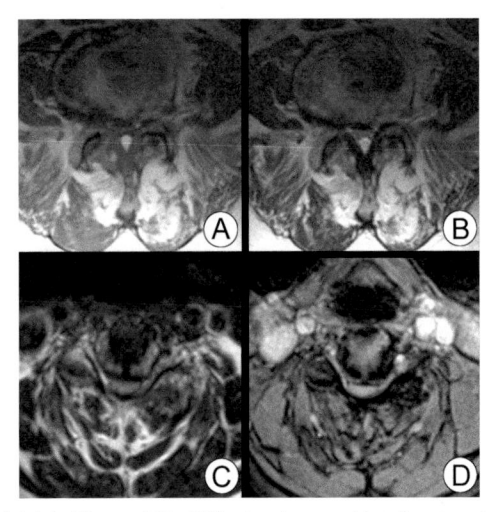

LWS: (A, B) Axiales T1w- und T2w-Bild zeigen hypertrophierte Facetten, ein verbreitertes Lig. flavum und einen nicht mehr vorhandenen Gelenkbinnenraum (links > rechts). HWS: (C, D) Axiales T2w- und GRE-Bild zeigen den Komplex des linken kleinen Wirbelgelenks vergrößert, den Gelenkspalt verschmälert sowie ein hypointenses Signal (Sklerose).

- Häufig sieht man bei dynamischen Flexions-Extensions-Röntgenaufnahmen im Stehen eine Bewegung der betroffenen Segmente

Befunde anderer bildgebender Verfahren
- Röntgenaufnahmen zeigen die Spondylarthrose gut, nicht aber die Weichteile
- Elegant portraitiert die CT-Myelographie die Lagebeziehung zwischen benachbart liegendem Durasack und Nervenwurzeltaschen

Empfehlungen
- Röntgenaufnahmen helfen, Vorhandensein und Schwere degenerativer Veränderungen der kleinen Wirbelgelenke nachzuweisen
- Am besten zeigen sagittale und axiale T1w- und T2w-Bilder die Kompression des Durasacks und der mit Fett gefüllten Foramina durch die Spondylarthrose
- Man bedenke die Myelographie bei Kontraindikationen zur MRT oder aber, wenn die MRT die Lagebeziehung der Facetten zu den Neuroforamina nicht adäquat aufzeigt

Differenzialdiagnose

Heilende Facettenfraktur
- Man versuche, anamnestisch ein Trauma zu eruieren, und suche die Bruchlinie

Inflammatorische Arthritiden
- Man suche nach Ankylose oder Erosionen
- Man suche nach Begleitbefunden solcher Krankheiten an anderen charakteristischen Orten
  - Erosionen oder Ankylose der Sakroiliakalgelenke (M. Bechterew, Psoriasisarthropathie, M. Reiter)
  - Basilare Invagination, atlantoaxiale Subluxation (rheumatoide Arthritis)

Spondylarthrose

Pathologie

Allgemein
- Allgemeine Anmerkungen
  - Degenerative (hypertrophische) entzündliche Veränderungen in synovialen Gelenken
  - Normal mineralisierter Knochen (im Gegensatz zur rheumatoiden Arthritis)
  - Gelenktraktion während der Subluxation kann zu Gas im Gelenk führen („Vakuumphänomen")
- Ätiologie/Pathogenese
  - Häufig bei älteren Menschen zu sehen
  - Früheres Auftreten nach Trauma, bei Kyphose/Skoliose oder nach operativer Fusion von Nachbarsegmenten möglich

Makroskopische und intraoperative Befunde
- Häufigste Orte
  - Mittlere/untere HWS; untere LWS
  - An der BWS selten
- Verschmälerter Gelenkspalt und schlaffe Kapsel können die Subluxation der oberen Facette gegen die untere ermöglichen (degenerative Spondylolisthesis)

Mikroskopische Befunde
- Befunde ähneln denen der Arthrose anderer synovialer Gelenke
  - Knöcherne Proliferationen
  - Knochendichte erhalten
  - Fibrillierung und Erosion des Gelenkknorpels

Klinik

Klinisches Bild
- Mechanisch induzierter Schmerz, Radikulopathie (selten) und/oder Spondylolisthesis
- Kann Zufallsbefund und dann asymptomatisch sein

Verlauf
- Symptome und Beschwerden können zunehmen

Therapie
- Mechanischer Schmerz – konservative medikamentöse Behandlung
- Foramenstenose mit Radikulopathie – Foraminotomie
- Subluxation
  - HWS: Transartikuläre Fusion mit Verschraubung der Seitmassen oder ventraler Diskusausräumung und Fusion
  - LWS: Dorsale Spondylodese mit Pedikelschrauben und Stäben (selten auch kombiniert mit ventraler interkorporaler Spondylodese)

Prognose
- Unterschiedlich (abhängig von der Schwere)

Literatur
Grob D (1998): Surgery in the degenerative cervical spine. Spine 23(24):2674–2683
Mehta M et al (1994): Mechanical back pain and the facet syndrome. Disabil Rehabil 16(1):2–12
Oegema TR Jr et al (1991): The inter-relationship of facet joint osteoarthritis and degenerative disc disease. Br J Rheumatol 30(Suppl 1):16–20

Synovialzyste der Facettengelenke

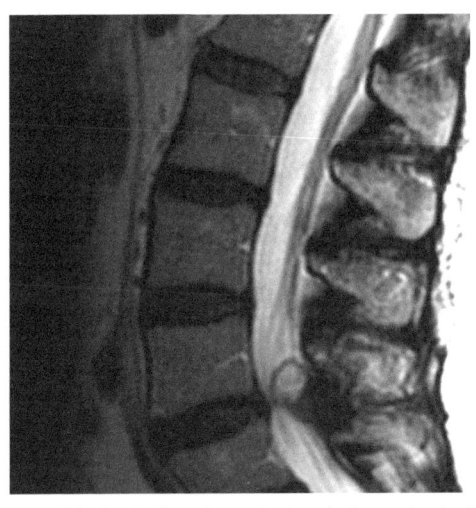

Das sagittale T2w-Bild zeigt eine hyperintense Läsion mit einem schmalen hypointensen Saum dorsolateral des Spinalkanals in Höhe L4/5.

Grundlagen
- Steht in Kontiguität mit degenerativ veränderten Facettengelenken
- Kann mit synovialer oder blutiger Flüssigkeit gefüllt sein
- Verbreiterte Membrana synovialis
- Knochenerosionen möglich

Bildgebung
Typische Befunde
- Schlüsselzeichen: Dorsolaterale zystische Läsion, die direkt an das kleine Wirbelgelenk des Segments LW4/5 angrenzt

CT-Befunde
- Wegen der Dichte von Flüssigkeit nur schwer zu diagnostizieren
- Eher sichtbar bei Blutung und Wandverkalkungen

MRT-Befunde
- Unterschiedliche Signalstärke wegen des serösen, eiweißreichen oder blutigen Inhalts
- Die Wand nimmt Gadolinium (nach intravenöser Gabe) auf
- Degenerativ verändertes Facettengelenk der betroffenen wie auch der Gegenseite

Befunde der konventionellen Myelographie
- Unspezifische dorsolaterale extradurale Raumforderung

Differenzialdiagnose
Sequestriertes Diskusfragment
- Im Vergleich mit der mehr kugeligen Zyste eher gelappt
- Nicht in direktem Zusammenhang mit kleinem Wirbelgelenk stehend
- Nur selten dorsolateral gelegen

Synovialzyste der Facettengelenke

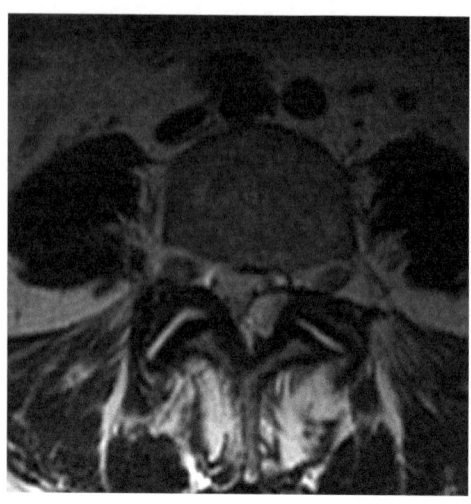

Das axiale T2w-Bild zeigt eine hyperintense Läsion in direktem Zusammenhang mit dem linken Facettengelenk L4/5, die den Durasack verformt und den linken (subartikulären) Recessus lateralis einengt.

Ganglionzyste
- Durch bildgebende Diagnostik nur schwer unterscheidbar
- Enthält myxoides Material
- Ausgekleidet durch eine Kapsel aus faserigem Bindegewebe

Pathologie

Allgemein
- Allgemeine Anmerkungen
  - Verbreiterung von Bindegewebe und Synovialmembran
  - Immer gekoppelt mit degenerativen Diskus- und Facettengelenkveränderungen
- Ätiologie/Pathogenese
  - Stressbelastung der LWS
  - Spondylarthrose (Arthrose der kleinen Wirbel- oder Facettengelenke)
  - Ansammlung von Gelenkflüssigkeit
  - Proliferation der Membrana synovialis
- Epidemiologie
  - Häufiger bei Frauen
  - 5. und 6. Lebensjahrzehnt

Mikroskopische Befunde
- Seröses, eiweißreiches und/oder hämorrhagisches Material
- Ausgekleidet mit stark vaskularisierter Synovialmembran

Klinik

Klinisches Bild
- Grundsätzliches Symptom bei Erstvorstellung: Kreuzschmerzen
- Akuter Schmerz bei Einblutung
- Symptome in Zusammenhang mit Spinalkanalstenose

Synovialzyste der Facettengelenke

Therapie
- Laminektomie mit Resektion der Zyste
- Weniger gut dauerhaft wirksam
- Perkutane Zystenpunktion und -drainage
- Steroidinjektion

Prognose
- Bei symptomatischen Patienten hohe Erfolgsrate

Literatur

Jackson DE et al (1989): Intraspinal synovial cysts: MR imaging. Radiology 170(2):527–530
Liu SS et al (1989): Synovial cysts of the lumbosacral spine: diagnosis by MR imaging. AJNR 10(6):1239–1242

Spondylolyse mit Spondylolisthesis

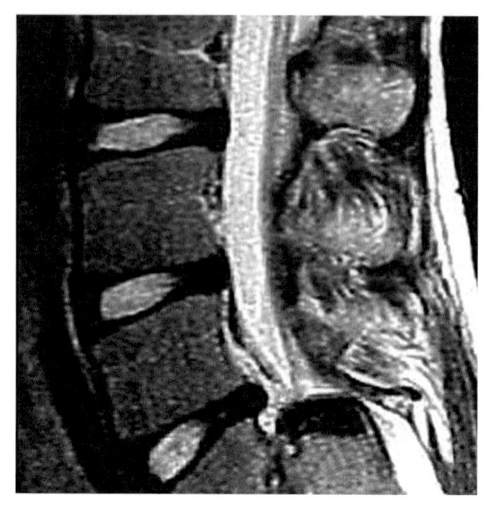

Das sagittale T2w-Bild zeigt ein vorderes Wirbelgleiten vom Grad 4 im Segment L5/S1.

Grundlagen
- Definition: Defekte der Pars interarticularis sind vermutlich das Ergebnis wiederholter Stressverletzungen
- Klassischer Aspekt in der Bildgebung: Unterbrochener Hals der „Scotchterrier"-Figur in der LWS-Schrägaufnahme
- Weitere Schlüsselfakten
  - Oft mit Spondylolisthesis verknüpft
  - Bei 10–15% nur einseitiger Defekt
    - Einseitige Heilung oder Vereinigung eines ursprünglich beidseitigen Defekts

Bildgebung
Typische Befunde
- Schlüsselzeichen: In Höhe des Defekts der Pars interarticularis sagittal ausgezogener Spinalkanal im axialen MRT-Bild
Röntgenbefunde
- Unterbrochener Hals des „Scotchterriers" durch Lücke der Pars interarticularis in Schrägaufnahmen der LWS (im Stehen)
CT-Befunde
- Zeichen des „inkompletten Rings" im axialen Bild
  - Kann ein „zusätzliches" Facettengelenk vortäuschen
- Spondylolisthesis und eingeengte Foramina in sagittal rekonstruierten Bildern
MRT-Befunde
- In axialen T1w- und T2w-Bildern umschrieben verringertes Signal in der Pars interarticularis
- In Höhe des Defekts der Pars interarticularis sagittal ausgezogener Spinalkanal
- Im sagittalen Bild erscheinen die betroffenen Foramina intervertebralia mehr waagrecht angeordnet
- Verlust der Fettlage um die abgehenden Nervenwurzeln herum

Spondylolyse mit Spondylolisthesis

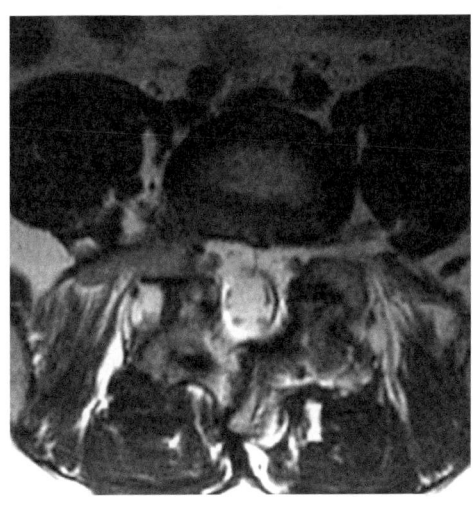

Das axiale T2w-Bild in Höhe L5/S1 ergibt bei einem anderen Patienten als in der vorangegangenen Abbildung einen in dieser Höhe im Sagittaldurchmesser vergrößerten Spinalkanal; man erkennt beidseits einen Defekt der Pars interarticularis von L5.

Differenzialdiagnose: Vorgetäuschte Spondylolyse in der sagittalen MRT

Sklerosierter Hals der Pars interarticularis
- Kann eine „ausgeheilte" Lyse der Pars interarticularis darstellen

Partialvolumeneffekt eines von der oberen Facette kleiner Wirbelgelenke abgehenden Sporns leicht lateral der Pars interarticularis

Partielle Facettenresektion

Osteoplastische Metastase, die das Mark der Pars interarticularis ersetzt

Pathologie

Allgemein
- Genetik
  - Prädispositionsfaktoren der Spondylolyse
    - Marfan-Syndrom
    - Osteogenesis imperfecta
    - Osteopetrose
    - Erbanlage
- Ätiologie/Pathogenese
  - Wiederholte gleichzeitige Einwirkung von Muskelanspannung, Schwerkraft und Rotationskraft
  - In jungen Jahren Teilnahme an Sport, Gewichtheben, Ringen und Fußball
  - Wiederholte Mikrofrakturen der Pars interarticularis
- Epidemiologie
  - Mit 6 Jahren bei 4,4%
  - Bei Erwachsenen 6%
  - In der Allgemeinbevölkerung Prävalenz von 5–7%
  - Verhältnis Männer : Frauen = 3 : 1

Spondylolyse mit Spondylolisthesis

Klinik

Klinisches Bild
- Bei jungen Kindern asymptomatisch
- Chronische Kreuzschmerzen bei älteren Kindern und Erwachsenen
- Exazerbation durch anstrengende Aktivitäten
- Radikulopathie und Cauda-equina-Syndrom bei Spondylolyse mit höhergradiger Spondylolisthesis

Verlauf
- Wenig Progress bei horizontaler Promontoriumdachfläche
  - Lumbosakraler Winkel ≥ 100°
- Bei steiler Promontoriumfläche Krankheitsprogress
  - Lumbosakraler Winkel < 100°
- Fortschreiten von einer Spondylolisthesis vom Grad 1 (nach Meyerding)
  - Oberer Wirbelkörper subluxiert um 1/4 der Wirbelkörpertiefe (nach ventral)
- Zu Grad 2
  - Ventrale Subluxation um halben sagittalen WK-Durchmesser
- Zu Grad 3
  - Ventrale Subluxation um 3/4 des sagittalen WK-Durchmessers
- Zu Grad 4
  - Ventrales Wirbelgleiten um die gesamte sagittale Wirbeltiefe

Therapie
- Konservative Maßnahmen bei Spondylolisthesis vom Grad 1 und 2
  - Korsettbehandlung
  - Körperliche Aktivität anpassen
- Operation bei symptomatischen Patienten mit jedem Grad des Wirbelgleitens
  - Allmähliche Traktion in Hyperextension
  - Gipsmieder
  - Dorsolaterale Fusion/Spondylodese

Prognose
- Konservative Maßnahmen bei Patienten mit < 50% Wirbelgleiten
  - Erfolgsrate hinsichtlich gelinderter Beschwerden: 2/3
- Dorsolaterale Spondylodese bei Patienten mit Gleiten > 50%
  - Bei 60–70% solide Fusion
  - Komplikationsrate neurologischer Ausfälle nach Spondylodese von 10–12%

Literatur
Ulmer J et al (1997): MR imaging of lumbar spondylolysis: The importance of ancillary observations. AJR 169:233–239

Reynolds R (1989): Spondylolysis and spondylolisthesis. Seminars in Spine Survey 4:235–247

Johnson D et al (1989): MR imaging of the pars interarticularis. AJR 152:327–332

Bandverknöcherungen

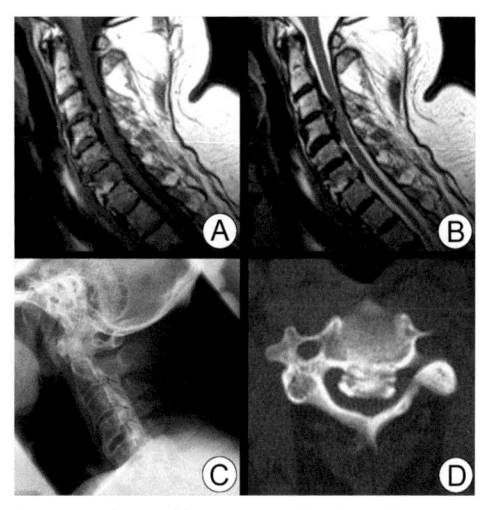

(A, B) Sagittales T1w- und T2w-Bild zeigen ein verknöchertes hinteres Längsband, welches das Rückenmark komprimiert. Man beachte das auffällige Signal von Knochenmark im verknöcherten hinteren Längsband. (C) Die seitliche Aufnahme ergibt den gleichen Befund (allerdings subtiler). (D) Die axiale CT sichert ein verknöchertes hinteres Längsband.

Grundlagen
- Synonyme: Diffuse idiopathische Skeletthyperostose (DISH); Ossifikation des Lig. longitudinale posterius (OLLP); „japanische Krankheit"; Ossifikation des Lig. flavum (OLF)
- Definition: Ossifikation spinaler Bänder; Aussehen und klinisches Bild hängen davon ab, welches Band verändert ist
- Klassischer Aspekt in der Bildgebung: Verbreiterte Bandstrukturen; in der CT Ossifikation; in der MRT hypo- oder hyperintenses Aussehen, abhängig von Menge und Zusammensetzung der Markelemente
- Kann jedes Wirbelsäulenband befallen, am wichtigsten sind aber
  - Lig. longitudinale anterius – DISH
  - Lig. longitudinale posterius – OLLP
  - Lig. flavum – OLF

Bildgebung
Typische Befunde
- Die OLLP ist am häufigsten an HWS und BWS
- Die DISH zeigt sich zuerst an der BWS, später an HWS und LWS
- Die OLF kommt am häufigsten in mittlerer HWS und unterer BWS vor
- Schlüsselzeichen: Fließende multisegmentale Ossifikation ventral (DISH) oder dorsal (OLLP) der Wirbelkörper bei relativ geringen degenerativen Veränderungen der Bandscheiben und fehlender Spondylarthrose

CT-Befunde
- DISH – 3 strikte diagnostische Kriterien
  - Fließende Ossifikation über mindestens 4 aufeinander folgenden WK hinweg
  - Keine Spondyl- oder Sakroiliakalarthrose
  - Relativ geringe degenerative Diskusveränderungen

Bandverknöcherungen

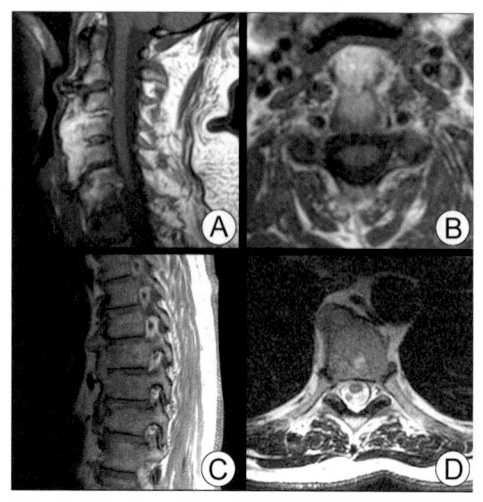

(A, B) Sagittales und axiales T1w-Bild zeigen eine überschießende diffuse idiopathische Skeletthyperostose, die den Luftweg nach ventral abdrängt. Das Knochenmarksignal entspricht vorrangig demjenigen von Fett. (C) Das sagittale T1w-Bild (anderer Patient) zeigt eine klassische diffuse idiopathische Skeletthyperostose der BWS über 4 Nachbarwirbel hinweg. (D) Das axiale T2w-Bild veranschaulicht die klassische Beteiligung des vorderen Längsbandes auf der rechten Seite (nicht aber auf der Seite der Aorta).

- OLLP
  - Verknöcherung des Lig. longitudinale posterius engt den Spinalkanal ein
  - In axialen Bildern charakteristische Figur eines „auf dem Kopf stehenden T"
- OLF
  - Verkalkung oder Knochenablagerung im Lig. flavum

MRT-Befunde
- DISH
  - Gleiche diagnostische Kriterien wie bei der CT
  - Kann bei vorwiegender Verkalkung hypo- oder bei Vorhandensein von Markfett iso- bis hyperintens sein
- OLLP
  - In axialen Bildern charakteristische Figur eines „auf dem Kopf stehenden T"
  - In sagittalen Bildern fließende dorsale Ossifikation über zahlreiche Segmente
  - Meist in allen Pulssequenzen niedrige Signalintensität
    - Bei Knochenmarkfett starkes Signal
- OLF

Andere bildgebende Verfahren
- Röntgenbilder
  - Zeigen gut die fließenden ventralen (DISH) oder dorsalen (OLLP) Osteophyten
  - Können den Zustand des Spinalkanals nicht feststellen

Empfehlungen
- Sagittale T2w- und T2w-Bilder zur Beurteilung von Myelon und Bandverknöcherung
- Axiale T1w- und T2w-Bilder zur Beurteilung des Stenosegrads

Bandverknöcherungen

- GRE-Sequenzen können wegen der Suszeptibilitätseffekte Stenosen übertrieben darstellen
- (Falls nötig) CT-Untersuchung, um MRT-Diagnosen zu bestätigen

Differenzialdiagnose
Spondylose
- Selten kontinuierlich über 4 oder mehr Wirbelhöhen hinweg
- Begrenzt auf die Nachbarschaft des Bandscheibenraumes
- Mehr erhebliche Spondylarthrose und degenerative Diskusläsionen als DISH/OLLP
- Fehlen der charakteristischen „umgekehrten T-Figur" der OLLP

Meningeom oder verkalkte Diskushernie
- Meningeome nehmen nahezu immer KM auf; man suche nach Duraschwanz und glatten Rändern
- Es fehlt die charakteristische Figur des „auf dem Kopf stehenden T" der OLLP

Pathologie
Allgemein
- Allgemeine Anmerkungen
  - DISH und OLLP kommen oft gemeinsam vor; OLF ist selten
- Ätiologie/Pathogenese
  - DISH – übersteigerte Antwort auf Stimuli zur Knochenneubildung
  - OLLP – unbekannt; es werden aber als Ursachen infektiöse Agenzien, Autoimmunkrankheiten, Trauma und Diabetes mellitus postuliert
- Epidemiologie
  - DISH
    – Männer > Frauen (Verhältnis Männer : Frauen = 2 : 1); mittleres und höheres Lebensalter
    – Verbindung mit Diabetes mellitus und Alkohol sowie Mangel an Kalzium, Karotin sowie den Vitaminen A, C und E in unausgewogener Ernährung
  - OLLP
    – 2% Prävalenz in Japan; weltweit sporadische Fälle
    – Männer > Frauen (Verhältnis Männer : Frauen = 2 : 1); Diagnose am häufigsten zwischen 50 und 60 Jahren

Makroskopische und intraoperative Befunde
- DISH verursacht definitionsgemäß keine Spinalkanalstenose
  - Ventrale Osteophyten können den Ösophagus abdrängen und Dysphagie oder verminderte Wirbelsäulenbeweglichkeit bewirken
  - Sonderbare Prädisposition für die rechte Hälfte der WK-Vorderfläche
- OLLP verursacht bei verringertem Spinalkanaldurchmesser eine symptomatische Myelopathie
  - Am häufigsten in mittlerer HWS (C3–C5) und in mittlerer BWS (Th4–Th7)
  - Die Myelopathie ist nahezu global bei Kanaldurchmesser < 6 mm; rar bei > 14 mm

Klinik
Klinisches Bild
- DISH – Zufallsbefund, eingesteifte Wirbelsäule oder Dysphagie
- OLLP – Zufallsbefund oder Myelopathie, die zur Stenosehöhe passt
- OLF – meist Zufallsbeobachtung; kann eine dorsale Kompression des thorakalen Marks bewirken

Bandverknöcherungen

Therapie
- DISH – Resektion symptomatischer Osteophyten
- OLLP, OLF – Dorsale Dekompression (Laminektomie oder Laminoplastie)

Prognose
- DISH ist meist Zufallsbefund ohne zusätzliche Morbidität oder Mortalität
- 22% der OLLP-Träger entwickeln eine progrediente spastische Parese, die zur Paralyse fortschreitet

Literatur

Matsunaga S et al (2002): Pathogenesis of myelopathy in patients with ossification of the posterior longitudinal ligament. J Neurosurg (Sipne 2) 96:168–172

Sakou T et al (2000): Recent progress in the study of pathogenesis of ossification of the posterior longitudinal ligament. J Orthop Sci 5(3):310–315

Ehara S et al (1998): Paravertebral ligamentous ossification: DISH, OPPL and OLF. Eur J Radiol 27(3):196–205

Erworbene Spinalkanalstenose

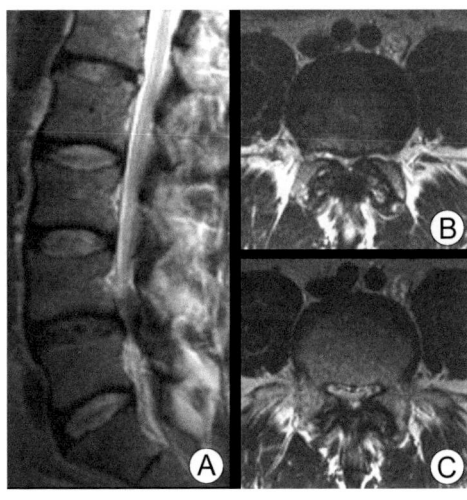

Erworbene Spinalkanalstenose. (A) Das sagittale T2w-Bild zeigt den Spinalkanal vielerorts eingeengt, am schwersten in Höhe L4/5. (B) Das axiale T2w-Bild bestätigt eine Spinalkanalenge infolge von Diskusvorwölbung, erschlafftem Lig. flavum und hypertrophierten Facetten. (C) Hier sieht man angeboren kurze Bogenwurzeln mit schmalen seitlichen Recessus.

Grundlagen
- Synonym: Spondylose
- Definition
  - Einengung von Spinalkanal und Foramina intervertebralia der HWS
  - An der LWS zusätzlich verengte Recessus laterales
  - Folge multifaktorieller degenerativer Veränderungen
- Klassischer Aspekt in der Bildgebung
  - Jeweils auf Höhe der HWS-Bandscheiben ausgepresster Subarachnoidalraum
    – „Waschbrettwirbelsäule"
  - In axialen Aufnahmen sieht der lumbale Spinalkanal wie ein Kleeblatt aus
  - In sagittalen Bildern perineurales Fett in Foramina intervertebralia obliteriert
  - In axialen Aufnahmen eingeengte Recessus laterales der LWS
- Weitere Schlüsselfakten
  - Oft tragen angeboren kurze Bogenwurzeln zur erworbenen Spinalkanalenge bei
  - Das Ausmaß der Spinalkanalstenose muss nicht mit den Symptomen korrelieren
  - Am häufigsten in unterer HWS und in der LWS in Bereichen größter Mobilität
  - Die MRT ist der CT-Myelographie in der Diagnose der lumbalen Spinalkanalstenose gleichwertig, liefert aber Zusatzinformationen zum Myelon
  - Die MRT der HWS kann die Enge der Neuroforamina überschätzen

Bildgebung
Typische Befunde
- Schlüsselzeichen
  - In Höhe der zervikalen Bandscheiben vollständig ausgepresster Liquor
  - Sagittaldurchmesser des lumbalen Spinalkanals unterschreitet 1,2 cm

Erworbene Spinalkanalstenose

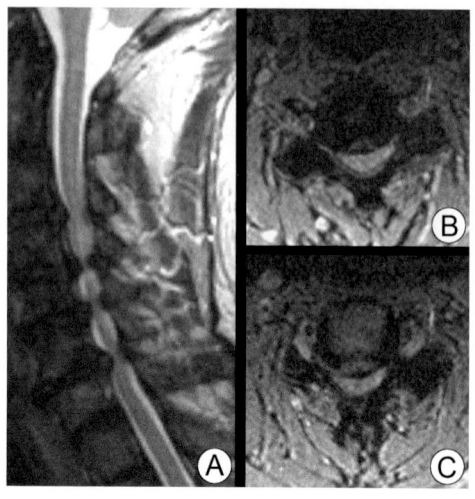

(A) Das sagittale T2w-Bild zeigt infolge komplexer Retrospondylophyten eine multisegmentale Stenose von C3/4 bis C6/7. Das Rückenmark ist atrophiert und in Höhe von C4 dezent hyerintens. (B, C) Ferner zeigen axiale GRE-Bilder das Foramen intervertebrale beidseits infolge der Unkarthrose und hypertrophierter Facetten eingeengt.

CT-Myelographiebefunde
- An der HWS Einengung von Spinalkanal und Foramina intervertebralia
- An der LWS zusätzlich verengte Recessus laterales
- Unterschiedlich schweres Impingement von Rückenmark und Nervenwurzeln

MRT-Befunde
- Lendenwirbelsäule
  - In sagittalen Bildern sieht der Spinalkanal (median) wie eine Sanduhr aus
  - In sagittalen Bildern perineurales Fett in Foramina intervertebralia obliteriert
  - Degeneratives Diskusleiden mit unterschiedlich schwerer Herniation
  - Osteophyten der Wirbelkörperendplatten
  - In die Länge gezogene und überzählige Nervenwurzeln ober- und unterhalb der Stenosehöhe
  - Kleeblattartiges Aussehen des Spinalkanals in axialen Bildern
  - In axialen Bildern verengte Recessus laterales
  - Verbreitertes Lig. flavum
  - Hypertrophierte Facettengelenke
  - KM-aufnehmende, eng gedrängt stehende Nervenwurzeln
  - Kurze Bogenwurzeln
- Halswirbelsäule
  - Komplex aus Bandscheibe und Spondylophyt ragt in den Spinalkanal hinein
  - In Höhe der Bandscheiben ausgepresster Subarachnoidalraum
  - Unterschiedlich schwere Rückenmarkkompression
  - Eine intramedulläre Hyperintensität stellt Myelomalazie, Demyelinisierung oder Ödem dar
    - Können Gadolinium aufnehmen
  - Hypertrophierte Unkovertebral- und Facettengelenke
  - Eingeengte Foramina intervertebralia

Erworbene Spinalkanalstenose

Differenzialdiagnose
Ossifikation des hinteren Längsbandes
- Ist eine der Ursachen der zervikalen Spinalkanalstenose
- Breites hypointenses Band längs der Wirbelkörperrückflächen
- Eine zentrale Hyperintensität im Band stellt Fettmark dar

Epidurale Blutung
- Unterschiedliche Signalintensität, abhängig vom Hämoglobinabbau
- Akut einsetzende Symptome

Pathologie
Allgemein
- Allgemeine Anmerkungen
  - Alterungsbezogene degenerative Krankheit
- Ätiologie/Pathogenese
  - Degenerative Veränderungen erfassen Bandscheiben, Wirbelendplatten, Unkovertebralgelenke (an HWS), Facettengelenke und Lig. flavum
  - Oft sind angeboren kurze Bogenwurzeln vorhanden
- Epidemiologie
  - 5. Lebensjahrzehnt und später; bei Männern häufiger

Klinik
Klinisches Bild
- Lumbale Stenose
  - Chronische Kreuzschmerzen
  - Beidseitige Schmerzen, Parästhesie und Schwäche in unterer Extremität
  - Verschlimmert durch längeres Stehen und Gehen
  - Gelindert durch Kauern oder Sitzen (Flexion)
- Zervikale Spondylose
  - Chronische Nackenschmerzen, die in Okziput und obere Extremität ausstrahlen
  - Taubheit der oberen Gliedmaßen
  - Spastische Paraparese
  - Verlust von Lage- und Vibrationssinn

Verlauf
- Zunehmende neurologische Störungen

Therapie
- LWS
  - Analgetika
  - Operative Dekompression mit Laminektomien und Spondylodese
- HWS
  - Analgetika
  - Immobilisation mit weicher Halskrause und Zug
  - Abhängig vom Ort der Kompression
    - Vordere Wirbelkörperresektion und Arthrodese des inneren Wirbelkörpers
    - Dorsale Dekompression mit Laminektomien oder „Open-door"-Laminoplastien mit oder ohne Foraminotomien

Prognose
- Bei früher Behandlung günstiges Ergebnis
- Schwere und Dauer der präoperativen neurologischen Störungen bestimmen das Ausmaß der neurologischen Erholung

Erworbene Spinalkanalstenose

Literatur
Alfieri KM et al (1997): MR imaging of spinal stenosis. Applied Radiology. August:18–26
Amunosen T et al (1995): Lumbar spinal stenosis: clinical and radiological features. Spine 20:1178–1186
Modic MT et al (1989): Imaging of degenerative disease of the cervical spine. Clin Orthop 239:109–120

Rheumatoide Arthritis

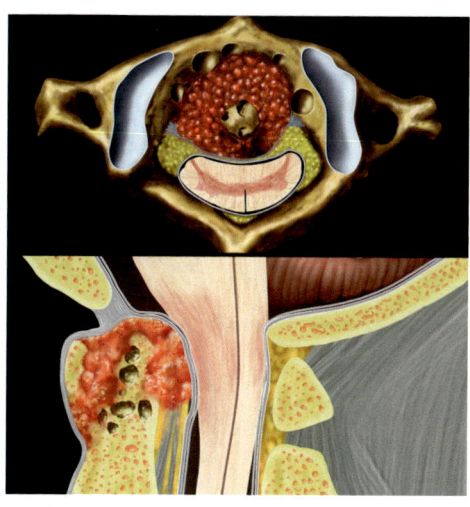

Axiale und sagittale Grafik veranschaulichen einen ausgedehnten entzündlichen Pannus, der den Dens und den benachbarten Atlas arrodiert und dadurch eine Ventralverschiebung des Atlas gegen den Axis, einen eingeengten Spinalkanal und eine Rückenmarkkompression bewirkt.

Grundlagen
- Synonym: RA
- Definition: Inflammatorische Arthritis unbekannter Ätiologie, die zu Osteopenie und Erosionen, aber nur minimalen produktiven Veränderungen führt
- Klassischer Aspekt in der Bildgebung: Patient mit Osteopenie, atlantoaxialer Subluxation und Denserosion
- Symmetrische Arthritis, die vor allem das Anhangskelett erfasst
- Tendenz, das Achsenskelett auszusparen
  - Ausnahme ist die HWS, die klinisch aber wichtig ist
- Primärmanifestationen findet man an Händen, Füßen, Knien, Hüften, HWS, Schulter und Ellbogen (Reihenfolge in abnehmender Häufigkeit)

Bildgebung

Typische Befunde
- Schlüsselzeichen: Patient mit Osteopenie und atlantoaxialer Subluxation
- Charakteristische Zeichen in der Bildgebung
  - Vergrößerte Atlas-Dens-Distanz (zwischen vorderem Atlasring und Dens)
  - Erosionen des Processus odontoideus (Dens)
  - Atlantoaxiale Einstauchung (kann okkult sein)
  - Erosionen der kleinen Wirbelgelenke (selten auch Ankylose)
    - Die Ankylose ist bei der juvenilen chronischen Arthritis häufig
  - Mechanische Erosion der Dornfortsätze
- Zerstörung von Bandscheibe und benachbartem Wirbelkörper (selten)
  - Vom Luschka-Gelenk ausgehende Synovialitis
  - Schwer von Infektion unterscheidbar – kann Biopsie erfordern

CT-Befunde
- Zeigt recht gut Osteopenie und Erosionen
- Man suche nach einer atlantoaxialen Subluxation

Rheumatoide Arthritis

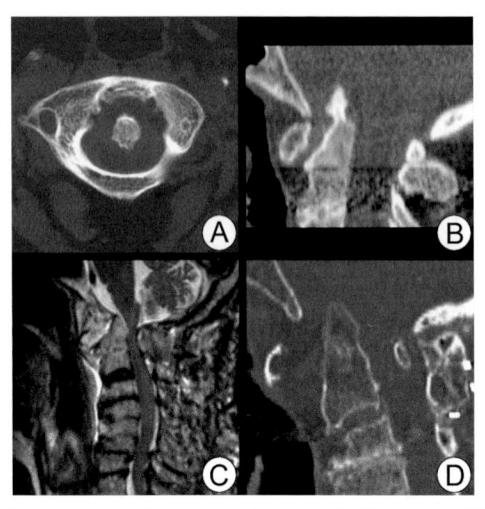

(A) Die axiale CT zeigt eine atlantoaxiale Subluxation. (B) Die sagittale CT-Rekonstruktion (eines anderen Patienten) zeigt den tiefer getretenen Schädel und Densarrosionen. Sagittales T2w-Bild (C) und sagittale CT-Rekonstruktion (D) decken eine deutliche C1/2-Subluxation und einen tiefergetretenen Schädel mit Rückenmarkkompression auf.

MRT-Befunde
- MRT beste Methode zum Nachweis von Pannusgewebe, Denserosionen und Vorhandensein/Schwere einer Rückenmarkkompression
- Dynamische Veränderungen durch atlantoaxiale Subluxation und tiefer tretende Schädelbasis lassen sich mit Flexions-Extensions-Aufnahmen abklären

Befunde anderer bildgebender Verfahren
- Mit Röntgenbildern gute Beurteilbarkeit von HWS und Anhangskelett
- Wichtig für die anfängliche Diagnosestellung
- Flexions-Extensions-Aufnahmen (aufrecht) zeigen Instabilität und deren Ausmaß
  - 33% der Patienten mit rheumatoider Arthritis zeigen bei Flexion eine C1/2-Instabilität
- In Neutralstellung kann die C1/2-Instabilität übersehen werden

Empfehlungen
- Man beurteile bei Patienten mit rheumatoider Arthritis sorgsam den kraniovertebralen Übergang
- HWS-Funktionsaufnahmen zur Beurteilung der atlantoaxialen Stabilität
- Röntgenaufnahmen von Händen und/oder Füßen sichern die Diagnose
- Dünnschicht-CT in Knochenalgorithmus mit sagittaler und koronarer Rekonstruktion, um Knochendichte zu bestimmen und Spondylodeseschraubenlage zu planen
- MRT mit sagittalen und axialen dünnen Schichten zur Beurteilung der tiefer tretenden Schädelbasis sowie von Myelonkompression und Subluxation

Differenzialdiagnose
Seronegative Spondylarthropathien
- Psoriasisarthropathie, M. Reiter, M. Bechterew
- Produktive Veränderungen, relativ normaler Mineralgehalt und charakteristischer Befall der Sakroiliakalgelenke unterscheiden diese von der rheumatoiden Arthritis

Rheumatoide Arthritis

Trauma der Halswirbelsäule
- Die traumatische Ruptur des Lig. transversum atlantis kann eine Instabilität bewirken
- Subakute Densfraktur kann rheumatoide Arthritis in Höhe C1/2 imitieren, aber fehlende Zeichen rheumatoider Arthritis
- Man eruiere anamnestisch ein Trauma und suche nach Knochenmarködem, Begleitfrakturen sowie Bandödem infolge einer Verletzung

Pathologie
Allgemein
- Allgemeine Anmerkungen
  - Der Rheumafaktor kann anfangs noch negativ sein
    - Bis zu 95% der Patienten mit rheumatoider Arthritis zeigen einen positiven Rheumafaktornachweis
  - Polyartikuläre synoviale Entzündung und Gelenkzerstörung
- Ätiologie/Pathogenese
  - Häufige Arthritis unbekannter Ätiologie
- Epidemiologie
  - Junge Menschen bis mittleres Lebensalter
  - Verhältnis Frauen : Männer = 2–3 : 1
  - Bei etwa 50% dieser Patienten ist die HWS betroffen
    - BWS und LWS erkranken nur selten in nennenswertem Maß

Makroskopische und intraoperative Befunde
- Befunde an Atlas/Axis sind die häufigste Manifestation der rheumatoiden Arthritis an der HWS
  - Ein schlaffes Lig. transversum atlantis ermöglicht die Subluxation des Atlasringes gegenüber dem Dens nach ventral
  - Auch kann Pannus das Rückenmark komprimieren

Klinik
Klinisches Bild
- Chronische oder episodische Beschwerden
  - Morgensteife
  - Schmerz
  - Sehnenkontrakturen und -rupturen
  - Blutkörperchensenkungsgeschwindigkeit verhält sich parallel zur Krankheitsaktivität
  - Zervikale Myelopathie
    - Nur ein kleiner Teil der Patienten hat eine klinisch offensichtliche Myelopathie

Therapie
- Bei atlantoaxialer Subluxation transartikuläre atlantoaxiale Spondylodese
- Transorale Densresektion bei Kompression durch Dens und/oder Pannus

Literatur
Reijnierse M et al (2001): Neurologic dysfunction in patients with rheumatoid arthritis of the cervical spine. Predictive value of clinical, radiographic and MR imaging parameters. Eur Radiol 11(3):467–473

Neva MH et al (1999): Prevalence of radiological changes in the cervical spine – a cross sectional study after 20 years from presentation of rheumatoid arthritis of the cervical spine: radiographic and clinical evaluation. J Orthop Sci 4(6): 399–406

Seronegative Spondylarthropathie

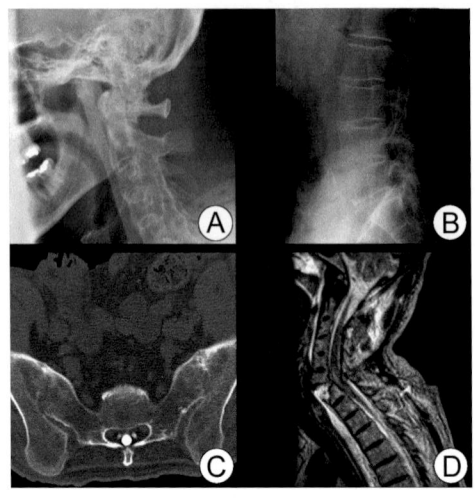

M. Bechterew. (A) Das seitliche Röntgenbild der HWS zeigt eine „Bambusstabwirbelsäule". (B) Die seitliche Röntgenaufnahme der LWS zeigt Syndesmophyten und rechteckige Wirbelkörperecken. (C) Das axiale CT-Bild demonstriert die Ankylose des Sakroiliakalgelenks. (D) Das sagittale T2w-Bild zeigt das typische Muster einer Bechterew-Fraktur mit Pseudarthrose und Rückenmarkkontusion.

Grundlagen
- Definition: Inflammatorische Arthritis mit negativem Rheumafaktornachweis
- Klassischer Aspekt in der Bildgebung: Sakroiliitis, produktive Knochenveränderungen am Achsenskelett sowie gemischt produktive/erosive Arthritis proximaler Gelenke
- M. Bechterew; reaktive Arthritis (früher „M. Reiter" genannt); Psoriasisarthritis
- Die betroffenen Patienten weisen oft einen positiven Haplotyp HLA-B27 auf
    - M. Bechterew: 95%; M. Reiter: 50%; Psoriasisarthritis: 50%
    - 6–8% der Normalbevölkerung sind HLA-B27-positiv

Bildgebung

Typische Befunde
- Schlüsselzeichen: Erosion oder Ankylose der Sakroiliakalgelenke
- Manchmal kann man den Arthritistyp auch spezifisch diagnostizieren
    - M. Bechterew (Spondylitis ankylosans)
        - Zarte, durchgängige thorakolumbale Syndesmophyten („Bambusstabwirbelsäule"); meist symmetrischer Befall der Sakroiliakalgelenke
    - Reaktive Arthritis und Psoriasisarthritis
        - Grobe, asymmetrische laterale Osteophyten (nicht kontinuierlich) und asymmetrischer Befall der Sakroiliakalgelenke (v. a. im Frühstadium der Krankheit)

CT-Befunde
- Normale Knochendichte (im Gegensatz zur rheumatoiden Arthritis)
- BWS-Kyphose, Erosion der Sakroiliakalgelenke (Frühstadium) oder Ankylose (Spätstadium); Enthesiopathie

Seronegative Spondylarthropathie

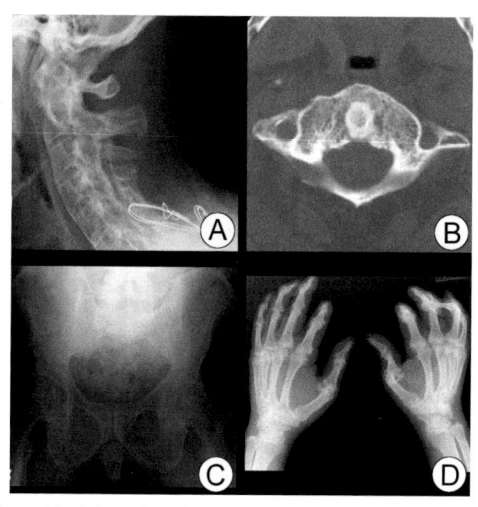

Psoriasisarthropathie. (A) Die laterale HWS-Röntgenaufnahme zeigt eine ausgedehnte zervikale Ankylose; die dorsale Fusion stammt von einer früheren Verletzung. (B) Das axiale CT-Bild zeigt die vollständige atlantodentale Fusion. (C) Die anterior-posteriore Beckenübersichtsaufnahme zeigt eine Ankylose des Sakroiliakalgelenks und eine abnorme Beckenkippung infolge einer lordotischen LWS. (D) Die anterior-posteriore Röntgenaufnahme der Hände zeigt die Veränderungen einer Psoriasisarthropathie.

- Fusion über Bandscheibenräume hinweg; Syndesmophyten und rechteckige Wirbelkörper (Schachtelwirbel; M. Bechterew) oder grobe laterale Parasyndesmophyten (reaktive oder Psoriasisarthropathie)

MRT-Befunde
- BWS-Kyphose, Streckstellung von LWS und HWS
- Syndesmophyten und rechteckige Wirbelkörper (M. Bechterew) oder grobe laterale Parasyndesmophyten (reaktive oder Psoriasisarthritis)
- Knochenmark in Diskusräumen (spätere Stadien), erhaltener Spinalkanal

Befunde anderer bildgebender Verfahren
- Röntgenaufnahmen sind hervorragend zur Erstdiagnose geeignet
- Sie zeigen (Para-)Syndesmophyten sowie Veränderungen an Sakroiliakalgelenken und Extremitäten gut auf

Empfehlungen
- Man beginne mit Röntgenaufnahmen; bei negativem Befund dann CT-Untersuchung
- MRT-CT-Kombination zur Beurteilung von Knochen-/Myelonzustand nach Trauma

Differenzialdiagnose

Rheumatoide Arthritis
- Die Kombination produktiver und erosiver Veränderungen lässt die seronegativen Spondylarthropathien von der rheumatoiden Arthritis abgrenzen
- Der späte M. Bechterew kann eine Osteopenie bieten, entscheidend ist dann die Ankylose

Seronegative Spondylarthropathie

Pathologie
Allgemein
- Rheumafaktornachweis negativ, Blutkörperchensenkungsgeschwindigkeit erhöht
  - M. Bechterew
    - Achsenskelett und proximale große Gelenke betroffen
    - Ossifikation von vorderem/hinterem Längsband und Anulus fibrosus bedingt Syndesmophyten
  - Reaktive Arthritis
    - Grobe, asymmetrische laterale thorakolumbale Parasyndesmophyten (Verkalkungen der periartikulären Weichteilgewebe, die mit der Wirbelsäule unter Auslassung einzelner Segmente verschmelzen)
    - Erosive Arthropathie mit allgemein zuerst an den Füßen sichtbarer Perostitis
    - Beidseitige Sakroiliitis seltener als bei M. Bechterew (30%); zunächst asymmetrisch, später symmetrisch
  - Psoriasisarthritis
    - Die Wirbelsäulenbefunde sind nicht von denen bei reaktiver Arthritis unterscheidbar
    - Die Sakroiliitis tritt gewöhnlich symmetrisch auf (50%)
    - Vorliebe für obere Extremitäten (v. a. distale und proximale Interphalangealgelenke)
- Ätiologie/Pathogenese
  - Die Psoriasisarthritis entsteht im Verein mit einer Psoriasis vulgaris
  - Die reaktive Arthritis folgt meist einer vorherigen bakteriellen Infektion
- Epidemiologie
  - M. Bechterew: 95% HLA-B27 positiv; Männer erheblich häufiger betroffen als Frauen
    - Idiopathisch, aber bekannte Assoziation mit entzündlichen Darmkrankheiten, Iritis, Aortitis, Fibrose der Lungenoberlappen
  - Reaktive Arthritis: 80% HLA-B27-positive Patienten; Männer erheblich häufiger betroffen als Frauen
    - Kommt nach nichtgonokokkaler Urethritis oder bakterieller Dysenterie vor
  - Psoriasisarthritis: 50% HLA-B27-positive Patienten; Männer und Frauen gleich häufig betroffen
    - Etwa 10–20% der Patienten mit Psoriasis entwickeln eine Arthritis

Makroskopische und intraoperative Befunde
- Die Ankylose der Wirbelsäule prädisponiert die Patienten zu seltenen instabilen 2- oder 3-Säulen-Frakturen
- Frakturen heilen mit überschießender Knochenbildung

Klinik
Klinisches Bild
- M. Bechterew: Schleichend beginnende Rückensteife; zuerst Befall der Sakroiliakalgelenke
  - Es kann sich durch Remodellierung des lumbalen Spinalkanals ein Kaudasyndrom entwickeln (siehe Kapitel „Duraektasie")
- Reaktive Arthritis: Klassische Trias aus Urethritis/Zervizitis, Konjunktivitis und Arthritis
  - Rücken- und Fersenschmerzen; häufig Balanitis
- Psoriasisarthritis:
  - Bei 10% der Patienten geht die Arthritis den Hautveränderungen voran

Seronegative Spondylarthropathie

- Patienten mit Darmkrankheiten (Colitis ulcerosa, M. Crohn), M. Whipple oder bakterieller Dysenterie (Salmonellen, Shigellen, Yersinien) können eine Arthritis entwickeln, die von der reaktiven oder psoriatischen nicht unterscheidbar ist

Therapie
- Konservative Behandlung, Antiphlogistika, Immunmodulation

Prognose
- Unterschiedlich; meist Progress des Leidens

Literatur

Luong AA et al (2000): Imaging of the seronegative spondyloarthropathies. Curr Rheumatol Rep 2(4):288–96

Braun JM et al (1998): Radiologic diagnosis and pathology of the spondyloarthropathies. Rheum Dis Clin North Am 24(4):697–735

Deesomchok U et al (1993): Clinical comparison of patients with ankylosing spondylitis, Reiter's syndrome and psoriatic arthritis. J Med Assoc Thai 76(2):61–70

Intraforaminale Diskusextrusion/-hernie

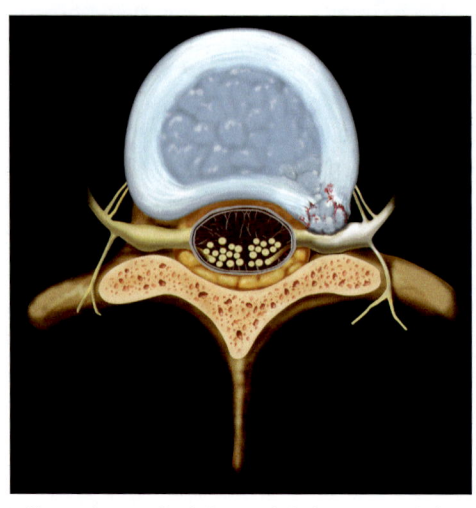

Die axiale Grafik in Höhe einer lumbalen Bandscheibe zeigt eine links intraforaminale Diskusextrusion mit Kompression der gleichseitigen hier abgehenden Nervenwurzel. Man sieht einen Riss des Anulus fibrosus.

Grundlagen
- Definition: Innerhalb des Foramen intervertebrale ausgetriebenes Diskusmaterial
- Klassischer Aspekt in der Bildgebung: Weichteildichte Raumforderung aus der Mutterbandscheibe, die das perineurale Fett im Neuroforamen auslöscht
- Weitere Schlüsselfakten
  - Bis zu 10% aller Herniationen
  - Verglichen mit anderen Diskushernien stärkere Beschwerden/Symptome
    - Irritation und/oder Kompression der abgehenden Nervenwurzel im engen Raum des Foramen intervertebrale
  - Am häufigsten in den Segmenthöhen L3/4 und L4/5
  - Das typische Bild einer „Champignonfigur" des Diskus ist bei zentralem oder subartikulärem Sitz nicht vorhanden
    - Wird durch das Neuroforamen verhindert
  - Kann in der Myelographie unentdeckt bleiben
  - Sitz der Herniation
    - Konsensusstatement von ASNR und NASS im Jahr 2001 zur Terminologie der lumbalen Bandscheibe
    - In axialen Bildern zentral, ipsilateral zentral, subartikulär, foraminal, extraforaminal (oder weit lateral)
    - In sagittalen Bildern diskal, infrapedikulär, suprapedikulär oder pedikulär

Bildgebung
Typische Befunde
- Schlüsselzeichen
  - In paramedian sagittalen Bildern obliteriertes Fett im Foramen intervertebrale
  - Kontiguität zur „Mutterbandscheibe"

Intraforaminale Diskusextrusion/-hernie

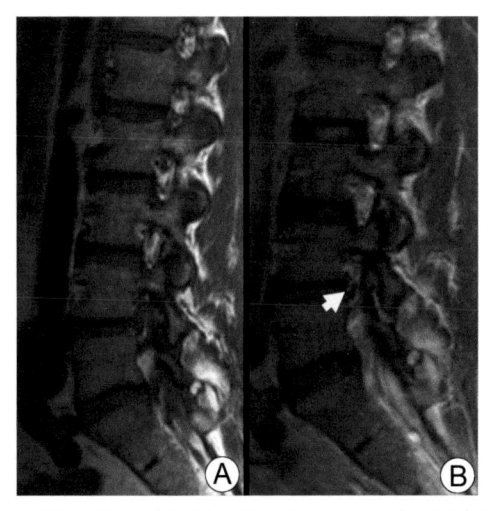

Sagittales T1w- (A) und T2w-Bild (B) der LWS zeigen eine intraforaminale Diskusextrusion in Höhe L4/5. Das ausgetretene Material ist in T2w isointens zur „Mutterbandscheibe". Die hier abgehende Nervenwurzel L4 wird komprimiert, ferner ist ein intraforaminaler Anulusriss vorhanden (Pfeil).

CT-Befunde
- Diskusmaterial innerhalb des Foramen intervertebrale
- Kein Enhancement oder
- Peripheres Enhancement
- Weitere Zeichen degenerativer Spondylose

MRT-Befunde
- T1w-Bilder: Isointens zur „Mutterbandscheibe"
- T2w-Bilder: Iso-, hypo oder hyperintens zur „Mutterbandscheibe"
  - Abhängig vom Wassergehalt des ausgetriebenen Diskusanteils
- Fehlendes oder peripheres Enhancement nach intravenöser Gadoliniumgabe
- Unterschiedlich starke Kompression der abgehenden Nervenwurzel
  - Diese kann nach Gadoliniumgabe Enhancement zeigen

Empfehlungen
- In paramedian sagittalen Bildern sorgfältig nach intraforaminaler Raumforderung suchen

Differenzialdiagnose

Schwannom
- Durch chronische Remodellierung vergrößertes Foramen intervertebrale
- Im axiales Bild Aussehen einer Sanduhr
- Diffuses Enhancement nach KM-Gabe
  - Außer bei Nekrose

Divertikel der spinalen Nervenwurzel
- Intensität von Liquor cerebrospinalis in allen Sequenzen
- Kein Enhancement
- In der CT-Myelographie mit KM gefüllt

Intraforaminale Diskusextrusion/-hernie

Großer Facettenosteophyt
- In T1w- und T2w-Bildern hypointens
- Steht mit dem Facettengelenk in direkter Verbindung
- In der CT Dichte von Knochen

Pathologie
Allgemein
- Allgemeine Anmerkungen
  - Zusammengesetzt aus einer Kombination aus Nucleus pulposus, fragmentiertem Anulus fibrosus, Knorpel und fragmentiertem apophysären Knochen
- Embryologie/Anatomie
  - Nucleus pulposus zentral gelegen
    - Gelatinöses Material mit hohem Wassergehalt und wenigen Kollagenfasern
    - Wassergehalt nimmt mit dem Alter ab; Ersatz durch Faserknorpel und Fibrose
  - Anulus fibrosus in der Peripherie
    - Zusammengesetzt aus Faserknorpel mit Kollagenfasern in konzentrischen Schichten
    - Seine Peripherie ist an vorderem und hinterem Längsband befestigt (anuloligamentärer Komplex)
- Ätiologie/Pathogenese
  - Degenerativer oder posttraumatischer Riss des Anulus fibrosus
  - Diskusmaterial tritt über den Riss aus
- Epidemiologie
  - 5. Lebensjahrzehnt oder später

Klinik
Klinisches Bild
- Radikuläre Symptome
  - Schmerz im zugehörigen Dermatom
  - Muskelschwäche
  - In Höhe L3/4 ist die Wurzel L3 betroffen
  - In Höhe L4/5 ist die Wurzel L4 betroffen

Verlauf
- Kann sich spontan stabilisieren oder verschwinden

Therapie
- Bettruhe und Analgetika
  - Bei fehlender oder nur geringer neurologischer Störung
- Diskektomie bei versagender konservativer Therapie oder neurologischen Ausfällen

Prognose
- Günstig

Literatur
Consensus statement on nomenclature and classification of lumbar disc pathology by NASS, ASSR, and ASNR. 2001

Lejeune JP (1994): Foraminal lumbar disc herniation: Experience with 83 patients. Spine 19:1905–1908

Osborn AG et al (1998): CT/MR spectrum of far lateral and anterior lumbosacral disc herniations. AJNR 9:775–778

PocketRadiologist™
Wirbelsäule
Die 100 Top-Diagnosen

INFEKTIONEN

Spondylitis tuberculosa

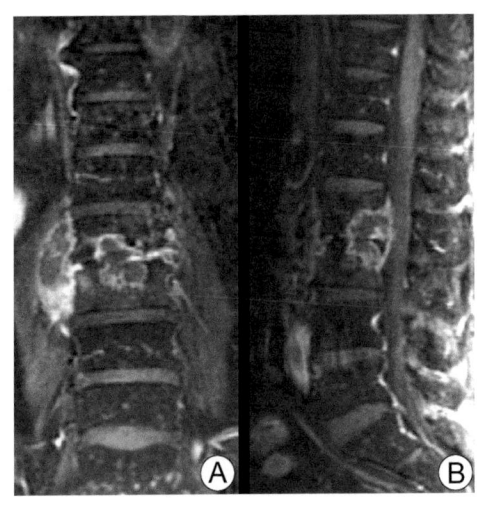

Koronares T1w-Bild nach Gadoliniumgabe (A) und sagittales T1w-Bild (B) (jeweils mit Fettsuppression) zeigen einen intraossären Abszess in den Wirbelkörpern L2 und L3, der bis nach epidural reicht; auch die Bandscheibe ist betroffen. Ferner sieht man einen Abszess im rechten M. psoas maior.

Grundlagen
- Synonym: M. Pott
- Definition: Tuberkuloseinfektion der Wirbelsäule
- Klassischer Aspekt in der Bildgebung
  - Im Spätstadium der Spondylitis tuberculosa Gibbusdeformität
  - Osteomyelitis befällt zahlreiche, nicht zusammenhängende Wirbelkörper (WK)
  - Bandscheibenkollaps
  - Verglichen mit der Wirbelzerstörung oder den klinischen Symptomen unverhältnismäßig große paravertebrale Abszesse
- Weitere Schlüsselzeichen
  - In den beiden letzten Jahrzehnten steigende Inzidenz der Tuberkulose
  - < 1% der Tuberkulosekranken leiden an einer Spondylitis tuberculosa
  - Etwa 10% der Patienten haben eine begleitende Lungentuberkulose
  - Vergleich der tuberkulösen mit der eitrigen Spondylitis
    - Inzidenzmaximum im 3. und 4. versus 6. und 7. Lebensjahrzehnt
    - Vorzugsort thorakolumbaler Übergang versus untere LWS
    - Anfängliche Infektion der vorderen WK-Hälfte versus subchondraler Knochen neben den Abschlussplatten
    - Allmählicher, schleichender Symptombeginn bei Tuberkulose
    - Befall der hinteren Wirbelelemente ist häufiger (Tuberkulose)
    - Der Diskusraum kann erhalten bleiben (Tuberkulose)
    - Weichteilverkalkungen (Tuberkulose)
    - Über erhebliche Länge dissezierender paravertebraler Abszess (Tuberkulose)

Bildgebung
Typische Befunde
- Schlüsselzeichen: Psoasabszess mit Verkalkungen

Spondylitis tuberculosa

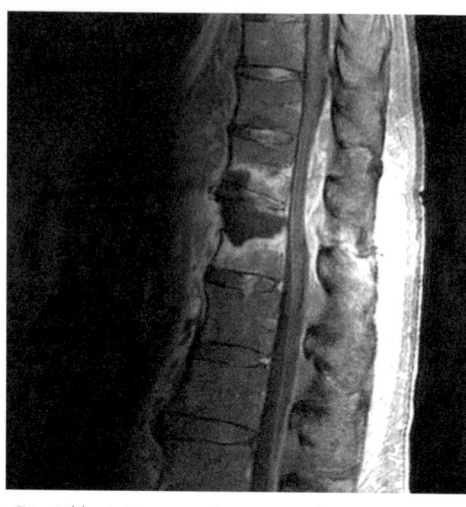

Das sagittale T1w-Bild mit Fettsuppression eines anderen Patienten als in der vorangegangenen Abbildung mit Spondylitis tuberculosa zeigt jeweils ein Areal in BWK 12 und LWK 1 sowie in der zugehörigen normal hohen Bandscheibe, das kein KM aufnimmt. Eine dorsal gelegene, epidurale KM-aufnehmende Phlegmone reicht von Th11 bis L1 und komprimiert den Conus medullaris.

CT-Befunde
- Knochenzerstörung mit Beginn in vorderer Wirbelkörperhälfte
- In fortgeschrittenen Fällen auch Rippenbefall
- Knochenfragmente (Sequester)
- Verkalkungen paravertebraler Abszesse

MRT-Befunde
- Die Wirbelsäulenosteomyelitis ist in T1w-Bildern hypo-, in T2w- oder STIR-Bildern hyperintens
- Es kann ein isolierter Befall von dorsalem Wirbelkörper oder Wirbelanhangsgebilden vorkommen
- Die Bandscheibe ist normal erhalten oder kollabiert; dabei in T2w hyperintens
- Intraossäre und paravertebrale Abszesse sieht man besser nach intravenöser Gadoliniumgabe

Röntgenbefunde
- Noch Wochen nach Infektionsbeginn können die Röntgenbilder negativ sein
- Diffuse Wirbelsklerose und -zerstörung
- Diskusraum nicht mehr vorhanden
- Im Spätstadium Wirbelfusion über den Diskusraum hinweg
- Begleitende Wirbelsäulendeformität

Empfehlungen
- Sagittale STIR- oder FSE-T2w-Bilder mit Fettsättigung sind hinsichtlich Knochenmarködem und epiduralem Befall am sensitivsten

Differenzialdiagnose

Mykotische Spondylitis
- Eher herdförmiger als diffuser Wirbelsäulenbefall bei erhaltener Struktur der Wirbelsäule

Spondylitis tuberculosa

- Kein Befall der Wirbelanhangsgebilde
- Viele Orte betroffen
- Verlust des Diskusraumes mit Gas darin ist häufiger
- Epidurale Ausbreitung ist häufig, nicht aber paravertebraler Befall

Wirbelmetastasen
- Schwer von der isolierten tuberkulösen oder fungalen Osteomyelitis der Wirbelsäule zu unterscheiden
- Im typischen Fall kein epiduraler oder paravertebraler Abszess
- Bandscheibe bleibt erhalten
- Gewebediagnose kann erforderlich sein

Pathologie

Allgemein
- Ätiologie/Pathogenese
  - Anfängliche Inokulation in vorderem Wirbelkörper mit Streuung zu einer (nicht benachbarten) Bandscheibe unter den Längsbändern
  - Vermutlich beruht die Verschonung der Bandscheiben auf dem Mangel an proteolytischen Enzymen
  - Auch kommen hämatogene, paravertebrale oder subarachnoidale Streuung der Krankheit vor
- Epidemiologie
  - 3. und 4. Lebensjahrzehnt

Mikroskopische Befunde
- Verkäsende Granulome
- Säurefeste Stäbchen

Klinik

Klinisches Bild
- Chronische Rückenschmerzen
- Umschriebener Klopfschmerz und Kyphose
- Fieber
- Paraparese
- Sensibilitätsstörungen
- Sphinkterstörungen

Verlauf
- Wirbelsinterung
- Irreversible neurologische Ausfälle
- Tod

Therapie
- Antituberkulöse Antibiotika über mindestens 1 Jahr
- Operative Dekompression, Abszessdrainage und Stabilisierung

Prognose
- Günstiges Ergebnis mit Verschwinden der Symptome
- In einer Studie wies 1/3 der Patienten wesentliche bleibende Ausfälle auf

Literatur
Nussbaum ES et al (1995): Spinal tuberculosis: a diagnostic and management challenge. J Neurosurg 83:243–247

Sharif HS et al (1990): Granulomatous spinal infections: MR imaging. Radiology 177:101–107

Smith AS et al (1989): MR imaging characteristics of tuberculous spondylitis vs vertebral osteomyelitis. AJNR 10:619–625

Pyogene Spondylitis

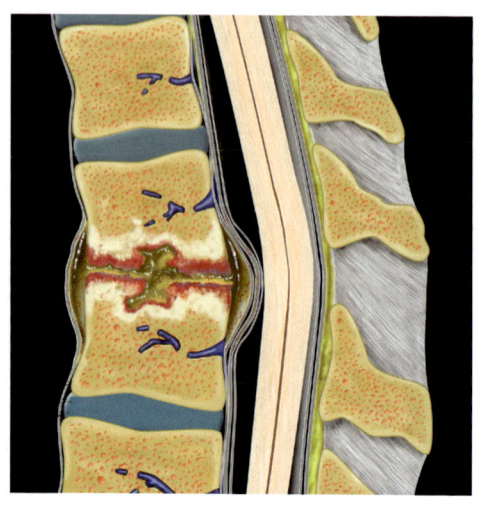

Sagittale Darstellung mit Demonstration von Diszitis, Wirbelkörperosteomyelitis und intervertebralem Abszess, der sich nach epidural und prävertebral ausdehnt.

Grundlagen
- Synonyme: Eitrige Spondylitis; Diszitis und vertebrale Osteomyelitis
- Definition: Infektion der Wirbelkörper und der dazwischen liegenden Bandscheibe
- Klassischer Aspekt in der Bildgebung
  - Höhengeminderte, in T2w-Bildern hyperintense Bandscheibe
  - Knochenmarkveränderungen in den angrenzenden Wirbelkörpern: T1w hypointens, T2w hyperintens
  - Erosionen der Wirbelkörperendplatten
- Weitere Schlüsselzeichen
  - Untere LWS wird bevorzugt
  - MRT ist das bildgebende Verfahren der Wahl
  - Bis zu 2–8 Wochen nach Symptombeginn sind Röntgenaufnahmen negativ

Bildgebung

Typische Befunde
- Schlüsselzeichen
  - In T1w hypointenses Mark; ferner unscharf gezeichnete Abschlussplatten beidseits der Bandscheibe
  - Bandscheibe in T2w-Bildern hyperintens
  - Begleitende Weichteilentzündung

CT-Befunde
- Axiale Bilder zeigen gut die osteolytischen/osteosklerotischen Veränderungen der Abschlussplatten sowie epidurale und paravertebrale Abszesse
- Sagittale Rekonstruktionen zeigen neben den destruierenden Endplattenveränderungen auch gut die verschmälerte(n) Bandscheibe(n)

Pyogene Spondylitis

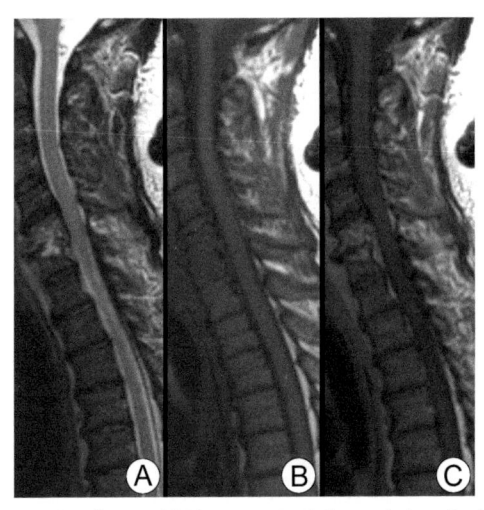

Sagittales T2w- (A) und T1w-Bild (B) zeigen eine höhengeminderte Bandscheibe des Segments C6/7 mit Erosion der Abschlussplatten. Das Mark ist in T2w hyperintens und in T1w hypointens. (C) Das Mark zeigt nach Gadoliniumgabe ein Enhancement; ferner nehmen prävertebrale und epidurale Weichteile Kontrastmittel auf; der Spinalkanal ist eng

MRT-Befunde
- Signalabnormität in den der kranken Bandscheibe benachbarten Wirbelkörpern
  - In T1w-Bildern hypointens
  - Starke Gadoliniumaufnahme
  - In T2w-Bildern iso- oder hyperintens
  - In fettgesättigten T2w- oder STIR-Bildern hyperintens
- Bandscheibe verschmälert
  - In T1w-Bildern hypointens
  - In T2w-Bildern unterschiedlich, zumeist hyperintens
- Kortex der Endplatten erodiert
- Enhancement nach intravenöser Injektion von Gadolinium
- Kombination mit paravertebraler und epiduraler Phlegmone oder Abszess
  - Besser nach Gadoliniumgabe sichtbar

Röntgenbefunde
- Noch 2–8 Wochen nach Symptombeginn negativer Röntgenbefund
- Höhenabnahme der Bandscheibe
- Erosionen und Kollaps der Endplatten
- Im Krankheitsspätstadium Knochensklerose und Fusion über den Diskusraum hinweg

Empfehlungen
- Sagittale STIR- oder FSE-T2w-Bilder mit Fettsättigung zeigen Knochenmarködem und epiduralen Befall am sensitivsten

Pyogene Spondylitis

Differenzialdiagnose

Degenerative Spondylose
- Häufigster ähnlich aussehender Prozess
- Normale Blutkörperchensenkungsgeschwindigkeit und normale Konzentration des C-reaktiven Proteins sind hier sehr hilfreiche Befunde
- Meist Wasserverlust der Bandscheibe
  - In T1w- und (meist auch) T2w-Bildern hypointens
- Wirbelabschlussplatten oft erhalten
- Schmorl-Knötchen vorhanden
- Aspiration aus Bandscheibe bei schwierigen Fällen, z. B. bei Hyperintensität in T2w

Wirbelmetastasen
- Schwer von der isolierten tuberkulösen oder fungalen Osteomyelitis der Wirbelsäule zu unterscheiden
- Im typischen Fall kein epiduraler oder paravertebraler Abszess
- Bandscheibe bleibt erhalten
- Eine Gewebediagnose kann erforderlich sein

Spondylarthropathie bei chronischer Hämodialyse
- Ausgedehnte multifokale destruierende Veränderungen
- Weitere Zeichen der renalen Osteodystrophie
- Keine Weichteilkomponente
- Anamnese
- Bei der Biopsie Amyloid

Pathologie

Allgemein
- Ätiologie/Pathogenese
  - Häufigster Erreger ist Staphylococcus aureus
  - Bakteriämie durch extravertebralen primären Streuherd
    - Häufigster Infektionsweg
    - Zuerst Aussaat in den Endplatten benachbarten subchondralen Knochen
    - Sekundäre Infektion von Bandscheibe und benachbartem Wirbelkörper
  - Weitere Infektionswege
    - Direkte Inokulation durch penetrierendes Trauma, operativen Eingriff oder diagnostische Prozeduren
    - Übergreifen seitens einer Infektion benachbarter paravertebraler Weichteile
- Epidemiologie
  - Inzidenzgipfel im 6. und 7. Lebensjahrzehnt

Klinik

Klinisches Bild
- Akute oder chronische Rückenschmerzen
- Umschriebene Klopfschmerzhaftigkeit
- Fieber; Blutkörperchensenkungsgeschwindigkeit und Konzentration des C-reaktiven Proteins erhöht; Leukozytose
- Paraparese
- Sensibilitätsstörungen

Pyogene Spondylitis

Verlauf
- Wirbelsinterung
- Irreversible neurologische Störungen
- Tod

Therapie
- Langzeitantibiose über 6–8 Wochen
- Bei Epiduralabszess und neurologischen Ausfällen operative Dekompression

Prognose
- Bei sofortiger Diagnose und Behandlung günstige Ergebnisse mit Verschwinden der Symptome

Literatur
Dagirmanjian A et al (1996): MR imaging of vertebral osteomyelitis revisited. AJR 167:1539–1541
Thrush A et al (1990): MR imaging of infectious spondylitis. AJNR 11:1171–1180
Smith AS et al (1989): MR imaging characteristics of tuberculous spondylitis vs vertebral osteomyelitis. AJR 153:399–405

Septische Spondylarthritis

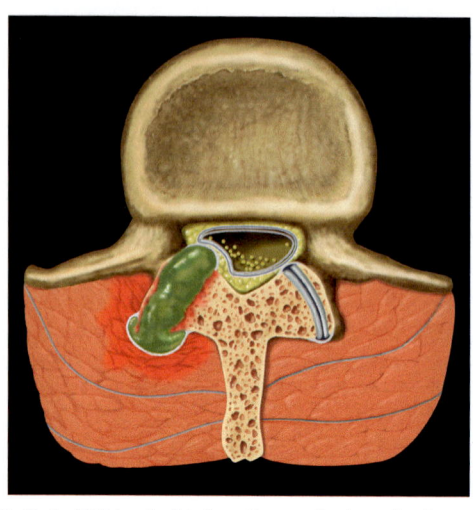

Die axiale Grafik der LWS beschreibt einen Abszess, der das rechte Facettengelenk aufweitet und erodiert. Er reicht nach epidural und verformt den Durasack. Auch dehnt er sich, umgeben von einer Entzündung, nach dorsal aus.

Grundlagen
- Synonym: Septische Facettenarthritis
- Definition: Hämatogene Infektion der kleinen Wirbelgelenke
- Klassischer Aspekt in der Bildgebung: KM-aufnehmendes Facettengelenk mit Phlegmone oder Abszess paravertebral oder epidural
- Weitere Schlüsselzeichen
  - Selten; in einer Studie 4% aller infektiösen Spondylitiden
  - Am häufigsten an der LWS (97%)
  - In 25% aller Fälle durch epidurales Empyem kompliziert
  - Blutkörperchensenkungsgeschwindigkeit und Konzentration des C-reaktiven Proteins immer erhöht
  - Klinisch schwer von der Spondylodiszitis unterscheidbar
  - Röntgenbilder können noch 6–8 Wochen nach Infektionsbeginn negativ sein

Bildgebung
Typische Befunde
- Schlüsselzeichen: Einseitig hyperintense Facette mit abnormem Signal des an das Gelenk angrenzenden Marks

CT-Befunde
- Leicht aufgetriebenes Facettengelenk mit dem Signal von Flüssigkeit darin
- Gemischt lytische/sklerotische Knochenveränderungen
- Zusammenhängend mit Phlegmone oder Abszess epidural oder paravertebral

MRT-Befunde
- In T2w Hyperintensität innerhalb des Facettengelenks
  - In T1w-Bildern hypointens
    - Enhancement nach Gadoliniumgabe
- Das Signal des an die Facette angrenzenden Marks ist verändert
  - Hypointens in T1w-Bildern
  - Hyperintens in fettsaturierten T2w- oder STIR-Bildern

Septische Spondylarthritis

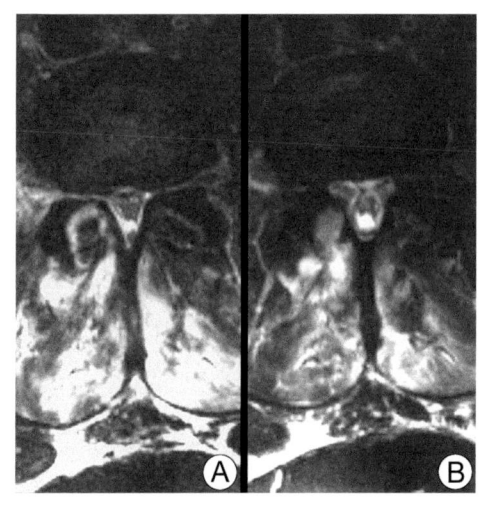

(A) Das axiale T2w-Bild der LWS zeigt ein asymmetrisch hyperintenses rechtes Facettengelenk. (B) Weiter kaudal erscheinen das Gelenk aufgetrieben und die benachbarten dorsalen paravertebralen Weichteile hyperintens.

- Enhancement nach Gadoliniumgabe
- Erosive Veränderungen des Kortex
- Enhancement der Weichteile oder in der Peripherie einer Flüssigkeitsansammlung
  - Mit dem Facettengelenk direkt zusammenhängend
  - Ausdehnung nach epidural oder paravertebral

Befunde der Skelettszintigraphie mit 99m-Tc oder der Galliumzitratszintigraphie
- Unspezifische Radionuklidaufnahme
  - Degenerativ, infektiös, posttraumatisch versus neoplastisch
- Verglichen mit Spondylodiszitis weiter lateral gelegen und mehr vertikal orientiert

Empfehlungen
- Am sensitivsten hinsichtlich Knochenmarködem und epiduralem Befall sind STIR- oder fettsupprimierte FSE-T2w-Bilder
- T1w-Bilder mit Fettsättigung zeigen nach Gadoliniumgabe das Ausmaß von epiduralem und paravertebralem Befall besser an

Differenzialdiagnose

Spondylarthrose
- Facettenhypertrophie
  - Meist zusammen mit Hypertrophie des Lig. flavum
- Beidseitig und symmetrisch
  - Außer bei Skoliose
- Kein verändertes Marksignal, keine begleitende Weichteilläsion, keine Flüssigkeitsansammlung
- Blutkörperchensenkungsgeschwindigkeit und Konzentration des C-reaktiven Proteins sind normal

Synovialzyste der Facettengelenke
- Die Zystenwand ist schmal und gut abgrenzbar

Septische Spondylarthritis

- Keine Signalanomalien des Marks
- Begleitende Hypertrophie von Facette und Lig. flavum
- Blutkörperchensenkungsgeschwindigkeit und Konzentration des C-reaktiven Proteins sind normal

Pathologie
Allgemein
- Ätiologie/Pathogenese
  - Häufigster pathogener Erreger ist Staphylococcus aureus
  - Prädisponierende Faktoren
    - Abusus intravenös konsumierter Drogen
    - Diabetes mellitus und andere chronische internistische Leiden
  - Bakteriämie durch eine primäre Quelle außerhalb der Wirbelsäule
    - Häufigster Infektionsweg
    - Urogenital- oder Gastrointestinaltrakt, Lunge oder Haut
  - Andere Infektionswege
    - Direkte Inokulation durch penetrierendes Trauma, operativen Eingriff oder diagnostische Prozeduren
    - Übergreifen einer Infektion benachbarter paravertebraler Weichteile
- Epidemiologie
  - 6. Lebensjahrzehnt und später
  - Bei Drogenabusus (i. v.) auch jüngere Menschen betroffen

Klinik
Klinisches Bild
- Akute oder chronische Rückenschmerzen
- Umschriebene Klopfschmerzhaftigkeit
- Fieber; Blutkörperchensenkungsgeschwindigkeit und Konzentration des C-reaktiven Proteins erhöht; Leukozytose
- Neurologische Störung bei Ausdehnung über Facetten hinaus nach epidural
  - Radikulopathie
  - Paraparese
  - Sensibilitätsstörungen
  - Sphinkterstörung

Verlauf
- Knochenzerstörung und zunehmende neurologische Verschlechterung
- Sepsis und Tod

Therapie
- Intravenös Antibiotika
- Perkutane Gelenkdrainage
- Dekomprimierende Laminektomie bei epiduralem Abszess und neurologischen Störungen

Prognose
- Bei alleiniger intravenöser Antibiotikatherapie günstige Ergebnisse
- Leicht verbesserte Erfolgsrate bei Kombination mit perkutaner Drainage

Literatur
Muffoletto AJ et al (2001): Hematogenous pyogenic facet joint infection. Spine 26:1570–156
Rombauts PA et al (2000): Septic arthritis of a lumbar facet joint caused by Staphylococcus aureus. Spine 25:1736–1738
Ergan M et al (1997): Septic arthritis of lumbar facet joint. A review of six cases. Rev Rhum Engl Ed 64:386–395

Epiduraler Abszess

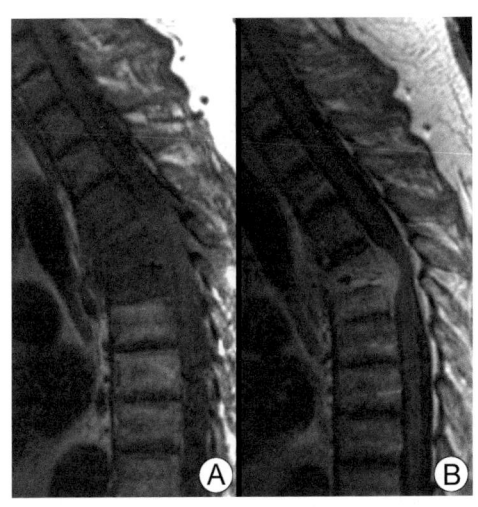

Sagittales T1w-Bild ohne Kontrastmittel (A) und nach Gadoliniumgabe (B) in Höhe der BWS zeigen eine Diszitis im Segment Th4/5 und eine Wirbelkörperosteomyelitis bei gleichzeitig diffus KM-aufnehmender epiduraler Phlegmone und eingeengtem Spinalkanal.

Grundlagen

- Definition: Extradurale spinale Infektion mit Abszessbildung
- Klassischer Aspekt in der Bildgebung:
  - Peripher KM-aufnehmende epidurale Flüssigkeitsansammlung
- Weitere Schlüsselfakten
  - Frühdiagnose und sofortige Therapie verbessern die Prognose
  - Bildgebendes Verfahren der Wahl ist die MRT mit Gadolinium
  - Häufig mit Osteomyelitis der Wirbelsäule assoziiert

Bildgebung

Typische Befunde

- Schlüsselzeichen: Befund einer Diszitis und einer Osteomyelitis der Wirbelsäule mit benachbarter KM-aufnehmender epiduraler Phlegmone oder peripher KM-aufnehmender Flüssigkeitsansammlung

MRT-Befunde

- Fokale oder diffuse epidurale Signalintensität der Weichteile
  - In T1w-Bildern iso- bis hypointens
  - In T2w-Bildern hyperintens
  - Homogen oder heterogen KM-aufnehmende Phlegmone
  - Peripher KM-aufnehmender flüssiger Abszess
- Ventraler Sitz im Spinalkanal bei Herkunft aus benachbarter Diszitis oder Osteomyelitis eines Wirbelkörpers
- Dorsaler Sitz im Spinalkanal bei ursächlicher Bakteriämie oder septischer Spondylarthritis
- Auffällig stark KM-aufnehmende vordere epidurale Venen oder basivertebraler Venenplexus ober- bzw. unterhalb des Abszesses
- Bei stärker ausgeprägter Krankheit diffuses Enhancement der Dura mater
- Unterschiedlich langstreckig im Spinalkanal ausgedehnt

Epiduraler Abszess

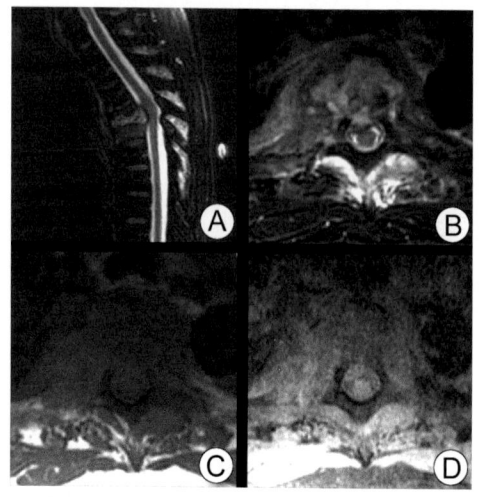

Sagittales T2w-Bild mit Fettsättigung (A) und axiales T2w-Bild (B) zeigen eine hyperintense epidurale Phlegmone. Zusätzlich zeigen die axialen T1w-Bilder ohne Kontrastmittel (C) und nach Kontrastmittelgabe (D) entzündlich veränderte paravertebrale KM-aufnehmende Weichteile.

- Häufig verändertes Signal des Rückenmarks
  - Rückenmarkkompression
  - Rückenmarkischämie
  - Direkte Infektion
- In Spätaufnahmen andauerndes epidurales Enhancement ohne raumfordernde Wirkung
  - Wahrscheinlich steriles Granulationsgewebe oder Fibrose
  - Krankheitsaktivität korreliert mit Blutkörperchensenkungsgeschwindigkeit

Differenzialdiagnose

Epidurale Metastase
- Kontiguierliche Läsion mit Befall des benachbarten Wirbelkörpers
- Befallener Wirbelkörper ist aufgetrieben
- In einigen Fällen bleibt die Wirbelsäule ausgespart
- Diffuses Enhancement

Epidurales Hämatom
- In T2w-Bildern iso- bis hypointens
- Kein Enhancement nach intravenöser Gadoliniumgabe

Diskusextrusion
- Begleitende Protrusion und Degeneration der „Mutterbandscheibe"
- Eher fokales Aussehen; hängt an „Mutterbandscheibe"
- Oft in T2w-Bildern isointens

Pathologie

Allgemein
- Ätiologie/Pathogenese
  - Häufigster pathogener Erreger ist Staphylococcus aureus (57–73%)
  - Zweithäufigster Erreger ist Mycobacterium tuberculosis

Epiduraler Abszess

- Pilzinfektionen sind selten, allerdings bei immungeschwächten Patienten häufiger
- Prädispositionsfaktoren
  - Abusus intravenöser Drogen
  - Immunschwäche
  - Diabetes mellitus und andere chronische internistische Leiden
- Entsteht oft aus einer benachbarten Diszitis und einer Wirbelkörperosteomyelitis
- Weitere Infektionswege
  - Hämatogen aus Urogenital- oder Gastrointestinaltrakt, Lunge oder Haut
  - Direkt durch penetrierendes Trauma, operativen Eingriff oder diagnostische Prozeduren
  - Übergreifen seitens einer Infektion benachbarter paravertebraler Weichteile
- Ausbreitung des epiduralen Befalls über Fistelgänge unter dem hinteren Längsband
- Die tuberkulöse Infektion breitet sich unter dem vorderen Längsband aus und verschont dabei oft die Bandscheiben
- Epidemiologie
- 0,2–2 Fälle pro 10 000 Menschen jährlich
- Inzidenzgipfel im 6. und 7. Lebensjahrzehnt

Mikroskopische Befunde

- Leukozyten, Mikroorganismen, zellulärer Debris und Granulationsgewebe

Klinik
Klinisches Bild

- Akuter oder subakuter Schmerz der Wirbelsäule und Klopfschmerzhaftigkeit
- Fieber
- Schwäche und Parästhesien
- Urin- und Stuhlinkontinenz

Verlauf

- Unbehandelt oder verzögert behandelt: irreversible neurologische Ausfälle und Tod

Therapie

- Bei neurologischen Ausfällen notfallmäßige operative Entlastung mit Abszessdrainage
- Schon früh empirisch Breitspektrumantibiotika, bis der ursächliche Erreger nachgewiesen ist
- Erregerspezifisch wirksames Antibiotikum i. v., anschließend Langzeitantibiose oral

Prognose

- Bestimmt durch
  - Anfängliche neurologische Störungen
  - Komorbidität
  - Frühe Diagnose und raschen Therapiebeginn
    - Kürzere Dauer zwischen Beginn der neurologischen Störungen und der operativen Intervention lässt ein besseres neurologisches Ergebnis erwarten

Literatur

Mackenzie AR et al (1998): Spinal epidural abscess: the importance of early diagnosis and treatment. J Neurol Neurosurg Psychiatry 65:209–212

Numaguchi Y et al (1993): Spinal epidural abscess: Evaluation with gadolinium-enhanced MR imaging. RadioGraphics 13:545–559

Nussbaum ES et al (1992): Spinal epidural abscess: A report of 40 cases and review. Surg Neurol 38:225–231

Paravertebraler Abszess

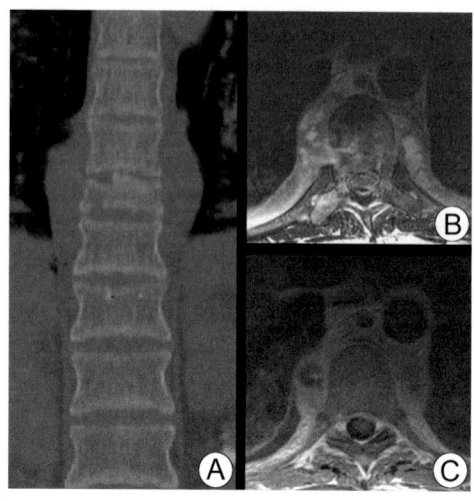

(A, B) Die koronare CT-Rekonstruktion der BWS zeigt beidseits paravertebrale Raumforderungen, die im axialen T2w-Bild (B) vorwiegend hyperintens sind. Der in der CT teilweise gesinterte Wirbelkörper weist eine abnorme Signalintensität auf. (C) Das axiale T1w-Bild nach Gadoliniumgabe zeigt einen Herd, der kein Kontrastmittel aufnimmt – einen Abszess.

Grundlagen
- Definition: Infektion der die Wirbelsäule umgebenden Weichteile
- Klassischer Aspekt in der Bildgebung: Peripher KM-aufnehmende Flüssigkeitsansammlung
- Am häufigsten mit benachbarter Spondylodiszitis vergesellschaftet

Bildgebung
Typische Befunde
- Schlüsselzeichen: Befund einer Diszitis und Osteomyelitis der Wirbelsäule mit benachbarter KM-aufnehmender Phlegmone oder peripher KM-aufnehmender Flüssigkeitsansammlung

CT-Befunde
- Paravertebrale weichteildichte Raumforderung mit Einschmelzung und unscharf gezeichneten umgebenden Faszien
- Befall des M. psoas oder des M. erector trunci
  - Diffuses Enhancement
  - Hypodense Flüssigkeitsansammlung
    - Breites und unregelmäßiges peripheres Enhancement
  - Verkalkte Psoasabszesse sind für eine tuberkulöse Infektion charakteristisch
- Direktes Übergreifen aus Wirbelkörperosteomyelitis oder
- Sekundärem Wirbelsäulenbefall
- Man kann intraabdominell auch eine Appendizitis oder einen M. Crohn als primäre Infektquelle vorfinden

MRT-Befunde
- M. psoas major oder M. erector trunci aufgetrieben
  - Herdförmig oder diffus
  - In T1w-Bildern hypo- oder isointens
  - In T2w-Bildern hyperintens

Paravertebraler Abszess

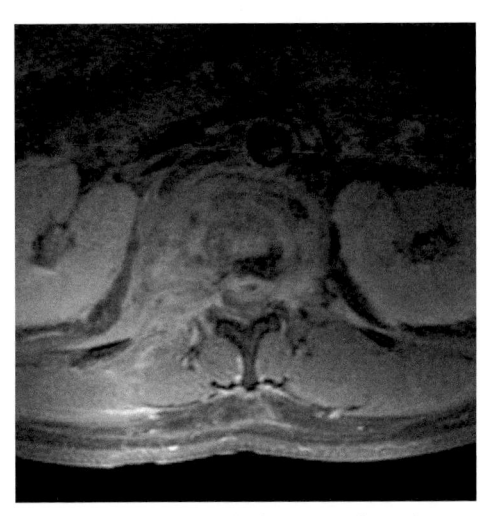

Das axiale T1w-Bild mit Fettsättigung in Höhe des Nierenstiels zeigt bei einem anderen Patienten als in der vorangegangenen Abbildung eine KM-aufnehmende paravertebrale (rechts > links) und epidurale Phlegmone im Verein mit Diszitis und Wirbelkörperosteomyelitis.

- Nach Gadoliniumgabe diffuses oder ringartiges Enhancement
- Ventral gelegene paravertebrale Weichteilraumforderung
  - Unterschiedlich weite kraniokaudale Ausdehnung
  - Amorph, infiltrierend
  - In T1w-Bildern mittelstarke Signalintensität
  - In T2w-Bildern hyperintens
  - Diffuses Enhancement
  - Herde, die kein KM aufnehmen, sprechen für eine Kolliquation
- Merkmale der Spondylitis
  - Mögliche epidurale Ausbreitung

Empfehlungen
- Für den Nachweis einer frühen paravertebralen Entzündung sind T2w-Bilder mit Fettsuppression oder STIR-Bilder besser geeignet

Differenzialdiagnose

Primäres Neoplasma oder Metastase
- Die Weichteilraumforderung ist hier diskreter
- Enhancement der Weichteile nach Gadoliniumgabe
  - Ein großer Tumor kann nekrotische Anteile besitzen
- Maligne Lymphome können in T2w-Bildern ein mittelstarkes Signal bieten
- Unterschiedlich starker Befall der Wirbelsäule

Retroperitoneales Hämatom
- Im typischen Fall diffuser verteilt
- Kein Enhancement
- Man kann bei Antikoagulation einen Spiegel zwischen 2 Flüssigkeiten erkennen

Pathologie

Allgemein
- Ätiologie/Pathogenese
  - Staphylococcus aureus und Mycobacterium tuberculosis sind die häufigsten pathogenen Erreger

Paravertebraler Abszess

- Pilzinfektionen sind selten, jedoch bei Menschen mit Immunschwäche häufiger
- Prädispositionsfaktoren
  - Abusus intravenöser Drogen
  - Immunschwäche
  - Diabetes mellitus und andere internistische Leiden
- Direktes Übergreifen einer benachbarten Infektion
  - Spondylodiszitis
  - Appendizitis
  - Entzündliche Darmkrankheiten
  - Perinephritischer Abszess
- Perkutane Infektion tiefer Weichteile
  - Trauma
  - Kanülen oder Katheter
  - Operation
- Hämatogene Streuung von entferntem Ort

Mikroskopische Befunde
- Leukozyten, Mikroorganismen, Zelldebris und Granulationsgewebe

Klinik

Klinisches Bild
- Fieber
- Rückenschmerzen und Klopfschmerzhaftigkeit
- Schmerzen in unterer Extremität
- Bei Vorhandensein einer epiduralen Komponente
  - Schwäche
  - Parästhesie
  - Sphinkterstörung

Verlauf
- Hängt von der Immunantwort des Patienten ab
  - Kann bei früher Behandlung eingedämmt werden
- Fulminante Sepsis
  - Führt bei geschwächten Patienten zum Tod
- Zunehmende neurologische Störung bei Spondylitis

Therapie
- Intravenös Antibiotika
- Analgetika
- Perkutane Katheterdrainage
- Operatives Debridement

Prognose
- Abhängig von
  - Weiteren Krankheiten
  - Ausmaß des Wirbelsäulenbefalls
  - Schwere der neurologischen Störungen

Literatur

Hill JS et al (2001): A staphylococcus aureus paraspinal abscess associated with epidural analgesia in labour. Anaesthesia 56:871–878

Dagirmanjian A et al (1996): MR imaging of vertebral osteomyelitis revisited. AJR 167:1539–1543

Nussbaum ES et al (1995): Spinal tuberculosis: a diagnostic and management challenge. J Neurosurg 83:243–247

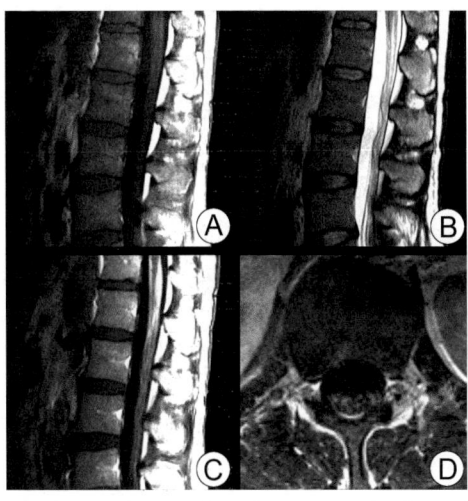

Humanes Immundefizienzvirus (HIV): HIV-Myelitis

Polyradikulitis bei Zytomegalievirusinfektion (AIDS-Patient). (A, B) Sagittales T1w- und T2w-Bild zeigen eine im oberen Anteil gering verbreiterte Cauda equina. (C) Das sagittale T1w-Bild nach Kontrastmittelgabe zeigt ein starkes Enhancement von Pia mater und Cauda equina. (D) Das axiale T1w-Bild nach Kontrastmittelgabe erbringt eine abnorm vergrößerte Nervenwurzel.

Grundlagen
- Synonyme: HIV-Myelitis; HIV-Myelopathie
- Definition: Primäre HIV-Myelitis kann solitär sein oder aber begleitet von opportunistischen Infektionen bzw. von Neoplasmen
- Klassischer Aspekt in der Bildgebung: Charakteristisch für die HIV-Myelitis ist ein aufgetriebenes, in T2w-Bildern hyperintenses Rückenmark, das ein fleckiges Enhancement aufweisen kann
- Die HIV-Myelitis ist selten
- AIDS-Patienten haben ein erhöhtes Risiko opportunistischer Infektionen/ Neoplasien
    - Zytomegalievirus, Tuberkulose, Pilze, Parasiten (Toxoplasma) und malignes Lymphom
    - Sind häufiger als die primäre HIV-Myelitis

Bildgebung
Typische Befunde
- Schlüsselzeichen: In T2w hyperintense Rückenmarkläsion bei AIDS-Patienten
- Bei HIV-Myelitis kann die bildgebende Diagnostik normal ausfallen
- Ein abnormer Befund ist eine unspezifische Hyperintensität in T2w-Bildern
- Opportunistische Infektionen und malignes Lymphom bieten meist spezifischere Bildmuster

CT-Befunde
- HIV: Normales oder aufgetriebenes Rückenmark
- Zytomegalievirus: Meist negativ; man kann subtiles Enhancement in Nervenwurzeln erkennen

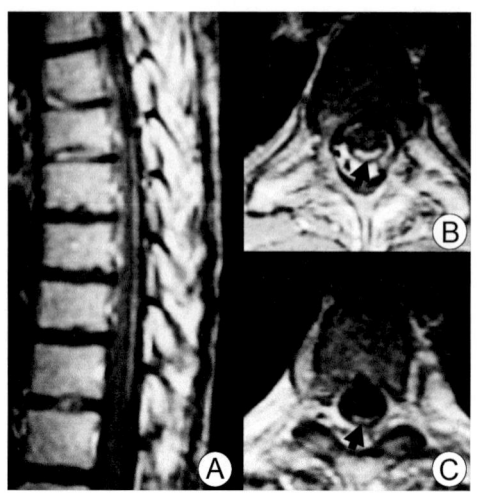

Humanes Immundefizienzvirus (HIV): HIV-Myelitis

Malignes Lymphom (AIDS-Patient). (A) Das sagittale T1w-Bild nach Kontrastmittelgabe zeigt ein intradurales Enhancement längs der Myelonrückfläche. (B, C) Axiale T1w-Bilder nach Gadoliniumgabe zeigen den intraduralen Sitz an der dorsalen Myelonoberfläche (Pfeile).

- Tuberkulose: Destruierende Spondylitis mit schwerer Gibbusdeformität
  - Beginn ventral im Wirbelkörper, spart die Bandscheibe **relativ** aus
  - Eventuell sieht man beidseitige verkalkte paravertebrale Raumforderungen
- Lymphom: Destruierende Läsion; KM-aufnehmende paravertebrale oder intradurale Komponente

MRT-Befunde
- HIV: Normales oder aufgetriebenes Rückenmark mit Hyperintensität in T2w (nicht von Myelitis transversa oder anderen Ursachen unterscheidbar)
- Zytomegalievirus: Normale oder leicht verbreiterte Nervenwurzeln in nativen T1w- und T2w-Bildern
  - Enhancement der Pia mater von Cauda equina/Conus terminalis
- Tuberkulose – In der MRT vielgestaltig
  - Destruierende Spondylitis, schwere Gibbusdeformität, paravertebrale Raumforderungen
  - Enhancement des Dura-Arachnoidea-Komplexes
  - Intramedulläres Tuberkulom nimmt knotig KM auf
  - Rückenmark aufgetrieben; diffus in T2w hyperintens wegen Vaskulitis/Myelitis
- Toxoplasmose: Herdförmig KM-aufnehmende Raumforderung des Rückenmarks kann einen intramedullären Tumor vortäuschen
- Malignes Lymphom: Destruierende Läsion mit einer KM-aufnehmenden paravertebralen und/oder intraduralen Komponente

Empfehlungen
- Sagittale und axiale T1w- und T2w-Bilder
- Sagittale und axiale T1w-Bilder nach Gadoliniumgabe
- Die CT kann bei Tuberkulose paravertebrale Verkalkungen nachweisen

Humanes Immundefizienzvirus (HIV): HIV-Myelitis

Differenzialdiagnose
Myelitis transversa (Querschnittmyelitis)
- Rückenmark aufgetrieben; Paralyse
- Unspezifischer Endzustand einer Rückenmarkinfektion, eines Impfschadens, der Demyelinisierung bei multipler Sklerose, eines Infarkts, einer radiogenen Myelitis, eines paraneoplastischen Syndroms oder von Kollagenosen

Pathologie
Allgemein
- Allgemeine Anmerkungen
  - Vakuolisierende Myelopathie, wahrscheinlich durch direkten HIV-Befall von Neuronen
  - Demyelinisierung von Hinter- und Seitenstrang
  - 15–30% der erwachsenen AIDS-Patienten bieten intranukleäre Zytomegalieviruseinschlusskörper in Rückenmark, Nerven und Retina
- Ätiologie/Pathogenese
  - HIV-Myelopathie: Direkte HIV-Infektion
  - Opportunistische Infektionen und Lymphom kommen später nach T-Zell-Depletion vor
- Epidemiologie
  - HIV-Myelopathie: Nur selten mit bildgebenden Verfahren nachweisbar
  - Tuberkulose: Die AIDS-Epidemie ist in den USA für die steigende Zahl an Tuberkulosefällen (insbesondere der Wirbelsäulentuberkulose) verantwortlich
    – Hämatogene Streuung aus einer Lungentuberkulose
    – 75% der Fälle bei Patienten < 30 Jahren

Makroskopische und intraoperative Befunde
- Tuberkulose
  - Massive Knochenzerstörung, Kyphose, Bandscheiben relativ unversehrt
  - Gestaute Meningen mit entzündlichem Exsudat
  - Überall in der Dura sind Tuberkulome möglich
- Malignes Lymphom
  - Knochenzerstörender Tumor; häufig mit KM-aufnehmender paravertebraler und/oder epiduraler KM-aufnehmender Raumforderung; seltener auch intradural

Mikroskopische Befunde
- HIV: Vakuolisierende Myelopathie; Demyelinisierung von Hinter- und Seitenstrang
- Zytomegalievirus: Charakteristische intranukleäre Einschlüsse
- Tuberkulose: Breites, gelatineartiges, entzündliches Exsudat bedeckt Nerven und Leptomeningen

Klinik
Klinisches Bild
- Zu den primären neurologischen Manifestationen des HIV zählen Enzephalopathie, Myelopathie, periphere Neuro- und Myopathie
- Polyradikulopathie bei Zytomegalievirus: Subakut fortschreitende Schwäche, Hyporeflexie, leichte aufsteigende Sensibilitätsstörung
  - Ohne Behandlung unaufhaltsamer Progress
- Tuberkulose: Rückenmarkkompression mit neurologischen Ausfällen

Humanes Immundefizienzvirus (HIV): HIV-Myelitis

Therapie
- HIV: Hochdosierte aktive antiretrovirale Therapie
- Zytomegalievirus: Antivirale Therapie (Gancyclovir)
- Tuberkulose: Antituberkulöse Antibiotika; Operation bei Myelonkompression oder Korrektur einer Gibbusdeformität
- Malignes Lymphom: Operative Dekompression/Strahlentherapie; Chemotherapie

Prognose
- Verschieden, abhängig von der Ursache
  - Die Tuberkulose kann sich unter Therapie und/oder Operation bessern
  - Symptome durch HIV und Zytomegalievirus können sich stabilisieren, bessern sich aber unter der Therapie nicht
  - Das maligne (Non-Hodgkin-)Lymphom hat eine schlechte Prognose

Literatur

Di Rocco A (1999): Diseases of the spinal cord in human immunodeficiency virus infection. Semin Neurol 19(2):151–155

Thurnher MM et al (1997): Diagnostic imaging of infections and neoplasms affecting the spine in patients with AIDS. Neuroimaging Clin N Am 7(2):341–357

Quencer RM et al (1997): Spinal cord lesions in patients with AIDS. Neuroimaging Clin N Am 7(2)359–373

Spinale Meningitis

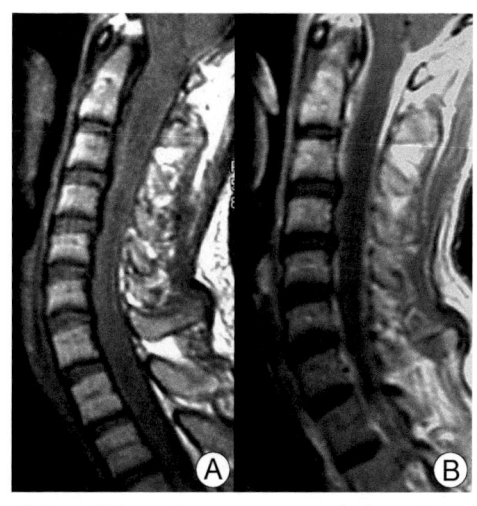

(A) Das sagittale T1w-Bild der HWS zeigt einen nur unscharf gezeichneten Subarachnoidalraum. (B) Nach intravenöser Injektion von Gadolinium sieht man ein diffuses Enhancement, das bis in die hintere Schädelgrube reicht.

Grundlagen
- Definition: Infektion von weichen Hirnhäuten und Subarachnoidalraum des Rückenmarks
- Klassischer Aspekt in der Bildgebung: In der MRT nach Gadoliniumgabe glattes oder knotiges leptomeningeales Enhancement
- Weitere Schlüsselfakten
  - Pyogene, fungale oder virale Infektion
  - Zum Zeitpunkt der Diagnose sind CT oder MRT meist noch unauffällig
  - Sekundär seitens intrakranieller Meningitis oder infektiöser Spondylitis
  - Medizinischer Notfall, der sofortiger Diagnose und Therapie bedarf!

Bildgebung

Typische Befunde
- Schlüsselzeichen (falls vorhanden): Meningeales Enhancement, das man häufiger bei tuberkulöser oder Pilzmeningitis sieht

CT-Befunde
- Liquorblockade
- Unregelmäßig konturierter Durasack
- Knotige oder bandartige Füllungsdefekte, die der Myelonoberfläche anhaften
- Verbreiterte Nervenwurzeln
- Umschrieben oder diffus angeschwollenes Rückenmark

MRT-Befunde
- In T1w- und T2w-Bildern verlegter Subarachnoidalraum
- Umschrieben oder diffus angeschwollenes Rückenmark
  - In T1w-Bildern iso- bis hypointens
  - In T2w-Bildern hyperintens
- Nach Gadoliniumgabe diffuses oder fokales, glattes oder knotiges Enhancement des Dura-Arachnoidea-Komplexes
- KM-aufnehmende Knötchen in der Cauda equina

Spinale Meningitis

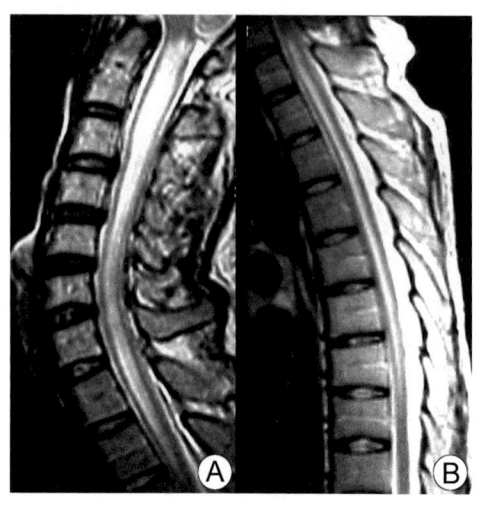

Sagittales T2w-Bild der HWS (A) und der BWS (B) desselben Patienten zeigen eine diffuse intramedulläre Hyperintensität, die mit einer Ischämie des Rückenmarks vereinbar ist.

- Man kann bei der Abbildung der HWS ein leptomeningeales Enhancement in der hinteren Schädelgrube sehen
- Kann durch ein subdurales Empyem kompliziert sein
- Segmentales oder knotiges intramedulläres Enhancement kann vorliegen

Empfehlungen
- Gadolinium steigert die Sensitivität beim Nachweis des Meningenbefalls

Differenzialdiagnose

Meningeosis carcinomatosa oder lymphomatosa
- Anamnestisch bekanntes intra- oder extrakranielles Neoplasma
- Keine Infektionszeichen

Sarkoidose
- Gleichzeitige systemische Manifestationen
- Häufiger herdförmige, intramedulläre, KM-aufnehmende Bezirke

Pathologie

Allgemein
- Ätiologie/Pathogenese
  - Ausbreitung einer intrakraniellen Meningitis oder infektiösen Spondylitis
  - Anamnestisch Trauma oder operativer Eingriff
  - Akutes entzündliches Exsudat im Subarachnoidalraum, nachdem der Erreger in den Liquor cerebrospinalis eingedrungen ist
  - Rückenmarkschwellung und umschriebenes Enhancement beruhen wahrscheinlich auf Ischämie durch Vaskulitis, Venenstauung und/oder infektiöser Myelitis

Spinale Meningitis

- Epidemiologie
  - Häufige Bakterien sind Streptococcus pneumoniae, Neisseria meningitidis und Haemophilus influenzae
  - Zu den Erkrankungen durch atypische Erreger zählen Tuberkulose, Kokzidioidomykose, Kryptokokkose und Aspergillose

Mikroskopische Befunde
- Zelldebris, Entzündungszellen und Mikroorganismen
- Meningitis tuberculosa: Kleine tuberkulöse Granulome aus epitheloiden Zellen, Langerhans-Riesenzellen und Verkäsungsherden

Klinik

Klinisches Bild
- Akuter Beginn von Fieber, Kopfschmerz und Bewusstseinstrübung
- Bei tuberkulöser oder Pilzmeningitis sind die Symptome weniger akut
- Generalisierte Krampfanfälle
- Nackensteife
- Paraparese
- Parästhesie
- Gangstörung
- Urininkontinenz

Verlauf
- Zunehmende neurologische Verschlechterung mit möglichen Dauerschäden, die zum Tod führen

Therapie
- Bis zum genauen Erregernachweis intravenös Breitspektrumantibiotika
- Für den Erreger geeignetes Antibiotikum i. v.
- Für Personen mit engem Patientenkontakt Rifampicin/Ciprofloxacin oral

Prognose
- Bei frühem Beginn einer adäquaten Behandlung ausgezeichnete Erholung ohne bleibende Defizite

Literatur

Post MD et al (1991): Magnetic resonance imaging of spinal infection. Rheum Dis Clin North Am 17:773–794

Chang KH et al (1989): Tuberculous arachnoiditis of the spine: Findings on myelography, CT, and MR imaging. AJNR 10:1255–1262

PocketRadiologist™
Wirbelsäule
Die 100 Top-Diagnosen

Entzündliche Krankheiten und Autoimmunerkrankungen von Rückenmark und Meningen

Guillain-Barré-Syndrom

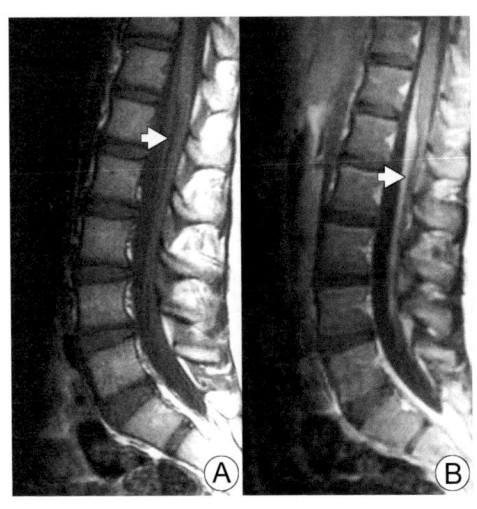

Guillain-Barré-Syndrom. (A) Das sagittale T1w-Bild ohne Kontrastmittel zeigt leicht vergrößerte Nervenwurzeln (Pfeil). (B) Das sagittale T1w-Bild nach KM-Gabe ergibt eine sehr starke KM-Aufnahme der verbreiterten ventralen Wurzeln und der Oberfläche des Conus medullaris (Pfeil). (Wiedergabe mit freundlicher Genehmigung von Gregory L. Katzman, MD).

Grundlagen
- Synonym: Akute inflammatorische demyelinisierende Polyneuropathie
- Definition: Akute entzündliche Demyelinisierung peripherer Nerven sowie von Nervenwurzeln und Hirnnerven
- Klassischer Aspekt in der Bildgebung: Diffuses Enhancement von Conus medullaris und Cauda equina (mit oder ohne verbreitere Nervenwurzeln)
- In der westlichen Welt häufigste Ursache einer akuten Paralyse
- Im klassischen Fall Bild einer „aufsteigenden Lähmung"
  - Sensibilitätsverlust ist häufig, aber weniger schwer ausgeprägt

Bildgebung
Typische Befunde
- Schlüsselzeichen: Glattes Enhancement der Pia mater von Cauda equina und Conus medullaris

CT-Befunde
- Normal, es sei denn, es besteht ein Enhancement der Pia mater von Cauda equina und Conus medullaris
- In der CT nur schwer diagnostizierbar

MRT-Befunde
- Starkes Enhancement der Pia mater von Cauda equina, Nervenwurzeln und Conus medullaris
- Die Nervenwurzeln können verbreitert sein

Empfehlungen
- Sagittale und axiale T1w-Sequenz nativ und mit Gadolinium

Guillain-Barré-Syndrom

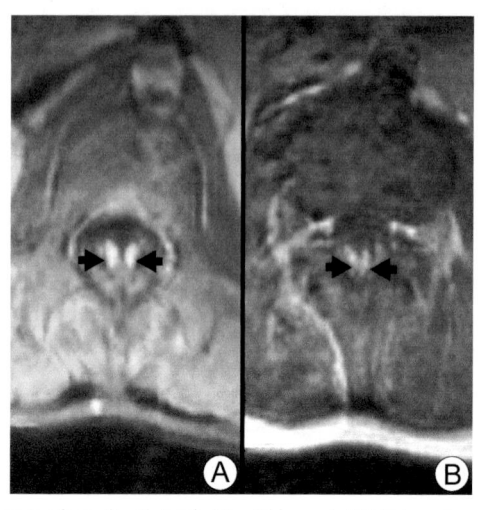

Guillain-Barré-Syndrom. (A, B) Axiale T1w-Bilder nach KM-Gabe zeigen verbreiterte und stark KM-aufnehmende Nervenwurzeln (Pfeile).

Differenzialdiagnose

Neuropathie durch Vaskulitis
- Am häufigsten Panarteriitis nodosa oder Churg-Strauss-Syndrom
- Hirnnerven und Nerven der Atemmuskulatur bleiben oft verschont

Akute Myelitis transversa (Querschnittmyelitis)
- Hirnnerven bleiben immer verschont

Meningeosis carcinomatosa oder lymphomatosa
- Das Enhancement ist häufig viel knotiger als beim Guillain-Barré-Syndrom
- Absiedlungen im Conus medullaris bewirken oft ein abnormes T2-Signal

Physiologisches Enhancement der Nervenwurzel
- Das Enhancement normaler Wurzeln ist viel subtiler
- Keine klinischen Zeichen

Pathologie

Allgemein
- Allgemeine Anmerkungen
  - Die Läsionen sind auf periphere Nerven, Nervenwurzeln und Hirnnerven verteilt
- Ätiologie/Pathogenese
  - Entzündliche (mutmaßlich autoimmune oder virale) Demyelinisierung; folgt meist auf akute Viruskrankheit, Infektion durch Campylobacter jejuni oder Impfung
  - Nur loser Zusammenhang mit vorangegangener Operation oder systemischer Krankheit
- Epidemiologie
  - Inzidenz: 0,6–1,9 pro 100 000 Menschen jährlich
  - Betrifft alle Altersgruppen, Rassen und gesellschaftlichen Schichten

Guillain-Barré-Syndrom

Mikroskopische Befunde
- Herdförmige segmentale Demyelinisierung
- Perivaskuläre und endoneurale Lymphozyten-/Monozyteninfiltrate
- Bei schweren Fällen axonale Degeneration mit segmentaler Demyelinisierung

Klinik

Klinisches Bild
- Distale Parästhesien, denen sehr rasch eine „aufsteigende Paralyse" nachfolgt
  - Häufig beidseitig und symmetrisch
  - Kann bei schweren Fällen auch längere Atmungsunterstützung erfordern
- Störungen des autonomen Nervensystems
- Häufig sind Hirnnerven beteiligt
  - N. facialis in bis zu 50% der Fälle
  - Augenmuskellähmung in 10–25% der Fälle

Therapie
- Konservatives Vorgehen mit Plasmaaustausch oder intravenös verabreichten Gammaglobulinen
- Nutzen von Kortikosteroiden bislang nicht bewiesen
- Bei schweren Fällen Intensivtherapie erforderlich

Prognose
- Klinischer Tiefpunkt nach 4 Wochen
- Die meisten Patienten sind nach 2–3 Monaten in einem etwas besseren Zustand
  - 50% weisen nach einem Jahr noch anhaltende Symptome auf
  - Bleibende Ausfälle bei 5–10% der Patienten
- Rezidiv bei 2–10% der Patienten
  - Einen chronischen Verlauf, ähnlich wie bei der chronischen inflammatorischen demyelinisierenden Polyneuropathie (siehe dort), entwickeln 6% der Patienten

Literatur
Cros D (2001): Peripheral Neuropathy. 1st ed. Philadelphia: Lippincott Williams & Wilkins
Crino PB et al (1994): Magnetic resonance imaging of the cauda equina in Guillain-Barre syndrome. Neurology 44(7):1334–1336
Rowland L (1989): Merritt's Textbook of Neurology. 8th ed. Philadelphia: Lea & Febiger, 1989

Lumbale Arachnoiditis

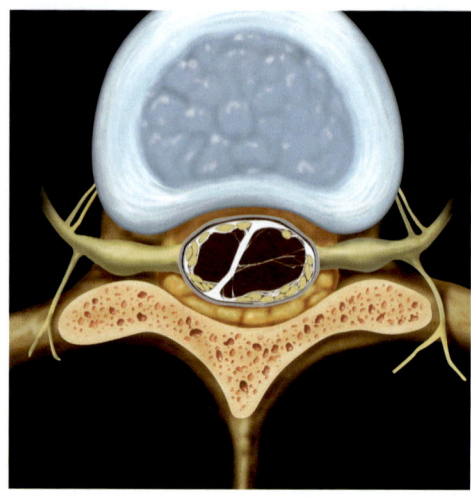

Die axiale Grafik der LWS veranschaulicht die peripher am Durasack klebenden („gepflasterten") Nervenwurzeln, die das Zeichen des „leeren Durasacks" bieten. Man sieht intrathekale Adhäsionen.

Grundlagen
- Synonym: Chronische Arachnoiditis adhaesiva
- Definition: Postentzündliche Adhäsion und Verwachsung von Nervenwurzeln im Verein mit Abkammerungen des Subarachnoidalraumes
- Klassischer Aspekt in der Bildgebung
  - Im Durasack sind die Nervenwurzeln nicht einzeln sichtbar
  - Große Verwachsungen von Nervenwurzeln zentral im Durasack
  - Zeichen des „leeren Durasacks"
    - Peripher verbreiterter Durasack
    - Im Zentrum Liquor cerebrospinalis ohne Nervenwurzeln
  - Eine Weichteilraumforderung nimmt den größten Teils des Durasacks ein
  - Myelographisch „amputierte" (verwachsene) Wurzeltaschen
- Weitere Schlüsselfakten
  - Seltene Krankheitsentität
  - Bei etwa 10% der Patienten nach Laminektomie Ursache anhaltender Schmerzen

Bildgebung
Typische Befunde
- Schlüsselzeichen: Im Durasack sind die Nervenwurzeln nicht jeweils einzeln sichtbar

CT-Befunde
- Außer dem klassischen Aspekt in der Bildgebung:
  - Intraspinale Zysten und Abkammerungen
  - Selten auch verkalkte Nervenwurzel oder eine richtige Raumforderung

MRT-Befunde
- Das Spektrum reicht von der Verklumpung von 2–3 Nervenwurzeln bis zum klassischen Erscheinungsbild
- Die Befunde erstrecken sich über mindestens 2 LWK

Lumbale Arachnoiditis

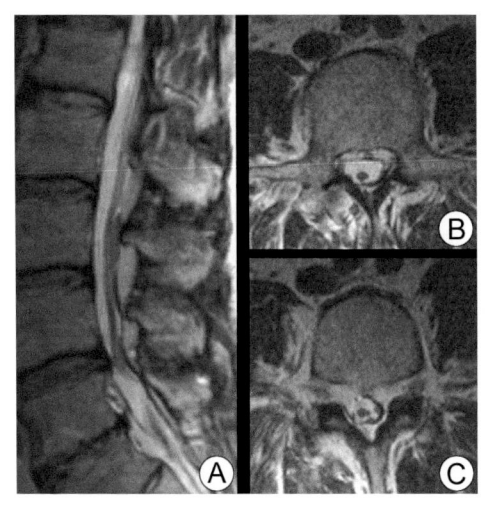

Lumbale Arachnoiditis. (A) Das sagittale T2w-Bild zeigt ein zentral liegendes Konglomerat lumbaler Nervenwurzeln im Durasack. (B) Das axiale T2w-Bild bestätigt die strangartig zentral liegenden Nervenwurzeln. Zusätzlich sind in der Peripherie verbackene Nervenwurzeln zu sehen.

- Öliges KM (Pantopaque/Myelopaque) nach früherer Myelographie
- Zeichen früherer Operationen an der LWS
- Unterschiedlich starkes Enhancement der Nervenwurzeln

Myelographiebefunde
- Verlegte/verklebte Nervenwurzeltaschen
- Keine Aussparungen durch Nervenwurzeln in der KM-Säule erkennbar

Differenzialdiagnose

Spinalkanalstenose
- Verklumpte Nervenwurzeln
- Auffällige degenerative Veränderungen

Neoplasma, Meningeosis carcinomatosa, leptomeningeale Metastasen intrathekal
- Stärkeres Enhancement der Nervenwurzeln mit umschriebenen Knötchen

Pathologie

Allgemein
- Ätiologie/Pathogenese
  - Früher öfter durch Trauma oder spinale Meningitis
    - Meningitis tuberculosa
    - Syphilis
  - Heute häufig gekoppelt an vorangegangene LWS-Operation(en)
    - Besonders bei zahlreichen oder komplizierten Eingriffen
    - Insbesondere bei Kombination mit zahlreichen oder komplizierten vorangegangenen spinalen Myelographien mit öligem oder wässrigem KM
  - Bereits die Myelographie löst eine intrathekale entzündliche Reaktion aus
    - Führt aber nur selten zur Arachnoiditis
  - Tierexperimentell nachgewiesen irritiert eine intrathekale Blutung die Meningen

Lumbale Arachnoiditis

- Gewöhnlicher Ablauf
  - Entzündliche Zellreaktion
  - Fibrinabscheidung
  - Perineurale und leptomeningeale Fibrose
  - Nervenwurzeln verkleben miteinander und am Durasack
- Weitere Ursachen
  - Subarachnoidalblutung
  - Spinale Anästhesie
- Epidemiologie
  - Bislang in der Literatur der letzten 50 Jahre < 1000 Fälle
  - Wahrscheinlich ist das Syndrom klinisch deutlich häufiger

Makroskopische und intraoperative Befunde
- Entzündliche Kollagenmasse
- Kann verkalken
- Häufiger sind die Radices dorsales betroffen

Mikroskopische Befunde
- Kollagenbildung
- Chronische Lymphozyteninfiltrate
- Kleine Verkalkungsbezirke

Klinik
Klinisches Bild
- Keine eindeutige Symptomatik
- Imitiert engen Spinalkanal und Polyneuropathie
- Lumbalgien
- Radikuläre oder nichtradikuläre Beinschmerzen
- Paraparese
- Funktion von Harnblase und Mastdarm gestört

Verlauf
- Meist sind die Symptome statisch, ihre Schwere kann sich aber fließend ändern
- Kleiner Prozentsatz (in einer Studie 1,8%) weist zunehmende neurologische Ausfälle auf

Therapie
- Intrathekale Steroidinjektion
- Stimulation des Rückenmarks
  - Therapie der Wahl, wenn der Schmerz vorherrschendes Symptom ist
- Schmerzrehabilitation
- Laminektomie mit mikrochirurgischer Lösung von Adhäsionen
  - Patienten mit zunehmenden neurologischen Ausfällen vorbehalten

Prognose
- Rückenmarkstimulation
  - Sofortige Erfolgsrate (Schmerzlinderung) von > 70%
  - Erfolgsrate nach mittellangem Intervall > 50%
  - Langzeiterfolgsrate > 30%
- Mikrolyse von Adhäsionen
  - 50% anfängliche Erfolgsrate
  - Nimmt mit der Zeit ab

Literatur
Long DM (1992): Chronic adhesive spinal arachnoiditis: pathogenesis, prognosis, and treatment. Neurosurgery Quarterly 2:296–318

Delamarter RB et al (1990): Diagnosis of lumbar arachnoiditis by magnetic resonance imaging. Spine 15:304–310

Ross JS et al (1987): MR imaging of lumbar arachnoiditis. AJR 149:1025–1032

Arachnoiditis ossificans

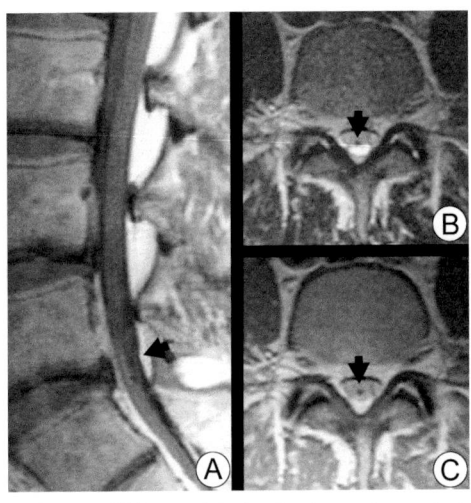

(A-C) Das sagittale T1w-Bild der LWS (A) zeigt eine Ansammlung verbackener Nervenwurzeln im Durasack, was zu einer Arachnoiditis passt. In Höhe L5/S1 ist eine subtile strichförmige Hypointensität vorhanden (Pfeil), die im axialen T1w- (Pfeil in B) und im protonendichtegewichteten Bild (Pfeil in C) gesichert wird.

Grundlagen

- Definition: Intradurale Verknöcherung im Verein mit chronischer postentzündlicher Adhäsion und miteinander „verbackenen" lumbalen Nervenwurzeln
- Klassischer Aspekt in der Bildgebung
  - Im Durasack sind die Nervenwurzeln nicht einzeln sichtbar
  - Verkalkung in
    - Großen „Klumpen" von zentral im Spinalkanal gelegenen Nervenwurzeln
    - Eine Weichteilraumforderung nimmt den Großteil des Durasacks ein
- Weitere Schlüsselfakten
  - Seltene Krankheitsentität
  - Kann mit zunehmenden neurologischen Störungen einhergehen
  - Kleine verkalkte Duraplaques sind ohne klare Ursache und asymptomatisch

Bildgebung

Typische Befunde
- Schlüsselzeichen: Umschriebene Verkalkung (CT) mit Hyperintensität in T1w- und T2w-Bildern (Fettmark) innerhalb von miteinander verbackenen Nervenwurzeln

CT-Befunde
- Verkalkungen von miteinander verbackenen Nervenwurzeln oder Weichteilraumforderung
  - Schmal und strichförmig
  - Tumorartig und kugelförmig
- Intraspinale Zysten und Abkammerungen

Arachnoiditis ossificans

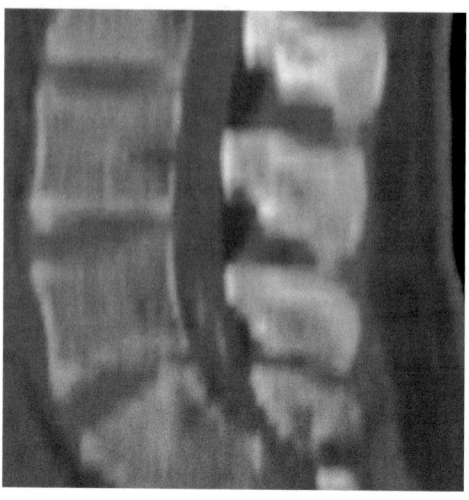

Die sagittale CT-Rekonstruktion weist 2 strichförmige Verkalkungen im Durasack nach, die der linienförmigen Hypointensität in der MRT entsprechen.

MRT-Befunde
- Subtiler als in der CT
- Strich- oder kugelförmige Signalveränderung
  - Variable Signalintensität; in T1w- und T2w-Bildern hypo- oder hyperintens
  - Die Hyperintensität stellt Fettmark dar
  - Kein Enhancement nach Gadoliniumgabe
    - Zeichen vorangegangener LWS-Operation(en)
    - Unterschiedlich starkes Enhancement von Nervenwurzeln

Differenzialdiagnose
Pantopaquereste nach Myelographie
- In T1w-Bildern hyperintens, in T2w-Bildern iso- bis hypointens
- Die CT differenziert diese von Verkalkungen

Spinalkanalstenose
- Miteinander verbackene Nervenwurzeln
- Auffällige degenerative Veränderungen
- Keine intrathekalen Verkalkungen

Neoplasma, Meningeosis carcinomatosa, leptomeningeale Metastasen intrathekal
- Stärkeres Enhancement von Tumor, Nervenwurzeln oder umschriebenen Noduli
- Die Tumoren sind in T1w-Bildern isointens und in T2w-Bildern hyperintens

Pathologie
Allgemein
- Ätiologie/Pathogenese
  - Früher öfter durch Trauma oder spinale Meningitis
    - Meningitis tuberculosa
    - Syphilis

Arachnoiditis ossificans

- Heute häufig gekoppelt an vorangegangene LWS-Operation(en)
  - Besonders bei zahlreichen oder komplizierten Eingriffen
  - Insbesondere bei Kombination mit zahlreichen oder komplizierten vorangegangenen spinalen Myelographien mit öligem oder wässrigem KM
- Gewöhnlicher Ablauf
  - Entzündliche Zellreaktion
  - Fibrinabscheidung
  - Perineurale und leptomeningeale Fibrose
  - Nervenwurzeln verkleben miteinander und am Durasack
- Die Ossifikation entsteht durch
  - Ossifiziertes intrathekales Hämatom
  - Knochenfragmente durch vorangegangenes Trauma/vorangegangene Operation
  - Knöcherne Metaplasie durch chronische Entzündung und Fibrose
- Epidemiologie
  - Bislang in der Literatur der letzten 50 Jahre < 1000 Fälle
    - Die Arachnoiditis ossificans ist sogar noch seltener
    - Wahrscheinlich tritt das Syndrom klinisch deutlich häufiger auf

Makroskopische und intraoperative Befunde
- Verkalkte entzündliche Kollagenmasse

Mikroskopische Befunde
- Proliferation von Fibroblasten mit knöcherner Metaplasie
- Kleine Verkalkungsbezirke

Klinik

Klinisches Bild
- Keine eindeutige Symptomatik
- Imitiert engen Spinalkanal und Polyneuropathie
- Lumbalgien
- Radikuläre oder nichtradikuläre Beinschmerzen
- Paraparese
- Funktion von Harnblase und Mastdarm gestört

Verlauf
- Meist sind die Symptome statisch, ihre Schwere kann sich aber fließend ändern
- Die Arachnoiditis ossificans neigt im Vergleich zur lumbalen Arachnoiditis eher zur Ausbildung progredienter neurologischer Störungen

Therapie
- Dekomprimierende Laminektomie
- Die Resektion ossifizierter Plaques ist wirkungslos

Prognose
- Die alleinige dekomprimierende Laminektomie kann schon hilfreich sein

Literatur
Frizzell B et al (2001): Arachnoiditis ossificans: MR imaging features in five patients. AJR 177:461–464

Long DM (1992): Chronic adhesive spinal arachnoiditis: pathogenesis, prognosis, and treatment. Neurosurgery Quarterly 2:296–318

Multiple Sklerose des Rückenmarks

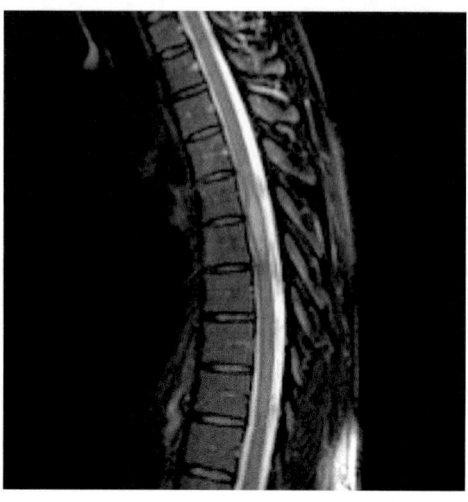

Das sagittale T2w-Bild zeigt eine intramedulläre hyperintense Läsion des Thorakalmarks.

Grundlagen
- Definition: Chronische und rezidivierende entzündliche demyelinisierende Krankheit des zentralen Nervensystems mit zahlreichen zeitlich und örtlich streuenden Läsionen
- Klassischer Aspekt in der Bildgebung
  - Peripherer Sitz
    - Typisch dorsolateral im Rückenmark gelegen
  - Längsausdehnung über < 2 Segmente
  - Nehmen weniger als die halbe Querschnittfläche des Rückenmarks ein
- Weitere Schlüsselfakten
  - Inzidenz begleitender intrakranieller Läsionen von 90%
  - Bei 10–20% der Patienten isolierte Krankheit des Rückenmarks
  - Das Halsmark ist der am häufigsten betroffene Rückenmarkabschnitt
  - Zur Sicherung der Diagnose müssen die Ergebnisse der Bildgebung mit klinischen und Laborbefunden verbunden werden

Bildgebung

Typische Befunde
- Schlüsselzeichen: Vorhandensein intrakranieller Läsionen der weißen Substanz periventrikulär, unter dem Balken, in Hirnstamm und Kleinhirn

MRT-Befunde
- Solitäre und multifokale Läsionen
- Sitzen peripher, und zwar im typischen Fall dorsal oder lateral
- Längsausdehnung < 2 Segmente
- Weniger als halber Rückenmarkquerschnitt befallen
- Normalkalibriges oder leicht aufgetriebenes Mark; final Rückenmarkatrophie
- In T1w-Bildern iso- oder hypointens
- In T2w-Bildern hohes Signal

Multiple Sklerose des Rückenmarks

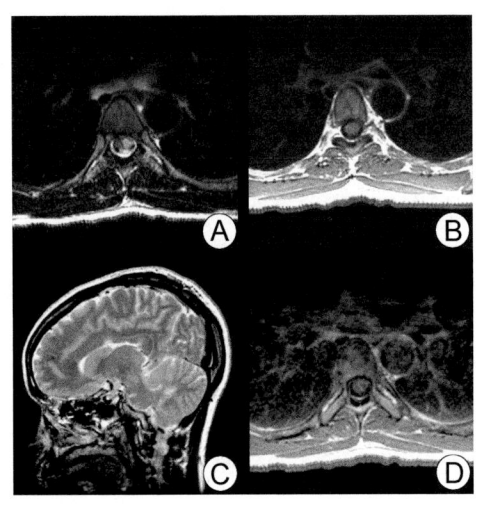

(A) Das axiale T2w-Bild zeigt eine exzentrisch liegende intramedulläre Läsion. Axiale Bilder in T1w vor (B) und nach Gadoliniumgabe (D) zeigen ein peripheres Enhancement. Das sagittale T2w-MRT-Bild durch das Gehirn (C) zeigt eine hyperintense Läsion im Corpus callosum.

- Unterschiedliches Enhancement nach intravenöser Gadoliniumgabe
- In akuter oder subakuter Phase homogenes oder ringförmiges Enhancement
  - In der chronischen Phase kein Enhancement

Empfehlungen
- MRT des Gehirns einschließlich hochauflösender T2w-Fast-spin-Echoschichten durch das Corpus callosum
  - Das Vorliegen von Läsionen der weißen Hirnsubstanz periventrikulär, unter dem Balken sowie in Hirnstamm und Kleinhirn kann dabei helfen, die Diagnose einer multiplen Sklerose zu stellen

Differenzialdiagnose

Ischämie und Infarkt des Rückenmarks
- Plötzlich einsetzende Symptome
- Beim Spinalis-anterior-Infarkt bleibt im typischen Fall der Hinterstrang verschont

Idiopathische Myelitis transversa (Querschnittmyelitis)
- Zentral gelegene Läsion
- Über 3–4 Segmente hinweg
- Nimmt > 2/3 des Rückenmarkquerschnitts ein
- Keine begleitenden intrakraniellen Läsionen
- Ausschlussdiagnose

Pathologie

Allgemein
- Allgemeine Anmerkungen
  - Fokale, unterschiedlich große und alte Demyelinisierungsbezirke, die über die gesamte weiße Substanz des Zentralnervensystems verstreut sind

Multiple Sklerose des Rückenmarks

- Genetik
  - Geringe familiäre Inzidenz
- Ätiologie/Pathogenese
  - Zellvermittelter entzündlicher Autoimmunprozess; Angriffsort: Myelin des Zentralnervensystems
- Epidemiologie
  - In den höheren nördlichen Breitengraden zunehmende Prävalenz
    - 30–80/100 000 Menschen jährlich im Norden der USA und Europas
    - 6–14/100 000 Menschen jährlich im Süden der USA und Europas
    - 1/100 000 Menschen in äquatorialen Gegenden
  - Erwachsene Frauen sind empfänglicher als Männer (Verhältnis Frauen : Männer = 1,7 : 1)
    - Männer haben mit höherer Wahrscheinlichkeit die rezidivierend-progressive und die chronisch-progressive Form der multiplen Sklerose des Rückenmarks
    - Frauen haben wahrscheinlicher die rezidivierende Form mit Remissionen

Mikroskopische Befunde
- Respektiert im Vergleich zu anderen intrakraniellen Läsionen die Mark-Rinden-Grenze mit nur geringerer Wahrscheinlichkeit
- Klar abgrenzbare Läsionen einer Myelinzerstörung
- In aktiven Läsionen reichlich Makrophagen
- Chronische Läsionen zeigen Gliose und Höhlen
- Perivaskuläre Säume aus Lymphozyten und Monozyten
- Häufiger Befall der Hinterhörner des Rückenmarks

Klinik

Klinisches Bild
- Hauptsymptom bei Erstvorstellung: Myelopathie; Sensibilitätsstörung dominant

Verlauf
- Beginn im 4. Lebensjahrzehnt
- Attacken umschriebener neurologischer Störungen in nicht vorhersagbaren Abständen
  - Dauer von Wochen
  - Erholung in unterschiedlichem Ausmaß
  - Betrifft 60% der Fälle
- Langsam progrediente neurologische Verschlechterung
  - Über Jahre
  - Ohne Exazerbationen und Remissionen
  - Seltener
- Sehr rasch fortschreitende neurologische Verschlechterung
  - Tod innerhalb von Monaten
  - Selten

Therapie
- Prednison i. v. oder oral
- Immunsuppressive Behandlung
  - Azathioprin
  - Cyclophosphamid
- Unterstützende Behandlung
  - Anticholinergika
  - Muskelrelaxanzien (glatte Muskulatur)

Multiple Sklerose des Rückenmarks

Literatur

Tartaglino LM et al (1995): Multiple sclerosis in the spinal cord: MR appearance and correlation with clinical parameters. Radiology 195:725–732

Campi A et al (1995): Acute transverse myelitis: spinal and cranial MR study with clinical follow-up. AJNR 16:115–123

Maravilla KR et al (1984): Magnetic resonance demonstration of multiple sclerosis plaques in the cervical cord. AJNR 5:685–689

Sarkoidose des Rückenmarks

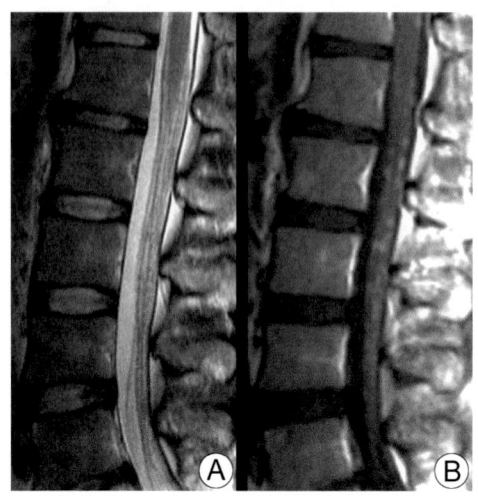

(A) Man erkennt in diesem sagittalen T2w-Bild andeutungsweise subtile, in die gesamte Cauda equina eingestreute hypointense Knötchen. (B) Nach intravenöser Gadoliniumgabe sieht man im sagittalen T2w-Bild ganz deutlich zahlreiche Knötchen mit Enhancement.

Grundlagen
- Definition: Chronische Multisystemkrankheit unbekannter Ursache mit nichtverkäsenden Granulomen
- Klassischer Aspekt in der Bildgebung
  - Vielfältige Manifestationen in der Bildgebung; ahmt zahlreiche spinale Krankheiten nach
  - Kombination von leptomeningealem Enhancement mit peripher gelegenem, intramedullärem, tumorartigem Enhancement, das für diese Krankheit spricht
- Weitere Schlüsselfakten
  - Klinisch Befall des Zentralnervensystems bei 5% der Sarkoidosepatienten
  - Autoptisch weisen 15% der Sarkoidosepatienten einen Befall des Zentralnervensystems auf
  - Bei 1,5% der Fälle isolierte Sarkoidose des Zentralnervensystems
  - Eine spinale Sarkoidose findet man bei < 1% der Sarkoidosepatienten
  - Intramedulläre Läsionen betreffen zumeist das Hals- oder das obere Brustmark
  - Die Diagnose einer intramedullären Sarkoidose kann durch weniger invasive Methoden – wie Konzentrationsmessung des „angiotensin converting enzyme", Lymphknotenbiopsie und transbronchiale Lungenbiopsie – erhärtet werden, bevor man eine Rückenmarkbiopsie in Erwägung zieht
  - Intraoperativ gewonnene Gefrierschnitte einer intramedullären Sarkoidose können als Gliome fehlgedeutet werden

Bildgebung
MRT-Befunde
- Diffus vergrößertes Rückenmark
- In den Spätstadien Rückenmarkatrophie

Sarkoidose des Rückenmarks

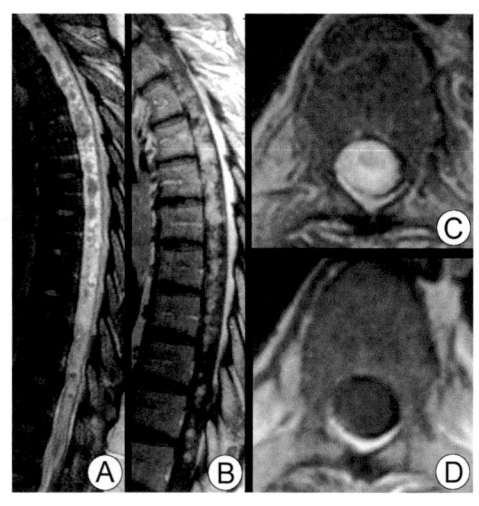

(A) Bei einem anderen Patienten zeigt das sagittale T2w-Bild eine diffuse Hyperintensität im Spinalkanal mit darin eingestreuten knotigen isointensen Läsionen. (B) Nach intravenöser Gadoliniumgabe zeigt das sagittale T1w-Bild fleckige und knotige, KM-aufnehmende Strukturen im gesamten Rückenmark. Axiales T2w- (C) und T1w-Bild (D) zeigen ein aufgetriebenes Rückenmark.

- Solitäres oder multiples intramedulläres Enhancement wie eine Raumforderung
  - Neigung zu peripherem Sitz mit breitbasigem Kontakt zur Myelonoberfläche
- Leptomeningeales Enhancement
- Enhancement der Nervenwurzeln mit oder ohne KM-aufnehmende Knötchen
- Unter der Behandlung rückläufige Befunde, insbesondere leptomeningeales und intramedulläres Enhancement

Differenzialdiagnose

Intramedulläres Neoplasma
- Kein leptomeningeales Enhancement
- Das Enhancement betrifft meist den gesamten Rückenmarkquerschnitt
- Das Ausmaß des Enhancement nimmt nach Behandlung mit Kortikosteroiden nicht wesentlich ab

Multiple Sklerose
- Kein leptomeningeales Enhancement
- Das Vorliegen von intrakraniellen Läsionen periventrikulär, subkallös sowie in Hirnstamm und Kleinhirnmark kann helfen, die Diagnose einer multiplen Sklerose zu stellen

Idiopathische Myelitis transversa (Querschnittmyelitis)
- Zentral gelegene Läsion
- Länge von 3–4 Segmenten
- Nimmt > 2/3 des Rückenmarkquerschnitts ein
- Ausschlussdiagnose

Sarkoidose des Rückenmarks

Pathologie
Allgemein
- Allgemeine Anmerkungen
  - Nichtverkäsende granulomatöse Entzündung unbekannter Ätiologie
- Ätiologie/Pathogenese
  - Leptomeningeale granulomatöse Entzündung
  - Zentrale Ausbreitung in den Spinalkanal über die perivaskulären Räume
  - Konfluierende Granulome, die Raumforderung(en) bilden
  - Rückenmarkischämie/-infarkt infolge der Vaskulitis
- Epidemiologie
  - 2.–4. Lebensjahrzehnt
  - Die Sarkoidose tritt bei Nordeuropäern und Afroamerikanern relativ häufig auf

Mikroskopische Befunde
- Epitheloid- und Riesenzellen-enthaltende, nichtverkäsende Granulome
- Infarktbezirke von Nervengewebe
- Perivaskuläre Lymphozyteninfiltrate

Klinik
Klinisches Bild
- Radikulopathie
- Paraparese
- Sensibilitätsstörungen
- Harn- und Stuhlinkontinenz

Therapie
- Intravenöse und/oder orale Kortikosteroide
- Immunsuppressive Behandlung
  - Cyclophosphamid
  - Methotrexat
  - Cyclosporin

Prognose
- Gutes Ansprechen auf Kortikosteroidbehandlung

Literatur
Lexa FJ et al (1994): MR of sarcoidosis in the head and spine: spectrum of manifestations and radiographic response to steroid therapy. AJNR 5:973–982

Junger SS et al (1993): Intramedullary spinal sarcoidosis: clinical and magnetic imaging characteristics. Neurology 43:333–337

Nesbit GM et al (1989): Spinal cord sarcoidosis: A new finding at MR imaging with Gd-DTPA enhancement. Radiology 173:839–843

Idiopathische akute Myelitis transversa

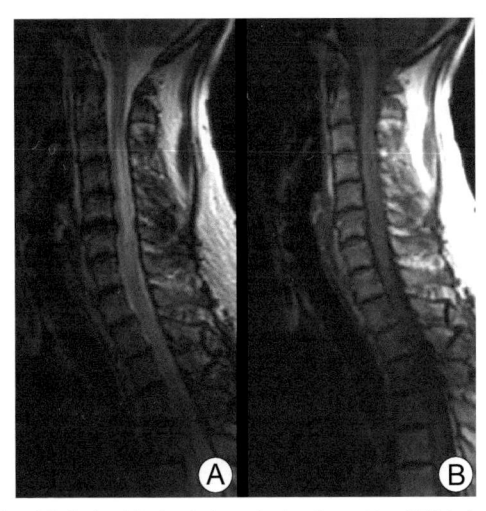

Im Zervikalmark befindet sich eine Läsion mit einer Länge über 5 Wirbelsegmente von C2/3 bis C7. Sie ist in T2w (A) hyperintens und in T1w (B) hypointens. In Höhe von C5 und C6 ist das Halsmark leicht verbreitert

Grundlagen
- Synonym: Idiopathische akute Myelitis transversa oder Querschnittmyelitis
- Definition
  - Klinisches Syndrom
  - Monophasische beidseitige motorische und sensible Störungen sowie Störungen des autonomen Systems
  - Keine vorbestehende neurologische Krankheit, keine Myelonkompression
- Klassischer Aspekt in der Bildgebung
  - Zentraler Sitz
  - Längenausdehnung über > 2 Segmente
  - > 2/3 des Rückenmarkquerschnitts betroffen
- Weitere Schlüsselfakten
  - Akuter Beginn
  - Am häufigsten erkrankt das thorakale Mark
  - Auszuschließen sind andere Ursachen einer Myelitis transversa
    - Primäre (multiple Sklerose) und sekundäre (akute disseminierte Enzephalomyelitis) demyelinisierende Krankeiten
    - Vaskulitis, wie z. B. systemischer Lupus erythematodes
    - Rückenmarkischämie und -infarkt
    - Gefäßmalformationen
    - Neoplasma
    - Paraneoplastische Myelopathie
    - Komplikation einer Strahlentherapie

Bildgebung

Typische Befunde
- Schlüsselzeichen: Zentrale Läsion des gesamten Rückenmarks mit einer Länge über > 2 Segmente

Idiopathische akute Myelitis transversa

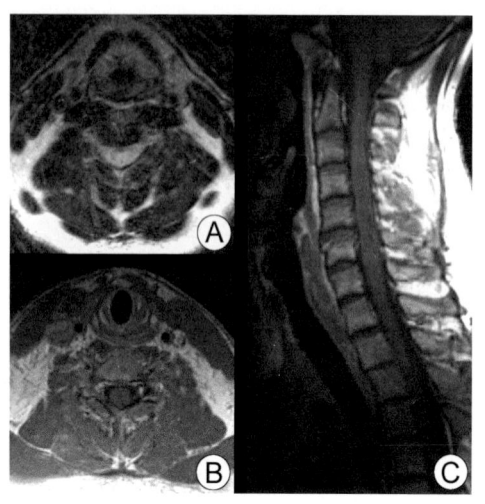

(A) Das axiale T2w-Bild zeigt eine zentral sitzende intramedulläre Läsion, die mehr als die Hälfte der Querschnittfläche des Halsmarks einnimmt. Nach intravenöser Gadoliniumgabe kommt es im axialen (B) wie auch im sagittalen T1w-Bild (C) zu keinem wesentlichen Enhancement.

MRT-Befunde
- Solitäre oder multifokale Läsionen
- Zentraler Sitz im Rückenmark
- Längenausdehnung über > 2 Wirbelsegmente
- > 2/3 des Rückenmarkquerschnitts befallen
- Normalkalibriges oder leicht aufgetriebenes Rückenmark; im Spätstadium Atrophie
- In T1w-Bildern iso- oder hypointens
- In T2w-Bildern hohe Signalintensität
- Unterschiedliches Enhancement nach intravenöser Gadoliniumgabe
  - Kein Enhancement
  - Knotiges Enhancement
  - Subtiles diffuses Enhancement
  - Peripheres Enhancement
  - Meningeales Enhancement
  - Häufiger im subakuten als im akuten oder chronischen Stadium
  - Schwindet mit der Zeit wieder

Empfehlungen
- MRT des Gehirns einschließlich hochauflösender T2w-Fast-spin-Echoschichten durch das Corpus callosum
- Zum Ausschluss intrakranieller Läsionen, die mit multipler Sklerose oder akuter disseminierter Enzephalomyelitis vergesellschaftet sind

Differenzialdiagnose
Multiple Sklerose
- Peripher gelegen
- Längenausdehnung < 2 Wirbelsegmente
- Weniger als halber Rückenmarkquerschnitt befallen

Idiopathische akute Myelitis transversa

- Inzidenz begleitender intrakranieller Läsion von 90%
- Verlauf mit Rezidiven und Remissionen

Neoplasie des Rückenmarks
- Ausnahmslos aufgetriebenes Rückenmark
- Diffuses oder knotiges Enhancement
- Ausgedehntes peritumorales Ödem
- Begleitende zystische Veränderungen
- Klinisch langsamerer Progress

Rückenmarkinfarkt
- Ventraler Rückenmarkbereich
- Motorische Störungen stärker als sensible
- Abrupter Beginn (eher Minuten als Stunden oder Tage)
- Weniger raumfordernde Wirkung

Pathologie

Allgemein
- Ätiologie/Pathogenese
  - In einigen Fällen mögliche Verbindung mit vorangegangener Virusinfektion oder Impfung
  - Autoimmunphänomen mit Bildung von Antigen-Antikörper-Komplexen
  - Schädigung der kleinen Gefäße führt zur Rückenmarkischämie
  - Damit verbundener Demyelinisierungsprozess
- Epidemiologie
  - Die Mehrheit der Fälle traten in einer Studie im Spätwinter und Frühling auf

Mikroskopische Befunde
- Unspezifische Nekrose grauer und weißer Substanz
- Demyelinisierung
- Perivaskuläre Lymphozyteninfiltrate

Klinik

Klinisches Bild
- Vorläufer sind überall im Körper auftretende Schmerzen
- Sehr rasch innerhalb von Tagen zu maximalen neurologischen Ausfällen fortschreitend
- Beidseitige sensible und motorische Ausfälle
- Harnblasenfunktion häufig gestört

Therapie
- Hochdosierte intravenöse Kortikoidstoßbehandlung

Prognose
- 1/3 der Patienten erleben eine gute Erholung
- Ein weiteres Drittel leichte Erholung
- 1/3 schlechte Erholung mit dauerhaften kompletten Ausfällen

Literatur

Choi KH et al (1996): Idiopathic transverse myelitis: MR characteristics. AJNR 17:1151–1160

Tartaglino LM et al (1996): Idiopathic acute transverse myelitis: MR imaging findings. Radiology 201:661–623

Campi A et al (1995): Acute transverse myelopathy: spinal and cranial MR study with clinical follow-up. AJNR 16:115–123

CIDP

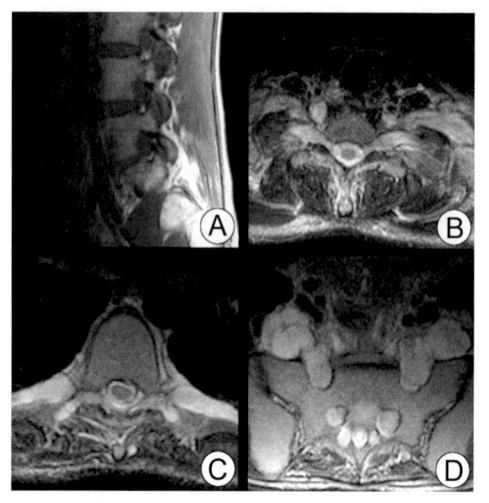

(A) Das sagittale T1w-Bild zeigt eine diffuse Vergrößerung und Hypointensität von Nervenwurzeln und Plexus lumbalis. Die axialen T2w-Bilder in Höhe von HWS (B), BWS (C) und LWS (D) demonstrieren diffus hyperintense Nerven und vergrößerte Plexus.

Grundlagen
- Synonym: Chronische inflammatorische demyelinisierende Polyneuropathie
- Definition: Chronische demyelinisierende Neuropathie
- Klassischer Aspekt in der Bildgebung: In T2w diffuse Hyperintensität von Plexus und verbreiterten peripheren Nerven
- Kann idiopathisch oder Folge von Infektion, Neoplasma oder Kollagenose sein
- Mögliche Verbindung mit gleichzeitiger Demyelinisierung des Zentralnervensystems
  - Der Befall des Zentralnervensystems bleibt meist subklinisch

Bildgebung
Typische Befunde
- Schlüsselzeichen: Diffus symmetrisch vergrößerte periphere Nerven

CT-Befunde
- Diffuse Vergrößerung von Cauda equina, Nervenwurzeln und -plexus sowie proximalen Nerven

MRT-Befunde
- T1w-Bilder: Deutliche Vergrößerung von Cauda equina, Nervenwurzeln und -plexus sowie proximalen Nerven, jeweils mit Enhancement
- T2w-Bilder: Abnorme Hyperintensität

Befunde anderer bildgebender Verfahren
- Sonographie: Diffus vergrößerte echoarme Nerven

Empfehlungen
- Wenn möglich verwende man Oberflächenspulen
- Koronare und axiale T1w- und T2w-Bilder mit Gadolinium und mit Fettsuppression zeigen Ausmaß und Ort der pathologischen Veränderungen am besten

CIDP

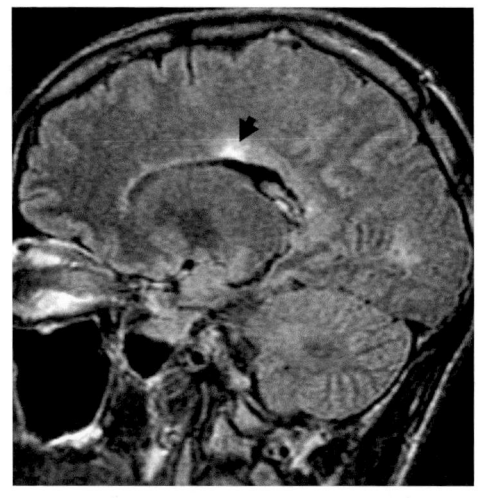

Das sagittale FLAIR-Bild des Gehirns zeigt eine typische periventrikuläre demyelinisierende Läsion (Pfeil) des Corpus callosum an dessen oberer Oberfläche.

- Man ziehe die MRT-Untersuchung des Gehirns in Betracht, um eine subklinische Demyelinisierung des Zentralnervensystems nachzuweisen

Differenzialdiagnose

Guillain-Barré-Syndrom
- Unterscheidet sich durch die Dauer der Initialphase und den klinischen Verlauf einer aszendierenden Lähmung bei relativ erhaltener Sensibilität

Angeborene demyelinisierende Neuropathie (Charcot-Marie-Tooth-, Déjerine-Sottas-Syndrom)
- Genetische Testung/klinischer Phänotyp helfen, diese von der CIDP zu unterscheiden

Neurofibromatose Typ I
- Genetische Testung und klare klinische Zeichen helfen, diese von der CIDP zu unterscheiden

Pathologie

Allgemein
- Allgemeine Anmerkungen
  - Multifokale Demyelinisierung, die v. a. Spinalwurzeln/-nerven, Plexus und proximale Nervenstämme befällt
  - Kann auch weiter nach distal reichen
- Epidemiologie
  - Idiopathisch
  - Folge von Infektion, Neoplasma oder Kollagenose

Makroskopische und intraoperative Befunde
- Ausgedehnter Nervenbefall

Mikroskopische Befunde
- Vergrößerte „zwiebelförmige" Nerven
- Demyelinisierung und Remyelinisierung von Nerven

CIDP

Klinik

Klinisches Bild
- Gemischt sensible/motorische Neuropathie
- Es dominieren entweder die Sensibilitäts- oder die motorischen Störungen
- Kann idiopathisch sein oder vergesellschaftet mit HIV, Lyme-Disease (Borreliose), Kollagenose, malignem Lymphom oder anderen malignen Tumoren
- Einige Patienten weisen gleichzeitig eine (meist subklinisch verlaufende) Demyelinisierung des Zentralnervensystems auf

Verlauf
- Die Krankheit kann einen chronischen, stufenweise oder rezidivierend fortschreitenden Verlauf nehmen

Therapie
- Immunmodulation oder immunsuppressive Behandlung
- Prednisolonbehandlung, Plasmapherese oder intravenöse Gabe von Immunglobulinen

Prognose
- Durchschnittliche Krankheitsdauer von 7,5 Jahren
- Nur leichter erkrankte Patienten neigen zur Erholung; schwer erkrankte Patienten weisen mit höherer Wahrscheinlichkeit chronische Symptome oder eine auf die CIDP rückführbare Morbidität auf

Literatur
Cros D (2001): Peripheral Neuropathy. 1st ed. Philadelphia: Lippincott Williams & Wilkins: 432

Van den Bergh PY et al (2000): Chronic demyelinating hypertrophic brachial plexus neuropathy. Muscle Nerve 23(2):283–288

Mizuno K et al (1998): Chronic inflammatory demyelinating polyradiculoneuropathy with diffuse and massive peripheral nerve hypertrophy: distinctive clinical and magnetic resonance imaging features. Muscle Nerve 21(6):805–808

Vitamin-B_{12}-Mangel

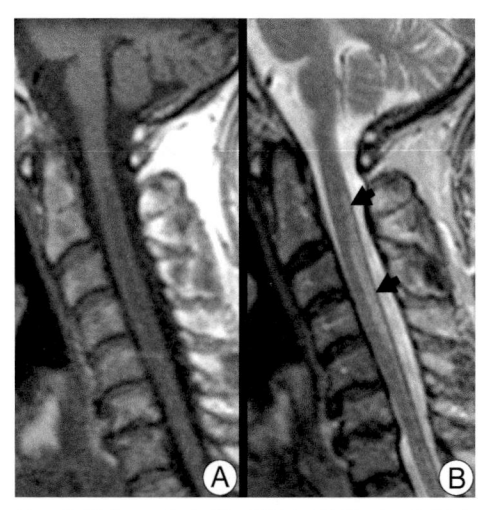

Vitamin-B_{12}-Mangel. (A) Das sagittale T1w-Bild der HWS zeigt ein leicht vergrößertes Rückenmark sowie hypointense Hinterstränge. (B) Das sagittale T2w-Bild ergibt eine Hyperintensität im Hinterstrangbereich (Pfeile) unter Verschonung der übrigen Myelonanteile.

Grundlagen

- Synonyme: Subakute kombinierte Degeneration, kombinierte Systemkrankheit
- Definition: Der Vitamin-B_{12}-Mangel verursacht eine selektive Degeneration von Seiten- und Hintersträngen
- Klassischer Aspekt in der Bildgebung: Leicht aufgetriebenes Mark mit abnormem Signal in Hinter- und Seitenstrang
- Vitamin B_{12} findet sich in geringer Konzentration in Fleisch, nicht aber in Gemüse
- Einen Vitamin-B_{12}-Mangel kann man bei Erwachsenen oder Säuglingen nachweisen
  - Bei den meisten Erwachsenenfällen (USA) Kontext mit der perniziösen Anämie
  - Selten bei Säuglingen strikt vegetarischer Mütter oder bei heranwachsenden Veganern
  - Die Symptome entstehen durch Demyelinisierung

Bildgebung

Typische Befunde
- Schlüsselzeichen: Charakteristische T2-Hyperintensität, die auf den dorsalen Rückenmarkbereich beschränkt ist
- Nur selten extramedulläre Hämatopoese bei Fällen schwerer Anämie

CT-Befunde
- Wirbelsäule: Mittels CT nur schwer oder nicht diagnostizierbar
- Gehirn: Bei Erwachsenen keine spezifischen Befunde; bei Säuglingen schwere Atrophie möglich, die sich nach parenteraler Vitamin-B_{12}-Zufuhr bessert

Vitamin-B$_{12}$-Mangel

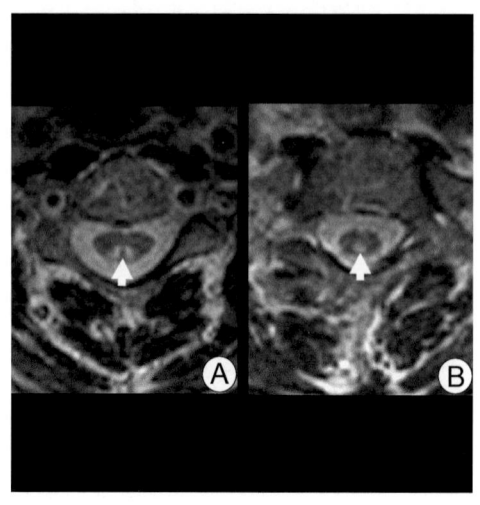

Vitamin-B$_{12}$-Mangel. (A, B) Axiale T2w-Bilder weisen eine abnorme Hyperintensität ausschließlich in der Columna dorsalis nach (Pfeile). Die Columnae laterales sind normal dargestellt.

MRT-Befunde
- T1w-Bilder: Leicht vergrößertes Rückenmark und hypointense dorsale Anteile; kein Enhancement
- T2w-Bilder: Topographisch identisch verteilte Hyperintensität

Empfehlungen
- Sagittale T2w-Bilder definieren klar die Bevorzugung der Hinterstränge
- Axiale T2w-Bilder sichern die genaue Lokalisation

Differenzialdiagnose

Amyotrophe Lateralsklerose
- Betrifft insbesondere Tractus corticospinalis und motorische Vorderhornzellen
  - Ventrale Rückenmarkatrophie mit Hyperintensität in T2w
  - Kann sich nach rostral in Centrum semiovale/subkortikale weiße Hirnsubstanz ausdehnen
- Verschont die Hinterstränge
- Charakteristisches klinisches Bild und Krankheitsverlauf lassen sich prompt vom Vitamin-B$_{12}$-Mangel unterscheiden

Entzündliche Demyelinisierung
- Multiple Sklerose oder Encephalomyelitis disseminata acuta
- Charakteristisches klinisches Bild
- Die fokalen Läsionen beschränken sich nicht speziell auf Seiten- oder Hinterstrang

Myelitis transversa (Querschnittmyelitis)
- Akutes Krankheitsbild
- Diffuse multisegmentale Signalveränderungen in geschwollenem Mark

Vitamin-B_{12}-Mangel

Rückenmarkinfarkt
- Hyperakutes Bild, Veränderungen vorwiegend der Vorderstränge; motorische Störungen stärker als sensible

Pathologie
Allgemein
- Allgemeine Anmerkungen
  - Führender Befund ist eine selektive Seiten- und Hinterstrangdegeneration
  - Ebenso sind auch periphere Nerven häufig betroffen
- Ätiologie/Pathogenese
  - Häufigste Ätiologie (in den USA wie auch Europa) ist die perniziöse Anämie
    - Antikörper gegen „intrinsic factor" und gegen die Parietalzellen des Magens verhindern eine normale Sekretion des „intrinsic factor"
    - Fehlen des „intrinsic factor" verhindert die normale Absorption von Vitamin B_{12} im terminalen Ileum
  - Weitere Ursachen sind die Ingestion des Fischbandwurms (Diphyllobotrium latum), M. Crohn, Zöliakie, überstarkes Wachsen von Bakterien in blinden Darmschlingen sowie strikt vegetarische Diät
  - Der Folsäuremangel verursacht ähnliche klinische Befunde wie der Vitamin-B_{12}-Mangel
- Epidemiologie
  - Perniziöse Anämie in Skandinavien und in „englisch sprechenden Bevölkerungen" häufiger, aber insgesamt bei allen Rassen zu finden
  - Männer erkranken etwas häufiger als Frauen
  - Diagnosestellung meist im 5.–8. Lebensjahrzehnt

Makroskopische und intraoperative Befunde
- Bei 3/4 der fulminanten Fälle findet man Läsionen des Zentralnervensystems
  - Grauverfärbung von Hinter- und Seitenstrang bei der Autopsie
  - Am schwersten in mittlerem und oberem Thorakalmark ausgeprägt
  - Man kann in der weißen Hirnsubstanz eine fleckige Demyelinisierung finden

Mikroskopische Befunde
- Myelinscheidendegeneration; weniger stark ausgeprägte axonale Degeneration

Klinik
Klinisches Bild
- Häufig schleichend einsetzende Symptome
  - Zu den spinalen Symptomen zählen motorische (spastische Paraparese, Gangunsicherheit) und sensible Befunde (Parästhesien, Reflexausfälle, Verlust von Propriozeptions- und Vibrationssinn)
  - Abnehmende geistige Fähigkeiten mit zunehmender psychomotorischer Regression (Verwirrtheit, Depression, Wahnsymptome, geistige Verlangsamung)
- Pathologische Laborwerte
  - Makrozytäre Anämie (mittleres korpuskuläres Volumen > 100)
  - Im Plasma erniedrigter Vitamin-B_{12}-Spiegel

Therapie
- Die Behandlung stoppt den degenerativen Prozess, stellt zerstörte Nervenfasern aber nicht wieder her
- Ecksteine der Behandlung
  - Lebenslange parenterale Substitution von Vitamin B_{12}
  - Behandelbare Fälle ermitteln

Vitamin-B$_{12}$-Mangel

Prognose
- Spontane Besserung ohne Behandlung kommt nur selten vor
- Man kann nach Vitamin-B$_{12}$-Behandlung dramatische klinische Besserungen sehen

Literatur
Locatelli ER et al (1999): MRI in vitamin B12 deficiency myelopathy. Can J Neurol Sci 16(1):60–63
Taybi H et al (1996): Radiology of syndromes, metabolic disorders, and skeletal dysplasias. 4th ed. St. Louis: Mosby-Yearbook Publishing
Rowland L (1989): Merritt's Textbook of Neurology. 8th ed. Lea & Febiger: Philadelphia

PocketRadiologist™
Wirbelsäule
Die 100 Top-Diagnosen

Neoplasien und tumorartige Läsionen

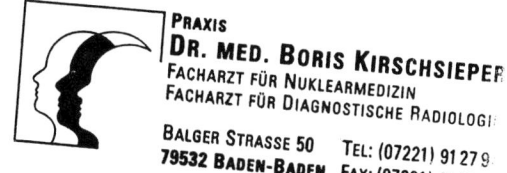

Osteoidosteom der Wirbelsäule

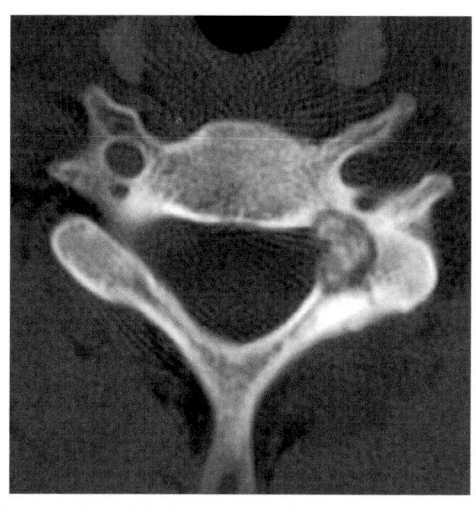

12-jähriger Junge mit durch Salicylate gelinderten Nackenschmerzen. Das axiale Nativ-CT-Bild zeigt eine diskrete strahlentransparente Raumforderung mit einem verkalkten Nidus in der linken Bogenwurzel von HWK 6. Man beachte die reaktive Umgebungssklerose und die geringe Größe (< 1,5 cm), Charakteristika eines Osteoidosteoms.

Grundlagen
- Definition: Benigner osteoblastischer Tumor mit einem Kern gefäßreichen Osteoidgewebes und peripherer Sklerose
- Osteoidosteom = Tumor bei Kindern bis jungen Erwachsenen
- Zu 10% in der Wirbelsäule (häufigste Ursache einer schmerzhaften Adoleszentenskoliose)
- Klassische Erstvorstellung: Durch Salicylate (nichtsteroidale Antiphlogistika) gelinderter nächtlicher Schmerz
- Bildbefunde: Hypodense Läsion < 1,5 cm mit Umgebungssklerose

Bildgebung

Typische Befunde
- Schlüsselzeichen: Hypodenser, Kalk enthaltender Nidus, Umgebungssklerose
- Wirbelbogen >> Wirbelkörper befallen

CT-Befunde
- Ohne KM
  - Läsion < 1,5 cm im Durchmesser (falls größer: Osteoblastom)
  - Gut abgrenzbarer hypodenser Nidus
    - Mit oder ohne Verkalkung
  - Unterschiedlich starke Umgebungssklerose
- Mit KM: Unterschiedlich starkes Enhancement

MRT-Befunde
- T1w-Bilder: Hypointenses > isointenses Signal
- T2w-Bilder
  - Hyperintenses > mittelstarkes Signal
    - Unterschiedlicher Kalziumgehalt (stark hypointens)
    - Eine umgebende Hyperintensität kann eine Entzündung widerspiegeln
- Unterschiedlich starkes Enhancement (von minimal bis intensiv)

Osteoidosteom der Wirbelsäule

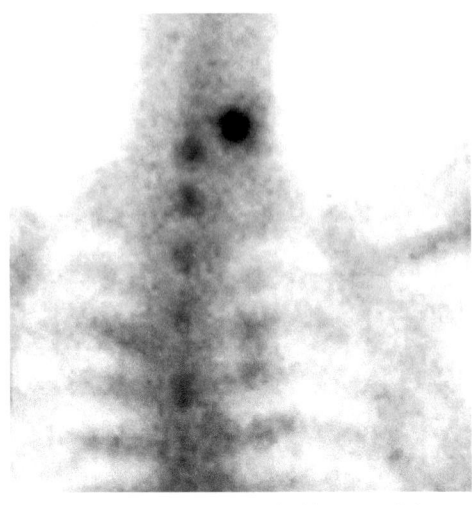

Derselbe Patient wie in der vorangegangenen Abbildung. Das Skelettszintigramm zeigt im Bereich der unteren HWS einen solitären Herd mit beachtlicher Radionuklidspeicherung im Nidus. Die Anamnese und ein solcher Befund sprechen bei einem jungen Patienten (dann) sehr stark für ein Osteoidosteom (mit freundlicher Erlaubnis von J. Crim).

Befunde anderer bildgebender Verfahren
- Röntgenaufnahmen
  - Klassisch
    - Diskreter runder oder ovaler Nidus mit Umgebungssklerose
    - Läsion (konkavseitig) am oder nahe am Scheitelpunkt einer Skoliose
  - Häufig: Normalbefund; leichte Sklerose; manchmal nur Skoliose
- Skelettszintigraphie
  - Der Nidus zeigt eine starke Speicherung des Radionuklids
  - „Zeichen der gedoppelten Dichte" = kleinräumige zentrale starke Aufnahme (Nidus) mit weniger starker Anreicherung in umgebender Zone (Knochenreaktion)

Empfehlungen
- Skelettszintigraphie plus Nativ-CT
- Bei Radikulo- oder Myelopathie MRT

Differenzialdiagnose

Osteoblastom
- Größer (> 1,5 cm)
- Expansiv wachsende Läsion des Wirbelbogens/der Bogenwurzel
- Häufiger neurologische Störungen als bei Osteoidosteom

Osteosklerotische Metastase/malignes Lymphom
- Ältere Patienten
- Oft Befall der Bogenwurzeln, Zerstörung des Kortex der Wirbelkörperrückfläche
- Häufig mit Weichteilraumforderung

Aneurysmatische Knochenzyste
- Größer; expansiv wachsend
- Oft multizystisch mit Flüssigkeitsspiegeln durch Einblutung

Osteoidosteom der Wirbelsäule

Benigne (nichtneoplastische) reaktive Sklerose
- Sklerosierte Facetten (Spondylolyse; kontralateral bei fehlendem Pedikel)
- Ungewöhnliche/chronische Infektion (selten)

Pathologie

Allgemein
- Allgemeine Anmerkungen
  - Sitz der Läsion
    - Femur > Tibia > Hände/Füße > Wirbelsäule
    - LWS > HWS > BWS > Kreuzbein
    - Dorsale Wirbelelemente (Lamina, Facette, Pediculus)
    - Wirbelkörper < 10%
- Epidemiologie
  - 12% aller benignen Skelettneoplasien
  - 10% davon im Achsenskelett, davon
  - 59% in LWS, 27% in HWS, 12% in BWS, 2% im Kreuzbein
  - Die Mehrzahl der Patienten ist 10–20 Jahre alt
  - Verhältnis männliches : weibliches Geschlecht = 2–3 : 1

Makroskopische und intraoperative Befunde
- Scharf begrenzte, runde, rosarote Raumforderung (Nidus)

Mikroskopische Befunde
- Nidus: Gut organisierter, miteinander verbundener Schwammknochen in verschiedenen Reifungsstadien innerhalb eines stark vaskularisierten, fibrösen, bindegewebigen Stromas
- Ähnlich dem Osteoblastom
- Keine maligne Entartung

Klinik

Klinisches Bild
- Nächtlicher Schmerz, gelindert durch Salicylate/nichtsteroidale Antiphlogistika
- Symptome: Schmerzhafte Skoliose, herdförmiger/radikulärer Schmerz, Gangstörung, Muskelatrophie
- Skoliose (70%) durch Muskelspasmus
- Bei Kindern können Tortikollis, Wirbelsäulensteife und Skoliose vorkommen

Verlauf
- In den meisten Fällen ist die operative Resektion kurativ
- Es wurde über Spontanheilungen berichtet

Therapie
- Vollständige Resektion
  - Neu: CT-gesteuerte perkutane Exzision
  - Thermo- oder Photokoagulation
- Konservativ: Beobachtung (bei Patienten mit gut beherrschbaren Symptomen)

Prognose
- Nach chirurgischer Resektion tritt ein Rezidiv extrem selten auf

Literatur
Cove JA et al (2000): Osteoid osteoma of the spine treated with percutaneous computed tomography guided thermocoagulation. Spine 25:2183–2186
Murphey MD et al (1996): Primary tumors of the spine: Radiologic-pathologic correlation. RadioGraphics 16:1131–1158
Kransdorf MJ et al (1991): Osteoid osteoma. Radiographics 11:671–696

Osteoblastom der Wirbelsäule

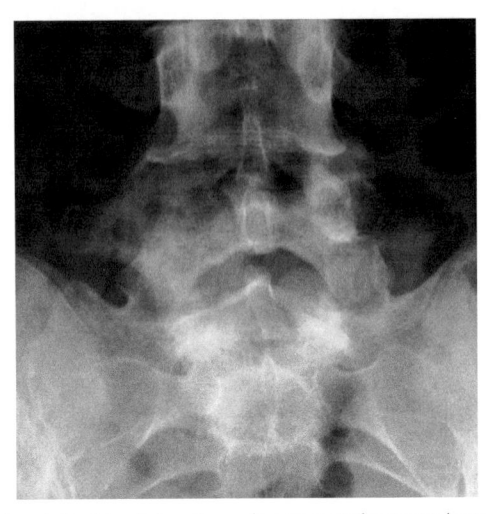

Ein 15-Jähriger stellte sich mit dumpfen, rechtsseitigen, tiefen Kreuzschmerzen vor. Die anterior-posteriore Röntgenaufnahme des lumbosakralen Übergangs zeigt eine expansiv wachsende Läsion, die die rechte Bogenwurzel L5 zerstört; dabei erscheint die Lamina intakt. Der Kortex der rechten Wirbelkörperhälfte ist nur unscharf gezeichnet.

Grundlagen
- Definition: Gefäße, Osteoid und Knochen bildender Tumor
- 40% der Osteoblastome sind in der Wirbelsäule lokalisiert
- 80% der Patienten sind jünger als 30 Jahre
- Die Pathologie ähnelt derjenigen des Osteoidosteoms, doch das Osteoblastom ist größer als 1,5–2 cm
- Verursacht stärker als Osteoidosteom dumpfen, umschriebenen Schmerz bzw. neurologische Störungen

Bildgebung
Typische Befunde
- Schlüsselzeichen: Expansiv wachsende Läsion in Wirbelbogen/Bogenwurzel
CT-Befunde
- In der CT ohne KM 3 Muster
  - Am häufigsten
    - Durch eine gut umschriebene, transparente, expansiv wachsende Läsion umgeformter Knochen
    - Mineralisierte Matrix (multifokale kleine Kalziumherde)
    - Sklerosierter Rand
  - Zentral strahlentransparenter Bereich mit oder ohne Kalziumeinlagerung; Umgebungssklerose (wie Osteoidosteom, aber > 1,5 cm im Durchmesser)
    - Aggressives Osteoblastom (Knochenzerstörung, Weichteilinfiltration, unterschiedlich viel Kalzium in der Läsion)
- CT mit KM mit oder ohne Enhancement
MRT-Befunde
- T1w-Bilder
  - Schwaches bis mittelstarkes Signal

Osteoblastom der Wirbelsäule

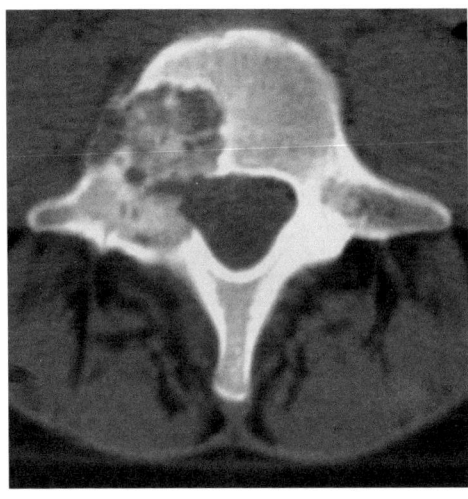

Derselbe Patient wie in der vorangegangenen Abbildung. Das axiale Nativ-CT-Bild zeigt eine gut abgegrenzte, expansiv wachsende Läsion mit „milchglasartigem" Aussehen. Es ist eine nur geringfügige Kortexzerstörung vorhanden, die auf den rechten Recessus lateralis übergreift. Die Läsion hat ihr Zentrum in der Bogenwurzel und weist eine Größe > 1,5 cm auf – sie ist somit für ein Osteoblastom typisch (mit freundlicher Erlaubnis von J. Crim).

- T2w-Bilder
  - Mittelstarke bis hohe Signalintensität
  - Häufig ausgedehntes peritumorales Ödem
  - Kann eine große Weichteilkomponente aufweisen
  - Kann auf den Wirbelkörper übergreifen

Befunde anderer bildgebender Verfahren
- Röntgenuntersuchung
  - Expansiv wachsende Läsion mit „Milchglasaspekt"
  - 50% der Patienten weisen eine Skoliose auf (Läsion sitzt konkavseitig im Scheitelwirbel)
- Die Skelettszintigraphie kann eine starke Nuklidaufnahme zeigen
- Angiographie: Gefäßreich (intensive, lang andauernde KM-Aufnahme)

Empfehlungen
- Nativ-CT für Knochendetails
- MRT für Weichteilausdehnung und Auswirkung auf Rückenmark/Nervenwurzeln

Differenzialdiagnose

Osteoidosteom
- Kleiner als Osteoblastom (< 1,5 cm)
- Stabile Größe (dagegen Osteoblastom: langsames Wachstum)

Aneurysmatische Knochenzyste
- Bei 10–15% der Osteoblastome ist anteilig eine aneurysmatische Knochenzyste vorhanden
- Zahlreiche blutgefüllte Hohlräume mit Spiegelbildung zwischen 2 Flüssigkeiten
- Kann kontiguierlich mehrere Wirbel befallen (bei Osteoblastom selten)

Osteoblastom der Wirbelsäule

Metastasen
- Ältere Patienten

Andere primäre Knochentumoren
- Osteosarkom
  - An der Wirbelsäule selten
  - Periostale Knochenneubildung
  - Auffallende Weichteilkomponente
- Knorpelbildende Tumoren
  - Enchondrom, Osteochondrom
  - Punkt- oder „popcornartige" Verkalkungen
- Riesenzelltumor
  - Patienten sind meist zwischen 20 und 40 Jahre alt
  - Wirbelkörper > dorsale Anhangsgebilde betroffen
  - Nur selten im Kreuzbein

Ähnlich aussehende nichtneoplastische Läsionen
- Fibröse Dysplasie
  - Häufig polyostotischer Befall (Osteoblastom fast nie multipel)
- Langerhans-Zell-Histiozytose
  - Wirbelkörper (verursacht oft eine Vertebra plana)
  - Weniger stark expansiv wachsend

Pathologie

Allgemein
- Allgemeine Anmerkungen
  - Läsion > 1,5 cm (kleinere werden als Osteoidosteom klassifiziert)
- Epidemiologie
  - 90% werden in 2. und 3. Lebensjahrzehnt diagnostiziert
  - Verhältnis Männer : Frauen = 2–2,5 : 1
  - 40% in HWS, 25% in LWS, 20% in BWS, 15–20% im Kreuzbein

Makroskopische und intraoperative Befunde
- Meist gut umschrieben und von einer Schale kortikalen Knochens und Periosts umgeben
- Bröckliger, stark vaskularisierter Tumor

Mikroskopische Befunde
- Ähnlich wie Osteoidosteom (stärkere Osteoidproduktion, gefäßreicher)
  - Verwobener spongiöser Knochen und fibrovaskuläres Stroma
  - Zahlreiche Osteoklasten (vielkernige Riesenzellen)
- Bei 10–15% findet man Anteile ähnlich einer aneurysmatischen Knochenzyste
- „Aggressive" Osteoblastome (wie Osteosarkom; enthalten epitheloide Osteoblasten)

Klinik

Klinisches Bild
- Skoliose; dumpfer, umschriebener Schmerz mit oder ohne neurologische Symptome

Verlauf
- Wächst langsam

Osteoblastom der Wirbelsäule

Therapie
- Chirurgische Resektion mit oder ohne präoperative Embolisation

Prognose
- In 10–15% der Fälle Rezidive (bei aggressiven Osteoblastomen 50%)

Literatur

Murphey MD et al (1996): Primary tumors of the spine: Radiologic-pathologic correlation. RadioGraphics 16:1131–1158
Boriani S et al (1992): Osteoblastoma of the spine. Clin Orthop Rel Res 278:37–45
Nemoto O et al (1990): Osteoblastoma of the spine. Spine 15:1272–1280

Osteochondrom der Wirbelsäule

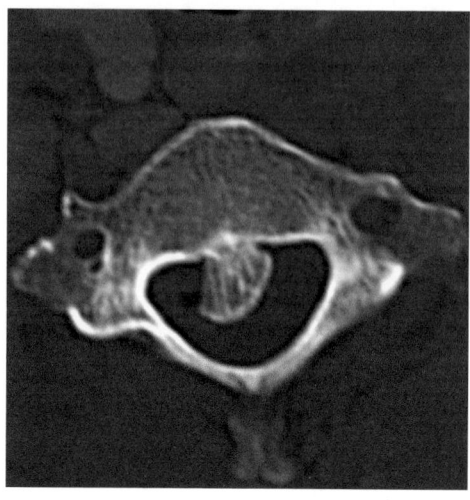

25 Jahre alter Mann mit Myelopathie. Das axiale Nativ-CT-Bild zeigt einen gestielten Knochenauswuchs in den Spinalkanal hinein. Man beachte den kontinuierlichen Übergang von jeweils Mark und Kortex der Läsion und des Knochens, von dem die Läsion ausgeht, was für ein Ostochondrom typisch ist.

Grundlagen
- Synonyme: (Osteo)kartilaginäre Exostose; Exostose
- Definition: Von Knorpel bedeckter Knochenvorsprung
- Häufigste benigne Knochenläsion
  - 30–45% aller benignen Knochentumoren
  - Wirbelsäule stellt < 5% aller Osteochondrome
  - Altersgipfel: 10–30 Jahre
- Klassischer Aspekt in der Bildgebung: Sessile „blumenkohlartige" Läsion, deren Kortex und Markraum jeweils mit denjenigen des Wirtsknochens verschmelzen
- Ein sehr schnelles Wachstum legt eine maligne Entartung zum Chondrosarkom nahe

Bildgebung
Typische Befunde
- Schlüsselzeichen: Mark und Kortex von Osteochondrom und Wirtsknochen gehen ineinander über
- Entsteht in Knochen, die durch enchondrale Ossifikation gebildet werden (Physis)

CT-Befunde
- Nativ-CT
  - Breitbasiger (sessiler) oder gestielter Knochenvorsprung
  - Die Knochenrinde des Wirtsknochens geht in diejenigen des Osteochondroms über
  - Die Knorpelkappe kann Kalzium enthalten

MRT-Befunde
- T1w-Bilder
  - Zentral hyperintens (gelbes Mark)
  - Hypointense Knochenrinde

Osteochondrom der Wirbelsäule

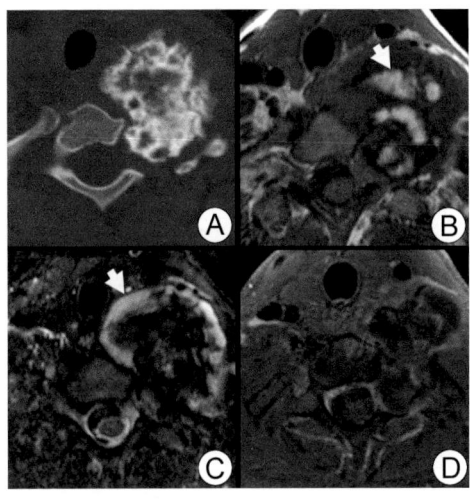

20-jährige Frau mit multiplen hereditären Exostosen. (A) Das axiale CT-Bild zeigt ein „blumenkohlartiges" Osteochondrom. (B) Das axiale T1w-Bild zeigt das zentrale hyperintense Mark (Pfeil) und den signalarmen Kortex. (C) Das axiale STIR-Bild zeigt die hyperintense Knorpelkappe (Pfeil). (D) Das T1w-Bild nach KM-Gabe zeigt das periphere Enhancement.

- Die Knorpelkappe kann Verkalkungen enthalten
- T2w-Bilder
  - Zentral isointens (gelbes Mark)
  - Hypointenser Kortex
  - Hyperintense Knorpelkappe
  - Bei Erwachsenen bedenke man bei einer Knorpelkappe von > 1,5 cm Breite die maligne Entartung (zum Chondrosarkom)
- T1w-Bilder nach KM-Gabe: Es wurde ein peripheres Enhancement beschrieben

Befunde anderer bildgebender Verfahren
- Röntgenaufnahmen
  - Breitbasiger/gestielter Knochenvorsprung
  - Ausgedünnter Kortex des Wirtsknochens am Abgang des Osteochondroms
  - Kleine Läsionen können schwer zu finden sein (zu 15% Normalbefund)

Empfehlungen
- Nativ-CT für Knochendetails
- MRT zur Abklärung von Knochenmark und Nerven

Differenzialdiagnose

Chondrosarkom
- Osteolytische, zerstörende Läsion mit sklerotischem Rand mit oder ohne Weichteiltumor
- Knorpelmatrix (Ringe und Bögen)
- Kann durch maligne Entartung eines Osteochondroms entstehen (breite Knorpelkappe)

Osteoblastom
- Expansiv wachsende Läsion von Wirbelbogen/Bogenwurzel

Osteochondrom der Wirbelsäule

Aneurysmatische Knochenzyste
- Expansiv wachsende multizystische Läsion mit Spiegelbildung zwischen Flüssigkeiten

Pathologie

Allgemein
- Allgemeine Anmerkungen
  - Ort: < 5% Wirbel (85% Metaphyse eines langen Röhrenknochens)
    - HWS (50%; vorzugsweise Axis)
    - BWS > LWS >> Kreuzbein
    - Wirbelanhangsgebilde (Dorn- oder Querfortsatz) > Wirbelkörper
  - Die Breite der Knorpelkappe entspricht dem Alter des Patienten
- Genetik
  - Sporadisch: Keine bekannten Fälle
  - Hereditäre multiple Exostosen
    - Autosomal-dominant
    - Unterschiedlich starke Expression
- Ätiologie/Pathogenese
  - Entsteht während der Entwicklung, wenn Epiphysenknorpel außerhalb der Wachstumsfuge gefangen ist; wächst an dessen Spitze, während der Knorpel ossifiziert
  - Kann strahleninduziert sein (dosisabhängig)
    - Entsteht in der Peripherie von Feldern einer Röntgenbestrahlung
    - Typischerweise bei Patienten, die zur Zeit der Strahlentherapie < 2 Jahre alt sind
- Epidemiologie
  - Osteochondrome stellen 30–45% aller benignen Knochentumoren
  - < 5% kommen in der Wirbelsäule vor
  - 7–9% der Patienten mit multiplen hereditären Osteochondromen weisen spinale Läsionen auf
  - Bei der solitären Form sind Männer häufiger betroffen (Verhältnis Männer : Frauen = 1,5–2,5 : 1)

Makroskopische und intraoperative Befunde
- Knochenvorsprung mit Knorpelkappe; Kortex und Rinde gehen kontinuierlich in diejenigen des Wirtsknochens über

Mikroskopische Befunde
- Ähnlich dem normalen Knochen
- Anteile von reifem spongiösen und kompakten Knochen sowie Knorpel

Klinik

Klinisches Bild
- Im typischen Fall schmerzlose, langsam wachsende Raumforderung
- Durchschnittsalter bei solitärer Läsion 30 Jahre, bei multiplen Exostosen 22 Jahre
- Myelopathie kann vorkommen (Beginn oft nach einem Trauma)
  - 34% der Patienten mit solitärem Osteochondrom, 77% mit multiplen Osteochondromen
- Tastbare Raumforderung, wenn die Läsion nach dorsal vorwächst
- Bei ventralen Läsionen sind Dysphagie, Heiserkeit und pharyngealer Tumor möglich

Osteochondrom der Wirbelsäule

Verlauf
- Komplikationen: Fraktur; Reizung/Schädigung von Nerven/Gefäßen/Rückenmark
- Maligne Entartung: 1–5% der solitären, 3–5% der multiplen Läsionen
- Bei Kindern und Adoleszenten wurden spontane Rückbildungen berichtet
- Normalerweise hört das Wachstum mit der Pubertät auf
- Die operative Resektion ist in den meisten Fällen kurativ
- Zeichen der malignen Entartung
  - Wachstum nach der Skelettreife
  - Verbreiterte Knorpelkappe (> 1,5 cm bei Erwachsenen)

Therapie
- Chirurgische Resektion
- Bei asymptomatischen Patienten konservative Behandlung

Prognose
- Rezidive sind selten, allerdings bei inkompletter Resektion möglich
- Bei 89% der Patienten durch die Operation gebesserte Symptome

Literatur

Murphey MD et al (2000): Imaging of osteochondroma: Variants and complications with radiologic-pathologic correlation. RadioGraphics 20:1407–1434

Morikawa M et al (1995): Osteochondroma of the cervical spine: MR findings. Clin Imaging 19:275–278

Albrecht S et al (1992): On spinal osteochondromas. J Neurosurg 77:247–252

Wirbelhämangiom

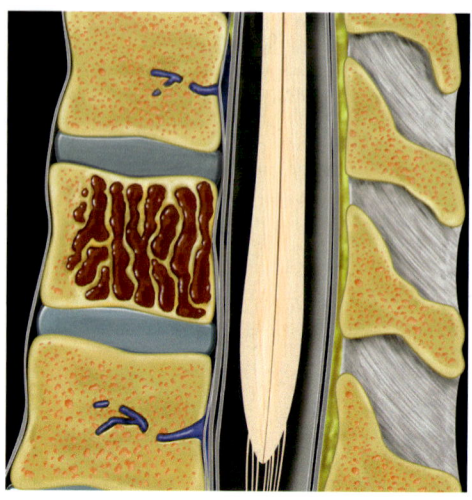

Die Grafik eines sagittalen Schnittes veranschaulicht vertikal verlaufende, blutgefüllte, sinusoidale Hohlräume, die für ein Hämangiom charakteristisch sind. Die Läsion beschränkt sich gänzlich auf den Wirbelkörper, was ebenfalls für ein Hämangiom typisch ist.

Grundlagen
- Synonym: Keines
- Definition: Benigner Gefäßtumor des Wirbelkörpers
- Klassischer Aspekt in der Bildgebung: In der CT hypodense Läsion mit groben, senkrecht verlaufenden Trabekeln; in der MRT in T1w und auch in T2w hyperintens
- Häufigster Tumor der Wirbelsäule überhaupt
  - Zufallsbefund bei einer aus anderem Grund ausgeführten (Bild-)Untersuchung
  - Ein seltenerer klinischer oder radiologischer Befund ist das „aggressive" Hämangiom
  - Diagnostische radiologische Kriterien hierfür sind Wachstum der Läsion, Knochenzerstörung, Wirbelkollaps, das Fehlen von Fett in der Läsion und eine aktive Gefäßkomponente
  - Kann bis epidural reichen und eine Rückenmarkkompression bedingen

Bildgebung
Typische Befunde
- Schlüsselzeichen: Gut abgrenzbare hypodense Läsion mit groben Vertikaltrabekeln in der axialen CT (so genannte „white polka dots")

CT-Befunde
- Hypodense Läsion mit Sitz im Wirbelkörper
  - Spärlich verbreitete Trabekel, umgeben von (hypodensem) Fett
  - In axialen Bildern „gepunktetes Aussehen"
  - Aggressive Läsionen zeigen eine sehr starke KM-Aufnahme

Wirbelhämangiom

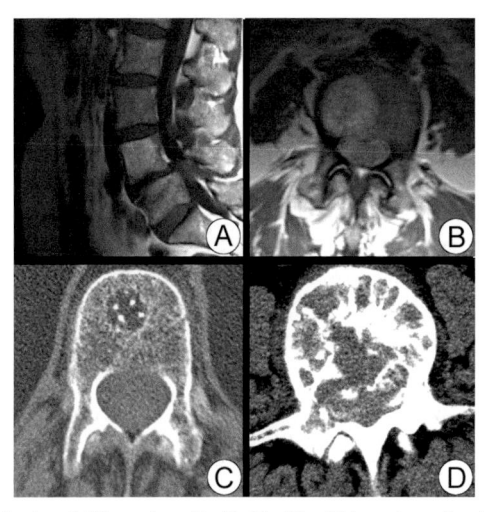

Typisches (benignes) Hämangiom: (A, B) Die T1w-Bilder zeigen eine hyperintense Läsion im 4. LWK, die nicht auf den Epiduralraum übergreift. (C) Typisches CT-Erscheinungsbild (anderer Patient) einer gut abgegrenzten Läsion mit spärlichen, verdickten Knochenbälkchen. (D) Ein aggressives Hämangiom zeigt im axialen CT-Bild ein destruierendes, expansives Wachstum bis in den Epiduralraum.

MRT-Befunde
- Typisches „benignes" (Fettstroma-)Hämangiom
  - T1w: Hyperintens, mit starkem Enhancement
  - T2w: Hyperintens
  - Manchmal sind im Röntgenbild benigne wirkende Läsionen in T1w iso- oder hypointens und somit schwer von Metastasen unterscheidbar
- „Aggressives" („malignes") Hämangiom
  - T1w: Iso- bis hypointens mit sehr starker KM-Aufnahme
  - T2w: Hyperintens
  - Häufig pathologische Fraktur oder epidurale Ausdehnung
  - Klinisch aggressive Hämangiome sind meist im Röntgenbild ebenfalls aggressiv dargestellt

Befunde anderer bildgebender Verfahren
- Röntgenübersichtsaufnahmen: Wirbelkörperläsion mit groben Vertikaltrabekeln, die Kordsamt ähneln
- Angiographie: Normale bis hypervaskuläre Anfärbung; aggressive Läsionen nehmen das KM sehr rasch und stark auf

Wirbelhämangiom

Empfehlungen
- Sowohl CT als auch MRT erlauben die spezifische Diagnose
  - Am besten zeigt die MRT die Charakteristika der Aggressivität
    - Sagittale und axiale T1w-Bilder eignen sich am besten, um die Zusammensetzung zu charakterisieren
    - Axiale T1w- und T2w-Bilder nach KM-Gabe eignen sich am besten, um die epidurale Ausdehnung sowie eine Rückenmarkkompression (durch aggressive Läsionen) aufzuzeigen
    - Um die charakteristischen Merkmale aufzuzeigen, die ein Hämangiom von einer Metastase unterscheiden, eignet sich die CT mit Knochenalgorithmus am besten
- Die Angiographie ist unnötig, außer zur Planung einer Embolisation

Differenzialdiagnose

Wirbelmetastasen
- Dehnen sich im charakteristischen Fall auf Bogenwurzeln aus
- In T1w- hypo-, in T2w-Bildern hypo- bis hyperintens (bis zu Marksignalstärke)
- Die T1w-Sequenz hilft, diese von einem benignen Hämangiom abzugrenzen
- Es kann schwierig sein, diese von einem „gefäßreichen" oder „aggressiven" Hämangiom zu unterscheiden; man ziehe dann eine CT in Betracht

Umschriebene Markverfettung
- Den Zufallsbefund einer runden Markverfettung erkennt man in der MRT
- STIR-Sequenzen zeigen eine deutlich hypointense Läsion; Hämangiome behalten hingegen durch den Gefäßanteil im typischen Fall ein hohes Signal

Pathologie

Allgemein
- Allgemeine Anmerkungen
  - Langsames Wachstum
  - Kapillärer, kavernöser oder venöser Typ des Hämangioms
    - Am häufigsten sind die kavernösen Hämangiome
- Epidemiologie
  - Häufig: Bei 10–12% aller Erwachsenen
  - Bei 20–30% multipel; v. a. in der BWS gelegen
  - Altersgipfel: 4.–6. Lebensjahrzehnt
  - Benigne Läsionen: Männer und Frauen gleich häufig betroffen; aggressive Läsionen bei Frauen etwas häufiger

Makroskopische und intraoperative Befunde
- Die große Mehrzahl beschränkt sich auf den Wirbelkörper
  - Sie können klein sein oder den ganzen Wirbelkörper einnehmen
  - Befallen nur selten die dorsalen Wirbelelemente/Bogenwurzeln (10–15%)
- Läsionen der BWS sind häufiger aggressiv als an anderen Orten

Mikroskopische Befunde
- Benigne Läsionen zeigen reife, dünnwandige, mit Endothel ausgekleidete kapilläre und venöse Sinus, eingestreut in nur wenige Knochenbälkchen und Fettstroma
- Aggressive Läsionen enthalten weniger Fett und mehr vaskuläres Stroma

# Wirbelhämangiom

Klinik
Klinisches Bild
- Benigne Hämangiome sind Zufallsbefunde
- Symptomatische (aggressive) Hämangiome manifestieren sich mit intensivem, umschriebenem Rückenschmerz, Myelopathie und/oder Radikulopathie durch Knochenauftreibung, pathologische Fraktur und/oder Übergreifen auf die Dura

Therapie
- Benigne (fettige) Hämangiome: Keine Behandlung erforderlich
- Aggressive Hämangiome: Therapie der ersten Wahl ist die Vertebroplastie im Verein mit einer Embolisation und – soweit erforderlich – Operation

Prognose
- Benigne (fettige) Hämangiome: Zufallsbefunde; exzellente Prognose
- Aggressive vaskuläre Hämangiome: Unterschiedlich, abhängig von der Größe der Läsion, dem Ausmaß des Durabefalls und vorhandener/fehlender Myelonkompression

Literatur
Baudrez VC et al (2001): Benign vertebral hemangioma: MR-histological correlation. Skeletal Radiol 30(8):442–446

Cross JJ et al (2000): Imaging of compressive vertebral hemangiomas. Eur Radiol 10(6):997–1002

Pastushyn AI et al (1998): Vertebral hemangiomas: diagnosis, management, natural history and clinicopathological correlates in 86 patients. Surg Neurol 50(6):535–547

Chordom

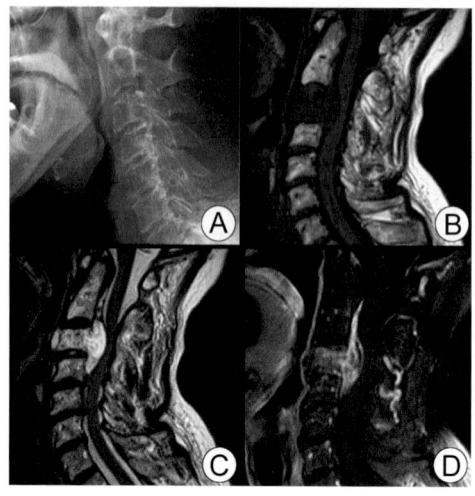

(A) Die seitliche Röntgenaufnahme eines Patienten mit HWS-Beschwerden ist unauffällig. (B–D) Sagittales T1w-, T2w- und T1w-Bild nach KM-Gabe zeigen einen diffusen Knochenmarkersatz mit epiduraler Raumforderung und Myelonkompression. Hyperintensität in T2w und inhomogene KM-Aufnahme sind für das Chordom typisch.

Grundlagen

- Definition: Maligner Tumor, der aus Notochordresten entsteht
- Lobulierter Weichteiltumor der Mittellinie mit Knochenzerstörung
- Sakrokokzygeal > sphenookzipital > Wirbelkörper
- Stellt 2–4% der primären malignen Knochentumoren
- Der histologische Nachweis physaliphorer Zellen sichert die Diagnose

Bildgebung

Typische Befunde
- Schlüsselzeichen: Ein T2-gewichtet gegenüber Bandscheiben hyperintenser Tumor
- Heterogene, destruierende Raumforderung von Sakrum oder Wirbelkörper
  - Kann in die Bandscheibe einbrechen und 2 Nachbarwirbel erfassen
  - Kann in epiduralen/perivertebralen Raum einbrechen und Myelon komprimieren
  - Kann sich längs der Nervenwurzeln ausdehnen und Neuroforamina aufweiten

CT-Befunde
- CT ohne KM
  - Destruierende osteolytische Läsion
  - Die meisten Fälle zeigen einen begleitenden Weichteiltumor
  - Sklerose in 40–60% der Fälle
  - Amorphe intratumorale Verkalkungen
    – Kreuzbein > 70%
    – Wirbel 30%
- CT nach KM-Gabe
  - Leichtes bis mäßig starkes Enhancement
  - Mit oder ohne inhomogene Bereiche (zystische Nekrose)

Chordom

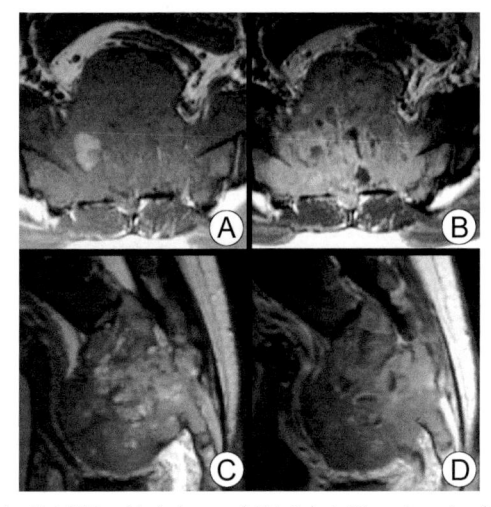

(A, B) Axiales Nativbild und Aufnahme nach KM-Gabe in T1w zeigen eine destruierende Raumforderung des Kreuzbeins. Sagittales T2w- (C) und T1w-Bild nach KM-Gabe (D) bieten eine gemischte Signalintensität des Tumors. Operativ gesichertes Chordom. Viele Chordome sind in T2w hyperintens.

MRT-Befunde
- T1w-Bilder
  - Heterogen hypo- bis isointens (verglichen mit Mark)
- T2w-Bilder
  - Gegenüber Liquor und Bandscheiben hyperintens
  - Kann hypointense (fibröse) Septen tragen
- Unterschiedlich starkes Enhancement – „blush" bis intensives Enhancement

Befunde anderer bildgebender Verfahren
- Röntgenübersichtsaufnahmen: Transparente Läsion mit Sklerose
- Skelettszintigraphie: „Kalte" Läsion

Empfehlungen
- MRT für Weichteilbefund (STIR-/fettsaturierte T2w- und T1w-Sequenz mit KM)
- Nativ-CT für die Knochendetails

Differenzialdiagnose

Chondrosarkom
- Wirbelbogen > Wirbelkörper
- Knorpelmatrix (Ringe und Bögen)
- Ähnliche MRT-Charakteristika

Riesenzelltumor
- Heterogenes MRT-Signal mit Blut(abbau)produkten; niedriges T2w-Signal

Metastasen/multiples Myelom/malignes Lymphom
- Multifokale Leiden; heterogenes T2w-Signal

Sakrokokzygeales Teratom
- Heterogenes MRT-Signal (Fett: in T1w hyperintens)
- Pädiatrische Patienten

Chordom

Ekchordosis physaliphora (selten)
- Benigne, nichtneoplastische, ektope Reste des Notochords
- Meist an Schädelbasis, kann aber an beliebigem Ort vorkommen (auch intradural)

Pathologie
Allgemein
- Allgemeine Anmerkungen
  - Ort
    - Sakrokokzygeal 50%; sphenookzipital 35%; Wirbelkörper 15%
    - Wirbelkörper: Zervikal (20–50%) > lumbal > thorakal
- Embryologie/Anatomie
  - Der Tumor entsteht aus Resten des Notochords
    - Das Notochord (Säule von Zellen ventral des Neuralrohrs) entsteht in der 3. Schwangerschaftswoche und verschwindet in der 7. Schwangerschaftswoche
    - Verbliebene Notochordzellen kommen im Achsenskelett vom Steißbein bis zum Dorsum sellae vor
- Ätiologie/Pathogenese
  - Entsteht aus Resten des Notochords
- Epidemiologie
  - 2–4% der primären malignen Knochentumoren
  - Altersgipfel: 5.–6. Lebensjahrzehnt (bei Kindern selten)
  - Verhältnis Männer : Frauen = 2 : 1 an der Wirbelsäule (beim sakralen Chordom kein Geschlecht bevorzugt)

Makroskopische und intraoperative Befunde
- Gelappte, weiche, graue, gelatineartige Raumforderung

Mikroskopische Befunde
- Es wurden 3 Typen beschrieben
  - Typisch: Läppchen, Scheiden und Bänder klarer Zellen mit intrazytoplasmatischen Vakuolen (physaliphore Zellen); reichlich Muzin
  - Chondroid: Hyaliner Knorpel (meist sphenookzipitale Region)
  - Entdifferenziert: Sarkomatöse Elemente (selten; hochmaligne)
- Immunhistochemie: Zytokeratinnachweis positiv; Epithelmembranantigennachweis positiv

Klinik
Klinisches Bild
- Ortsabhängig: Schmerz, Taubheitsgefühl, Schwäche, Inkontinenz

Verlauf
- Langsames Wachstum
- Fernmetastasen bei 5–40% (Lunge, Leber, Lymphknoten, Knochen)

Therapie
- Chirurgische Resektion mit adjuvanter Strahlentherapie
- Häufig Lokalrezidiv

Chordom

Prognose
- Faktoren mit ungünstiger Prognose
  - Großer Tumor
  - Subtotale Resektion, Lokalrezidiv
  - Mikroskopisch Nekrosen
  - Ki-67-Index > 5%
- 5-Jahres-Überlebensrate bis zu 84%

Literatur

Bergh P et al (2000): Prognostic factors in chordoma of the sacrum and mobile spine: a study of 39 patients. Cancer 88:2122–2134

Wippold FJ et al (1999): Clinical and imaging features of cervical chordoma. AJR 172:1423–1426

Murphey MD et al (1966): Primary tumors of the spine: Radiologic-pathologic correlation. RadioGraphics 16:1131–1158

Solitäres Plasmozytom der Wirbelsäule

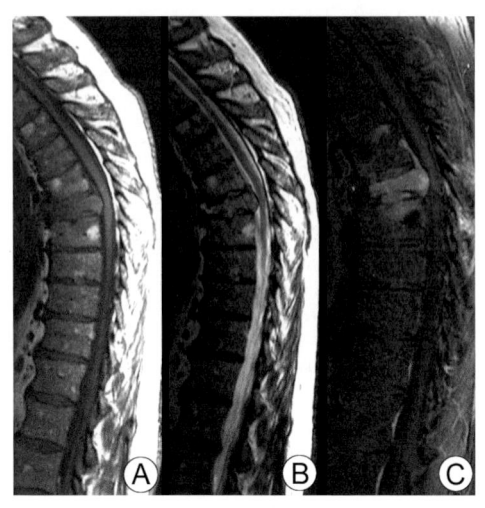

Sagittales T1w-Bild nativ (A) und T2w-Bild (B) zeigen eine Kompressionsfraktur der oberen BWS mit Kyphose und mäßig stark komprimiertem Rückenmark. Die Nachbarbandscheiben werden verschont. (C) Das fettgesättigte T1w-Bild mit Kontrastmittel zeigt ein monotones Enhancement, das bis in den Epiduralraum reicht. Plasmozytom.

Grundlagen
- Definition: Solitärer Plasmazelltumor des Knochens (SPK) oder der Weichteile
- Kann ein Frühstadium (Stadium I) des multiplen Myeloms darstellen
- Wirbelkörper: Häufigster Ort des SPK
- Klassischer Aspekt in der Bildgebung: Hypointenser Wirbel (in T1w) mit kortikalen „Einfaltungen" und bogig-linearen Hypointensitäten

Bildgebung
Typische Befunde
- Schlüsselzeichen: Hypointenses Mark mit hypointensen Bereichen bogiger Linien
- Vorsicht: Man muss eine zweite, unerwartete Läsion (33% der Fälle) ausschließen

CT-Befunde
- Nativ-CT
  - Häufig
    - Osteolytische, zerstörende Wirbelkörperläsion
    - Kompressionsfraktur mit oder ohne begleitende Weichteilraumforderung
  - Selten: Osteosklerose (3%)
  - Selten: Befall der Bandscheibe und eines Nachbarwirbels (falls vorhanden, hilfreiches Zeichen zur Abgrenzung von einer Metastase)
- CT nach KM-Gabe: Meist nur wenig oder kein Enhancement

Solitäres Plasmozytom der Wirbelsäule

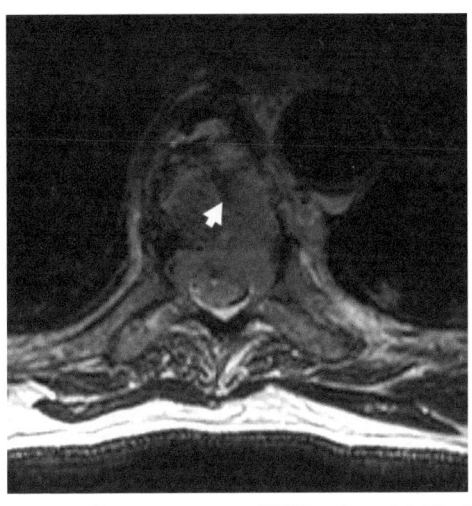

Derselbe Patient wie in der vorangegangenen Abbildung. Das axiale T1w-Bild zeigt den Knochenmarkersatz, einen zerstörten Kortex der Wirbelkörperrückfläche und einen mäßig verengten Spinalkanal. Der Pfeil zeigt den „eingefalteten" kortikalen Knochen.

MRT-Befunde
- T1w-Bilder
  - Solitäre Wirbelkörperläsion
    - Das Mark ist (verglichen mit Muskel) iso- oder hypointens
    - Enthält strichförmig gebogene hypointense Bereiche und/oder Kortexunregelmäßigkeiten („Einfaltungen" durch Endplattenfrakturen)
    - Unterschiedlich starke Kompression
    - In den meisten Fällen sind auch Wirbelanhangsgebilde befallen
    - Mit oder ohne begleitenden Weichteiltumor (paravertebral oder epidural mit „draped curtain sign" – Zeichen des drapierten Vorhangs)
  - Abbildung der gesamten Wirbelsäule deckt bei 1/3 der Fälle Zweitläsion auf
- T2w-Bilder
  - Heterogenes Signal
    - Umschriebene Hyperintensitäten (verglichen mit Fett)
    - Bogig-strichförmige signallose Strukturen
- STIR-Bilder: Hyperintens (entspricht Osteolysen in der Nativ-CT)
- T1w-Bilder nach KM-Gabe
  - Häufig: Leichtes bis mäßiges diffuses Enhancement
  - Selten: Peripheres (randständiges) Enhancement

Befunde anderer bildgebender Verfahren
- Röntgenübersichtsaufnahmen
  - Können im Frühstadium unauffällig sein
  - Lytische, multizystisch aussehende Läsion mit oder ohne vertikale dichte Streifung
  - Häufig pathologische Sinterungsfraktur
- Skelettszintigraphie: Intensive Aufnahme (kann aber im Frühstadium normal sein)

Solitäres Plasmozytom der Wirbelsäule

Empfehlungen
- Standard ist die MRT mit STIR-Sequenz
- Gesamte Wirbelsäule abbilden!
- CT-gesteuerte Biopsie/(Fein-)Nadelaspiration oder besser Stanzbiopsie

Differenzialdiagnose

Multiples Myelom
- Bei 33% der Fälle eines mutmaßlichen SPK der Wirbelsäule findet man eine Zweitläsion

Metastase
- Kann von einem SPK nicht unterscheidbar sein
- Befall von Wirbelanhangsgebilden nutzt zur Differenzierung eines SPK nicht
- Befällt nicht Bandscheibe oder Nachbarwirbel

Benigne (osteoporotische) Kompressionsfraktur
- Bei älteren Patienten häufig, gilt auch für SPK und multiples Myelom
- 50–60% der Kompressionsfrakturen eines multiplen Myeloms erscheinen in der MRT benigne
- Signalintensität (subakute/chronische Fraktur) wie normales Mark

Wirbelhämangiom
- Aggressives Wirbelhämangiom, das einen SPK imitiert; Metastasen sind selten
- Das Marksignal eines aggressiven Wirbelhämangioms kann einem SPK und Metastasen ähneln (die meisten Wirbelhämangiome sind in T1w und T2w hyperintens)
- Intensives Enhancement

Pathologie

Allgemein
- Allgemeine Anmerkungen
  - Durch neoplastische Plasmazellen infiltriertes Mark
- Genetik
  - Bei SPK nicht bekannt
  - Studien zur In-situ-Hybridisierung zeigen bei 80–90% der Patienten mit multiplem Myelom zytogenetische Anomalien
    – Am häufigsten Deletion von Chromosom 13
    – Ferner: Chromosom 11q, diverse Translokationen
    – Korreliert mit schlechter Prognose
- Ätiologie/Pathogenese
  - Maligne veränderte Plasmazellen
  - Monoklonale Gammopathie
- Epidemiologie
  - Die solitären Knochenläsionen des Plasmazelltumors stellen 3–5% der monoklonalen Gammopathien
  - Häufigster Ort ist die Wirbelsäule

Makroskopische und intraoperative Befunde
- Gesinterter Wirbel mit grau-purpurrot ersetztem Fettmark

Mikroskopische Befunde
- Monotone Ansammlung neoplastischer Zellen
  - Exzentrische, runde, pleomorphe Kerne mit radspeichenartigem Chromatin
  - Reichlich basophiles Zytoplasma

Solitäres Plasmozytom der Wirbelsäule

Kriterien der Stadieneinteilung/Gradierung
- Man erachtet die SPK als Läsionen vom klinischen Stadium I nach Durie-Salmon
- Bildgebung zeigt normalen Knochen oder nur einen SPK

Klinik
Klinisches Bild
- Kann asymptomatisch sein
- Häufigstes Symptom ist der Schmerz
- Epidurale Ausdehnung/pathologische Fraktur können Myelonkompression bedingen

Verlauf
- SPK zeigen im typischen Fall indolenten Verlauf (mediane Überlebenszeit: 10 Jahre)

Therapie
- Strahlentherapie
- Einige symptomfreie Patienten im Stadium I des multiplen Myeloms werden so lange nicht behandelt, wie im klinischen Verlauf keine aggressivere Krankheit nachgewiesen ist

Prognose
- SPK sind sehr strahlensensitiv (Heilungschance bei früher Diagnose und Therapie)

Literatur
Avva R et al (2001): CT-guides biopsy of focal lesions in patients with multiple myeloma may reveal new and more aggressive cytogenetic abnormalities. AJNR 22:781–785

Shah BK et al (2000): Magnetic resonance imaging of spinal plasmacytoma. Clin Radiol 55:439–445

Lecouvet F et al (1997): Vertebral compression fractures in multiple myeloma. Radiology 204:195–199

Malignes Lymphom

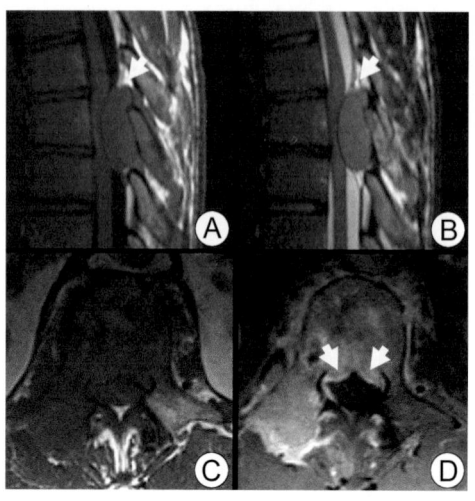

(A, B) Sagittales T1w- und T2w-Bild zeigen ein malignes Lymphom, bedeckt durch epidurales Fett (Pfeile). (C, D) Axiale Bilder vor und nach KM-Gabe zeigen bei einem anderen Patienten den Ersatz des Knochenmarks durch einen KM-aufnehmenden Tumor, der bis in den Epiduralraum reicht (Zeichen des „drapierten Vorhangs", Pfeile).

Grundlagen
- Zahlreiche Typen, unterschiedliche Manifestationen in der Bildgebung
  - Spinales epidurales Lymphom
  - Lymphom des Knochens
  - Meningeosis lymphomatosa
  - Intramedulläres Lymphom
- Sekundärer Befall häufiger als primärer
  - 30% der systemischen Lymphome zeigen Skelettbefall
  - Das primäre Lymphom des Knochens stellt 3–4% aller malignen Knochentumoren
- Extradural > intradural > intramedullär

Bildgebung
Typische Befunde
- Schlüsselzeichen:
  - Spinales epidurales Lymphom: KM-aufnehmende epidurale Raumforderung mit oder ohne Wirbelbefall
  - Lymphom des Knochens: Elfenbeinwirbel (selten)
  - Meningeosis lymphomatosa: Glattes/knotiges Enhancement der Pia mater
  - Intramedulläres Lymphom: Schlecht abgrenzbarer, KM-aufnehmender Tumor

CT-Befunde (Spinales epidurales Lymphom)
- Nativ-CT: Epiduraler, homogener, leicht hyperdenser Tumor mit oder ohne Knochenbefall
  - CT nach intravenöser KM-Gabe: Homogenes Enhancement

CT-Befunde (Knochen)
- Nativ-CT: Osteolytische permeative Knochenzerstörung; kann Diskusraum queren; mit oder ohne Weichteiltumor; breitet sich oft über zahlreiche Segmente aus

Malignes Lymphom

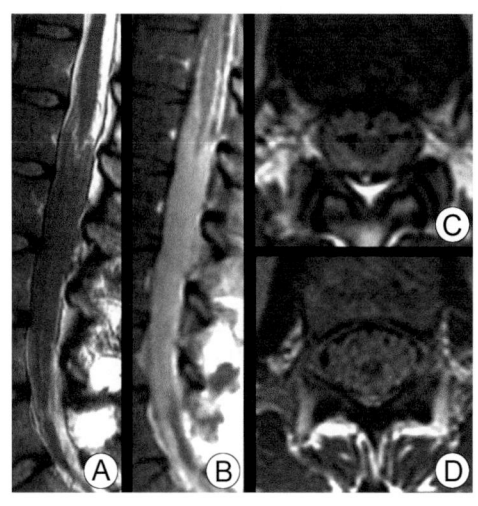

Sagittales T2w- (A) und T1w-Bild nach KM-Gabe (B) sowie axiale T1w-Aufnahmen nach KM-Gabe (C, D) zeigen eine diffus verbreiterte und KM-aufnehmende Cauda equina („Meningeosis lymphomatosa").

MRT-Befunde (Spinales epidurales Lymphom)
- T1w: Isointenser, homogener, epiduraler Tumor (oft multisegmental mit oder ohne Ausdehnung über Foramina intervertebralia)
- T2w: Iso-/hyperintens (gegenüber Rückenmark)
- T1w nach intravenöser KM-Gabe: Intensives, einförmiges Enhancement

MRT-Befunde (Knochen)
- T1w: Hypointenses bis normales Marksignal (mit oder ohne epidurale Ausbreitung)
- T2w: Unterschiedlich; iso-/hyperintens
- T1w nach intravenöser KM-Gabe: Diffuses, einförmiges Enhancement

MRT-Befunde (Meningeosis lymphomatosa)
- T1w/T2w: Breite Nervenwurzeln mit oder ohne fokale Knötchen (isointens zum Myelon)
- T1w nach intravenöser KM-Gabe: Die Nervenwurzeln nehmen KM auf

MRT-Befunde (intramedullär)
- T1w: Der Tumor ist meist im Vergleich mit dem Rückenmark isointens
- T2w: Hyperintens mit Umgebungsödem
- T1w nach intravenöser KM-Gabe: Unterschiedlich; fleckig/konfluierend, infiltrierend/abgegrenzt

Befunde anderer bildgebender Verfahren
- Röntgenaufnahmen
  - Knochenzerstörung (30–40%)
  - Selten: „Elfenbeinwirbelkörper", Vertebra plana

Empfehlungen
- MRT mit fettsaturierter T1w nach intravenöser KM-Gabe (STIR hilfreich)

Malignes Lymphom

Differenzialdiagnose

Epidurale Krankheit, die spinales epidurales Lymphom imitieren kann
- Hämatom (heterogenes Signal > homogenes Signal)
- Abszess (Randsaum > solides Enhancement, zentral niedriges Signal)
- Metastase (epidurale Metastase ohne Knochenbefall ist selten)

Das maligne Lymphom des Knochens imitieren
- Metastase (destruierend, mit oder ohne Weichteiltumor)
- Eosinophiles Granulom (Vertebra plana; jüngere Patienten)

Die Meningeosis lymphomatosa imitieren
- Andere neoplastische/granulomatöse oder infektiöse Meningitiden

Das intramedulläre Lymphom imitieren
- Ependymom (hämorrhagisch, häufig Zysten)
- Astrozytom (multisegmental, häufig Zysten)
- Metastase (meist rund, schärfer abgegrenzt)

Pathologie

Allgemein
- Allgemeine Anmerkungen
  - Spinales epidurales Lymphom: BWS > LWS > HWS
  - Häufig: Epidurale Ausbreitung durch benachbarte vertebrale oder paravertebrale Krankheit
  - Lymphom des Knochens: Lange Röhrenknochen > Wirbelsäule
  - Intramedulläres Lymphom
    - Zervikales > thorakales > lumbales Myelon
    - Kann primär oder bei systemischer Krankheit vorkommen
- Ätiologie/Pathogenese
  - Das Lymphom des Zentralnervensystems kann primär oder sekundär sein (hämatogene oder direkte geographische Ausbreitung)
  - AIDS-/Transplantationspatienten sind für Lymphome des Zentralnervensystems prädisponiert
  - Epstein-Barr-Virus spielt bei immunkompromittierten Patienten eine Rolle
- Epidemiologie
  - Non-Hodgkin-Lymphom >> M. Hodgkin; 80–90% vom B-Zell-Typ
  - Primäres spinales epidurales Lymphom = 1–7% der Non-Hodgkin-Lymphome; 10–30% der epiduralen Malignome
  - Sekundäres spinales epidurales Lymphom bei 5% der Patienten mit systemischem Lymphom
  - Primäres Lymphom des Knochens = 3–4% der malignen Knochentumoren
  - Knochenmarkbefall bei 25–50% der Patienten mit Non-Hodgkin-Lymphom; 5–15% bei M. Hodgkin
  - Epiduraler/Wirbelbefall entsteht durch hämatogene metastatische Streuung oder durch örtliche Ausbreitung seitens benachbarter Lymphknoten
  - Intramedulläres Lymphom = 3% aller Lymphome des Zentralnervensystems
  - Meningeosis lymphomatosa entsteht fast immer durch Streuung seitens eines intrakraniellen Lymphoms

Makroskopische und intraoperative Befunde
- Variiert von isolierter Raumforderung bis unscharf begrenzter infiltrierender Läsion

Mikroskopische Befunde
- Neoplastische Lymphozyten in Mark, Meningen; füllen perivaskuläre Räume dicht gepackt aus

Malignes Lymphom

Kriterien der Stadieneinteilung/Gradierung
- Lymphome des Zentralnervensystems sind zu > 85% Non-Hodgkin-Lymphome (B-Zell- >>> T-Zell-Typ); M. Hodgkin selten

Klinik
Klinisches Bild
- Erwachsene (Gipfel 4.–7. Lebensjahrzehnt); Männer etwas häufiger betroffen
- Häufigstes Symptom bei Erstvorstellung: Rückenschmerzen
- Spinales epidurales Lymphom kann Rückenmarkkompression verursachen
- Intramedulläres Lymphom = Myelopathie (Schwäche, Taubheitsgefühl usw.)

Verlauf
- Rückenmarkkompression bei bis zu 5–10% der systemischen Lymphome
- Gutes Ansprechen auf Chemotherapie/Strahlentherapie

Therapie
- Strahlentherapie mit oder ohne Chemotherapie (bei Meningeosis lymphomatosa intrathekal); mit oder ohne Operation

Prognose
- Im Allgemeinen bei Befall des Zentralnervensystems schlecht; am besten beim Lymphom des Knochens

Literatur
Koeller KK et al (2000): Neoplasms of the spinal cord and filum terminale: Radiologic-pathologic correlation. RadioGraphics 20:1721–1749

Mulligan ME et al (1999): Imaging features of primary lymphoma of bone. AJR 173:1691–1697

Boukobza M et al (1996): Primary vertebral and spinal epidural non-Hodgkin's lymphoma with spine cord compression. Neuroradiology 38:333–337

Extradurale Metastasen

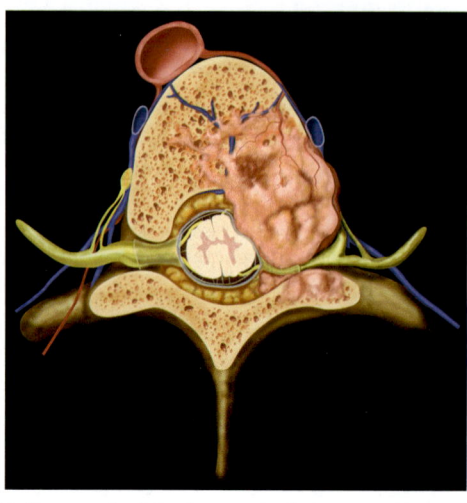

Die axiale Grafik veranschaulicht eine extradurale Metastase. Eine permeativ wachsende, den Knochen zerstörende Raumforderung arrodiert die Bogenwurzel und den dorsalen Wirbelkörperanteil, greift auf den epiduralen Raum über und komprimiert das Myelon.

Grundlagen
- Wirbelsäulenmetastasen findet man bei 5–10% aller Karzinompatienten
- Hyperintense Läsion (in STIR-Sequenz) in dorsalem Wirbelkörper/dorsaler Bogenwurzel
- Kann pathologische Fraktur und Myelonkompression verursachen

Bildgebung
Typische Befunde
- Schlüsselzeichen: Die Läsion zerstört den dorsalen Kortex/die Bogenwurzel

CT-Befunde
- Nativ-CT
  - Osteolytische, permeative destruierende Läsion(en)
    - Nahezu immer ist der hintere Wirbelkörperanteil befallen
    - 80% vorderer Wirbelkörperanteil
    - 60% Bogenwurzel (Pedikel)
    - 20% Dornfortsatz, Querfortsatz und/oder Wirbelbogen
  - Der Ort korreliert mit der Menge des roten Marks (LWS > BWS > HWS)
  - Mit oder ohne paravertebrale/epidurale Weichteilraumforderung
  - Seltene Muster
    - Diffuse Sklerose („Elfenbeinwirbel")
    - Osteolyse mit Sklerosesaum (häufiger während Chemotherapie; Anm. des Übers.)
- CT nach intravenöser KM-Gabe: Oft ist das Enhancement nicht detektierbar

MRT-Befunde
- Die Signalintensität unterscheidet sich von derjenigen des gesunden Marks

Extradurale Metastasen

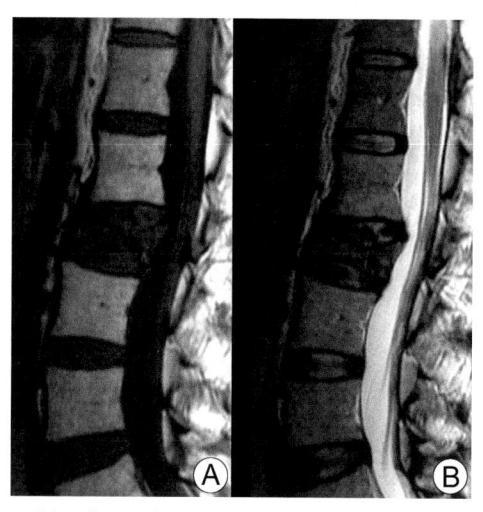

Sagittales T1w- (A) und T2w-Bild (B) zeigen bei einer Patientin mit Mammakarzinom eine diffuse Knochenmarkinfiltration und eine Kompressionsfraktur des LWK 2. Wahrscheinliche Diagnose: Metastase.

- T1w-Bilder
  - Hypointens
    - Solitäre oder multiple fokale Läsion(en)
    - Diffuser Befall/Ersatz von Fettmark bedingt ein generalisiert schwaches Wirbelsignal (die Bandscheiben sind „heller" als der Knochen)
  - Wirbelkörperkortikalis ist (insbesondere dorsal) zerstört, ebenso die Bogenwurzel
  - Die Bandscheiben bleiben in aller Regel verschont
  - Kann pathologische Fraktur mit paravertebralem/epiduralem Tumor bedingen
    - Befällt meist mehr als einen Quadranten
    - „draped curtain sign": Der Tumor bricht dorsal in den Epiduralraum ein und verschont dabei vergleichsweise die Mittellinie (am LLP; siehe malignes Lymphom)
- T2w-Bilder: Hypo-/isointens zu normalem Mark
- STIR: Hyperintens
- Diffusionsgewichtet: Hyperintens (Aussagekraft umstritten)

Befunde anderer bildgebender Verfahren
- Röntgenaufnahmen (zum Nachweis müssen 50–70% des Knochens zerstört sein)
  - Anterior-posteriore Aufnahme: Fehlende Bogenwurzel mit oder ohne paravertebralen Tumor
  - Seitliche Aufnahme: Zerstörte hintere kortikale Wirbelkörperlinie
- Szintigraphie
  - SPECT mit Tc-99m ist hochsensitiv
- Myelographie
  - Extradurale Kompression
  - „KM-Blockade" (unscharfe, „federartige" Randkontur der KM-Säule)
- Biochemische Marker zeigen Vorhandensein/Ausmaß der Skelettmetastasen an

Extradurale Metastasen

Empfehlungen
- Gesamte Wirbelsäule abbilden!
  - Standard-MRT plus STIR oder fettsupprimierte T2w-Bilder (gesamte Wirbelsäule abbilden)
  - T1w fettsaturiert nach KM-Gabe
  - Wassersupprimierte T1w, falls kein KM gegeben werden kann
- Bei unklarem Befund Szintigraphie

Differenzialdiagnose
Maligner Tumor des hämatopoetischen Systems
- Plasmozytom, multiples Myelom, malignes Lymphom, Leukämie
- Szintigraphie ist negativ/nicht aussagekräftig bei 25% der multiplen Myelome
- Diffuser Knochenmarkbefall häufiger als bei Metastasen

Benigne (osteoporotische) versus maligne Kompressionsfraktur
- Eine akute osteoporotische Fraktur kann schwer unterscheidbar sein (DWI evtl. hilfreich)
  - 1/3 der Frakturen bei Patienten mit bekanntem Primärtumor sind benigne
  - 1/4 der Frakturen bei offensichtlicher Osteoporose entstehen durch ein malignes Leiden
- Das Knochenmarksignal ähnelt bei späten subakuten/chronischen benignen Frakturen demjenigen des normalen Marks (Signal wird in STIR unterdrückt)

Inhomogenes Mark
- Fokales/unregelmäßiges, fleckig verfettetes Mark bei älteren Menschen
- Intakte Bogenwurzel, intakter dorsaler WK-Kortex

Avaskuläre Nekrose
- Vakuumspalt unter der Endplatte, meist ventral im Wirbelkörper

Pathologie
Allgemein
- Allgemeine Anmerkungen
  - Zu Beginn wird das Mark zerstört, dann die Trabekel, zuletzt der Kortex
- Ätiologie/Pathogenese
  - Hämatogene Aussaat (arteriell oder venös via Batson-Plexus) > perineural, lymphogen, über den Liquor
  - Die Markinfiltration geht der Knochenzerstörung voraus
    - Zuerst im dorsalen Wirbelkörperanteil, dann in der Bogenwurzel
  - Primärtumor (Erwachsene)
    - Bronchial-, Mamma-, Prostata-, Nierenzellkarzinom häufigste WS-Metastasen
    - Bei 15–25% unbekannter Primärtumor
  - Primärtumor (Kinder): Sarkome (Ewing-Sarkom, Neuroblastom), hämatologische maligne Neoplasien
- Epidemiologie
  - Wirbelmetastasen
    - 10–40% der Patienten mit systemischen Karzinomen
    - Stellen etwa 40% aller Knochenmetastasen
  - Epidurale Kompression des Rückenmarks bei 5% der Erwachsenen mit systemischem Karzinom (70% solitär, 30% multipel)
  - Epidurale Kompression des Rückenmarks kommt bei 5% der Kinder mit malignem soliden Tumor vor
    - Infiltrieren über das Foramen intervertebrale den Spinalkanal
    - Häufig zirkuläre Rückenmarkkompression

Extradurale Metastasen

Makroskopische und intraoperative Befunde
- Erweichter und erodierter Knochen mit oder ohne benachbarten Weichteiltumor

Mikroskopische Befunde
- Unterschiedlich, je nach histologischem Befund des Primärtumors osteoklastisch/osteoblastisch

Klinik

Klinisches Bild
- Zunehmender axial übertragener oder radikulärer Schmerz
- Myelonkompression kann Lähmung, Sensibilitätsverlust und Inkontinenz bedingen

Verlauf
- Unaufhaltsam progredient; pathologische Fraktur, evtl. danach Myelonkompression

Therapie
- Strahlentherapie, operative Dekompression (optional Vertebroplastie, Embolisation)

Prognose
- Verschieden, abhängig vom histologischen Befund des Primärtumors

Literatur

Castillo M et al (2000): Diffusion-weighted MR imaging offers no advantage over routine noncontrast MR imaging in the detection of vertebral metastases. AJNR 21:948–953

Chamberlain MC et al (1999): Epidural spinal cord compression. Neuro-oncol 1:120–123

Vanel D et al (1998): MRI of bone metastases. J Eur Radiol 8:1345–1351

Spinales Meningeom

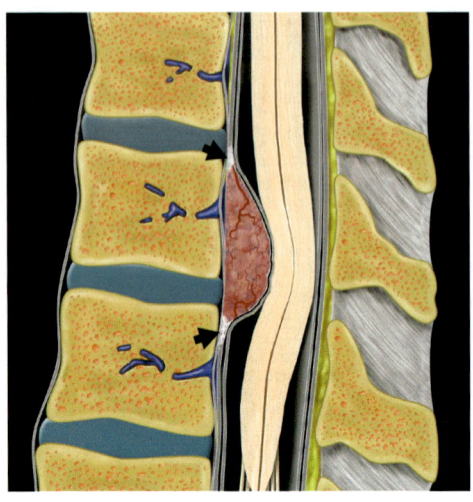

Die sagittale Grafik zeigt ein spinales Meningeom; der intradurale extramedulläre Sitz der Läsion ist hierfür typisch. Der Tumor ist breit duraständig, die Dura reaktiv leicht verbreitert (Pfeile), das Rückenmark mäßig komprimiert. Das Meningeom wird von einer dünnen Schicht Arachnoidea überzogen und weist eine scharf begrenzte Kontur („Meniskus") gegen den Liquor auf.

Grundlagen
- Definition: Langsam wachsender, benigner, duraständiger Tumor
- Zweithäufigstes intradurales extramedulläres Neoplasma
- Häufigster Ort: BWS-Bereich (80%)
- Bildgebung: Intradurale extramedulläre Raumforderung mit oder ohne „Duraschwanz"

Bildgebung
Typische Befunde
- Schlüsselzeichen: KM-aufnehmender intraduraler extramedullärer Tumor mit oder ohne „Duraschwanz"
  - 90% intradural (10% extradural und/oder „Sanduhrtumor")
  - Verkalkungen bei < 5%

CT-Befunde
- Nativ-CT: Iso- bis hyperdense Raumforderung (verglichen mit Muskel)
- CT nach KM-Gabe: Starkes und homogenes Enhancement

MRT-Befunde
- T1w-Bilder: Isointens (zum Rückenmark)
- T2w-Bilder
  - Iso-/hyperintens
  - Kann bei starker Verkalkung hypointens sein
  - Sehr gefäßreiche Meningeome können einen auffälligen „flow void" bieten
- T1w nach intravenöser KM-Gabe
  - Intensives homogenes Enhancement
  - Mit oder ohne breitbasiges Aufsitzen auf der Dura (der „Duraschwanz" ist seltener als bei intrakraniellen Meningeomen)

Spinales Meningeom

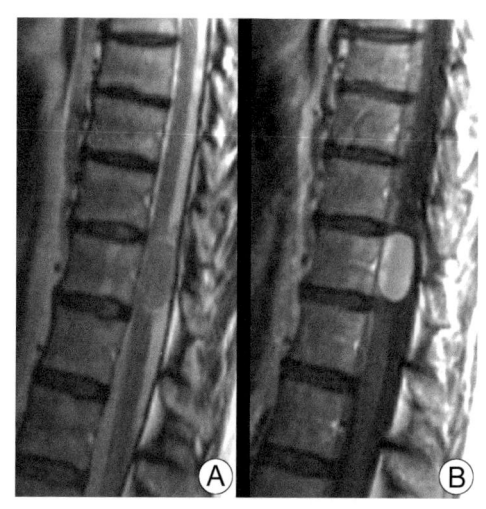

56-jährige Frau mit Myelopathie und Rückenschmerzen. (A, B) Sagittales T2w- und T1w-Bild nach KM-Gabe zeigen eine intradurale extramedulläre Raumforderung in Höhe der BWS. Man beachte das intensive, gleichmäßige und für Meningeome charakteristische Enhancement. Bei diesem Fall sieht man keinen „Duraschwanz".

Befunde anderer bildgebender Verfahren
- Myelographie, CT-Myelographie
  - Scharf begrenzte Meniskusform des KM überdeckt die Läsion (klassisch bei intraduraler extramedullärer Raumforderung)
  - Der ipsilaterale Subarachnoidalraum ist erweitert/Rückenmark und Nervenwurzeln sind durch die Raumforderung abgedrängt

Empfehlungen
- MRT mit intravenöser KM-Gabe
- CT (bei dichter Verkalkung)

Differenzialdiagnose

Schwannom
- In T2w-Bilder stark hyperintens
- Zystische Veränderungen und Einblutungen sind häufig
- Nicht an der Dura mater fixiert

Andere intradurale extramedulläre Raumforderungen
- Paragangliom (selten)
- Epidermoid (Signal meist wie Liquor cerebrospinalis)
- Arachnoidalzyste (wie Liquor, keine KM-Aufnahme)
- Intradurale Metastase (oft multipel)

Malignes Lymphom
- Eine solitäre intradurale Raumforderung ist hierbei selten

Spinales Meningeom

Pathologie

Allgemein
- Allgemeine Anmerkungen
  - Verhältnis intrakranielle : spinale Meningeome = 8 : 1
  - BWS (80%) >> HWS (16%) > LWS (4%)
- Genetik
  - Fast alle weisen Anomalien von Chromosom 22 auf
  - Die meisten Fälle sind solitär, sporadisch
  - Multiple Meningeome
    - Neurofibromatose Typ 2
    - Multiple Meningeomatose
    - Familiäres Klarzellmeningeomsyndrom
- Ätiologie/Pathogenese
  - Entsteht aus Arachnoideadeckzellresten
- Epidemiologie
  - Zweithäufigster intraduraler extramedullärer Tumor
    - 25% der primären spinalen Tumoren
  - Verhältnis Frauen : Männer = 4 : 1

Makroskopische und intraoperative Befunde
- Feste, gut abgegrenzte, lappige/rundliche Raumforderung, die an der Dura fixiert ist
- Expandiert zentripetal innerhalb des Durasacks

Mikroskopische Befunde
- Meist „typische" Meningeome
  - Häufige histologische Untertypen
    - Am häufigsten: Psammomatöser Typ mit Kalziumkonkrementen
    - Meningothelial
    - Fibrös
    - Transitionaltyp
  - Seltener: Angiomätöses, mikrozystisches, rhabdoides, klarzelliges, chondroides Meningeom usw.
- Selten
  - Atypisch (vermehrte Mitosen, Zellreichtum usw.)
  - Anaplastisch (maligne)

Kriterien der Stadieneinteilung/Gradierung
- > 95% Grad I nach WHO

Klinik

Klinisches Bild
- Häufigstes Zeichen bei Erstvorstellung: Schmerz
- Altersgipfel: 5./6. Lebensjahrzehnt (bei Neurofibromatose Typ 2 jüngere Patienten)
- > 80% weibliches Geschlecht

Verlauf
- Langsam wachsend; komprimiert, infiltriert aber nicht die Umgebungsstrukturen

Therapie
- Vollständige chirurgische Resektion
- Mit oder ohne Strahlentherapie (subtotale Resektion, aggressive Tumoren)

Spinales Meningeom

Prognose
- Bei vollständiger Resektion ausgezeichnete Prognose
- Bei Patienten mit inkompletter Resektion Rezidivrate von bis zu 40% binnen 5 Jahren bei Meningeoma en plaque und infiltrativem Meningeom

Literatur

Louis DN et al (2000): Meningiomas. In: Kleihues P, Cavanee WK, eds. Tumours of the nervous system. IARC Press: 176–184

Klekamp J et al (1999): Surgical results for spinal meningiomas. Surg Neurol 52:552–562

Solero CL et al (1989): Spinal meningiomas: Review of 174 operated cases. Neurosurg 125:153–160

Spinales Schwannom

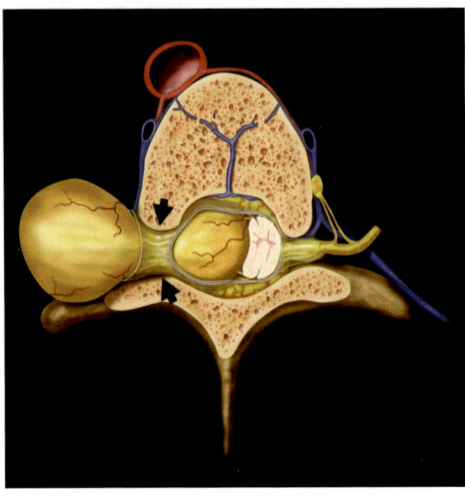

Die Grafik eines axialen Schnittes zeigt ein sanduhrförmiges Schwannom der Nervenwurzel L1. Der glatt begrenzte Tumor hat einen intra- wie auch einen extraduralen Anteil. Man beachte die Kompression des unteren Rückenmarks und das aufgeweitete Foramen intervertebrale (Pfeile).

Grundlagen
- Das Schwannom ist der häufigste intradurale extramedulläre Tumor
- Es kommen auch extradurale und Sanduhrtumoren vor (intra- und extradural)
- Häufigstes Symptom ist der Schmerz
- Das klinische Bild kann einen Diskusprolaps imitieren

Bildgebung
Typische Befunde
- Schlüsselzeichen: Scharf abgrenzbare, KM-aufnehmende Raumforderung der Nervenwurzel
  - 70–75% liegen intradural extramedullär
  - 15% liegen extradural
  - 15% Sanduhrtumoren
- Die meisten sind klein (wenige Millimeter bis zu 1–2 Wirbelsegmente)
- Es kommen auch Riesenschwannome vor
- Schwannome sind allein anhand der bildgebenden Verfahren nur schwer von anderen Nervenscheidentumoren (z. B. Neurofibrom) zu unterscheiden

CT-Befunde
- Nativ-CT
  - Scharf begrenzte Raumforderung
  - Isodens zu Rückenmark und Nervenwurzeln
    - Häufig Zysten
    - Selten grobe Einblutung
    - Selten Verkalkungen
  - Arrosion benachbarten Knochens und Remodellierung kommen häufig vor
    - Bei Sanduhrtumoren vergrößertes Foramen intervertebrale
    - Große Läsionen können den Spinalkanal aufweiten und die Wirbelkörperrückfläche aushöhlen

Spinales Schwannom

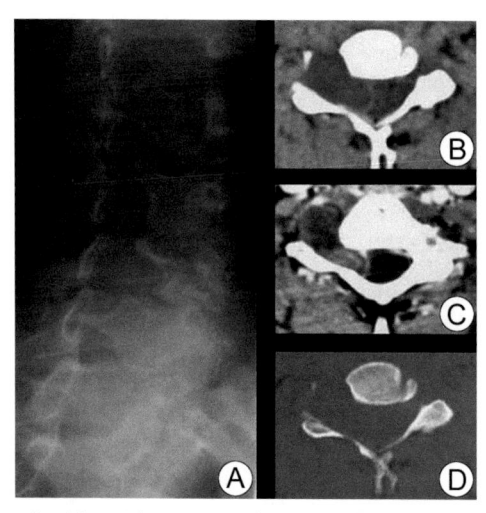

Der Patient stellte sich mit Schmerzen im rechten Arm vor. (A) Die Schrägaufnahme der HWS zeigt das Foramen intervertebrale C6/7 vergrößert. Axiale CT-Scans nativ (B) und nach KM-Gabe (C) zeigen einen gemischt zystischen/soliden und teilweise KM-aufnehmenden „Sanduhrtumor". (D) Das Knochenfensterbild veranschaulicht das glattrandig aufgeweitete Zwischenwirbelloch. Schwannom.

- CT mit intravenöser KM-Gabe
  - Mäßig starkes solides oder marginales Enhancement

MRT-Befunde
- T1w-Bilder
  - Meist im Vergleich mit Myelon/Nervenwurzeln hypointens
  - Pigmentierte (melanotische) Schwannome können eine kurze T1-Zeit aufweisen
- T2w-Bilder
  - 75% hyperintens, 40% zystisch, 10% hämorrhagisch
  - Gelegentlich „Schießscheibenbild" (hyperintenser Rand, hypointenses Zentrum)
- Fast immer intensives Enhancement
  - Kann von einförmigem oder inhomogenem Muster sein

Befunde anderer bildgebender Verfahren
- Digitale Subtraktionsangiographie: Unterschiedlicher Gefäßreichtum (gefäßlos bis mäßig vaskularisiert)

Empfehlungen
- MRT mit Fettsuppression und intravenöser KM-Gabe
- Man bilde bei mutmaßlichen asymptomatischen Patienten mit Neurofibromatose Typ 2 die gesamte Wirbelsäule ab

Differenzialdiagnose

Schwannom versus Neurofibrom
- Können mittels Bildgebung allein schwer unterscheidbar sein

Spinales Schwannom

Myxopapilläres Ependymom
- Meist größer und gefäßreicher
- Einblutungen sind häufiger
- Kann vom Riesenschwannom nicht zu unterscheiden sein

Gemeinsam abgehende Nervenwurzeln
- Signalintensität von Liquor
- Keine KM-Aufnahme
- Kleiner als der normale Recessus lateralis/das darunter gelegene Foramen intervertebrale/die oberhalb gelegene betroffene Höhe

Sequestrierte Diskusfragmente
- Können längs der Nervenwurzelscheide wandern und ein Neoplasma imitieren
- Meist hypo- (nicht aber hyperintens); keine KM-Aufnahme

Pathologie

Allgemein
- Allgemeine Anmerkungen
  - Spreitend wachsende Raumforderung; drängt Nervenfaszikel ab
- Genetik
  - Sporadisch: Bei 60% inaktivierende Mutanten des Neurofibromatose-2-Gens
  - Vererbte Tumorsyndrome
    - Neurofibromatose Typ 2: Multiple Schwannome; Mutation von Chromosom 22q
    - Schwannomatose: Multiple periphere Schwannome ohne weitere Zeichen einer Neurofibromatose Typ 2
    - Carney-Komplex: Dominante Mendel-Vererbung (Chromosom 17); melanotisches Schwannom, kutane Myxome, potenziell lebensbedrohende kardiale Myxome, pigmentierte Nebennierentumoren
- Ätiologie/Pathogenese
  - Inaktivierung des Neurofibromatose-2-Gens (kodiert das Merlin-Protein)
- Epidemiologie
  - 30% der primären spinalen Tumoren
  - Meist solitär, außer bei vererbtem Tumorsyndrom
  - Männer und Frauen gleich häufig betroffen
  - Altersgipfel: 4.–6. Lebensjahrzehnt
  - Bei Kindern mit Neurofibromatose Typ 2 zahlreiche asymptomatische spinale Schwannome

Makroskopische und intraoperative Befunde
- Umschriebener, gut abgekapselter, hell tanninfarbener/hellgelber, runder/ovaler Tumor
- Kann Zysten tragen; grobe Einblutungen und Nekrosen sind selten

Mikroskopische Befunde
- 3-schichtige Kapsel (fibröse Schicht, Nervengewebe, Übergangsschicht)
- Die Schwann-Zelle ist das neoplastische Element
- Klassisches „biphasisches" Muster
  - Kompakte längliche Zellen mit gelegentlichen Palisaden (Antoni A)
  - Zellärmer, locker texturiert, oft lipidhaltig (Antoni B)
- Können Melanin enthalten (50% weisen Carney-Komplex auf)

Kriterien der Stadieneinteilung/Gradierung
- Grad I nach WHO

Spinales Schwannom

Klinik

Klinisches Bild
- Schmerz (kann Ischialgie oder Bandscheibenprolaps imitieren)

Verlauf
- Langsam wachsend
- Maligne Entartung kommt nur selten vor (Risiko aber bei Neurofibromatose Typ 2 höher)

Therapie
- Totale mikrochirurgische Resektion

Prognose
- Kein Rezidiv (bei Neurofibromatose Typ 2 und Schwannomatose können sich neue Läsionen entwickeln)

Literatur

Hasegawa M e al (2001): Surgical pathology of spinal schwannomas. Neurosurg 6:1388–1393

Woodruff JM et al (2000): Schwannoma. In: Kleihues P, Cavenee WK, eds. Tumours of the nervous system. IARC Press: 164–166

Murphey MD et al (1999): Imaging of musculoskeletal neurogenic tumors: Radiologic-pathologic correlation. RadioGraphics 19:1253–1280

Spinales Neurofibrom

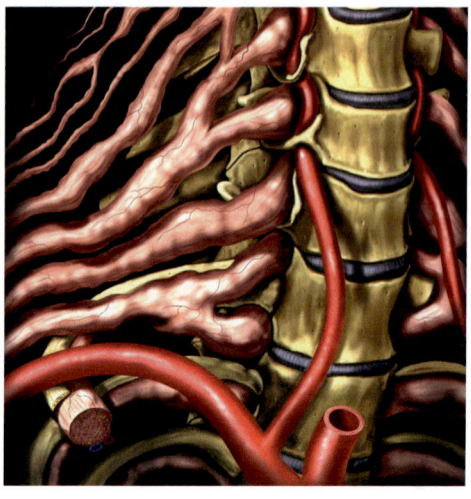

Grafische Darstellung plexiformer Neurofibrome bei Neurofibromatose Typ 1. Grob strangartige Tumoren in vielen Segmenthöhen erfassen zervikale Nervenwurzeln und Plexus brachialis. Die Foramina intervertebralia sind aufgeweitet.

Grundlagen
- 90% der Neurofibrome kommen sporadisch und als solitäre Tumoren vor
- Neurofibrome können umschrieben, diffus oder plexiform auftreten
- Multiple plexiforme Neurofibrome sind Teil der Neurofibromatose Typ 1, eines angeborenen Tumorsyndroms
- 50% der malignen peripheren Nervenscheidentumoren sind mit der Neurofibromatose Typ 1 assoziiert

Bildgebung
Typische Befunde
- Schlüsselzeichen: Grobknotige spinale Nervenwurzeltumoren bei Patienten mit den Hautstigmata der Neurofibromatose Typ 1

CT-Befunde
- Nativ-CT
  - Hypodense umschrieben/spindelförmig vergrößerte Nervenwurzel(n)
  - Mit oder ohne vergrößerte Foramina intervertebralia
- CT nach intravenöser KM-Gabe: Leichtes bis mäßiges Enhancement

MRT-Befunde
- T1w: Meist isointens zu Rückenmark und Nervenwurzeln
- T2w-Bilder
  - Iso-/hyperintens
  - „Schießscheibenzeichen"
    - Hyperintenser Randsaum, schwach bis mäßig signalgebendes Zentrum
    - Legt neurogenen Tumor nahe, ist aber nicht für Neurofibrome pathognomonisch
- Unterschiedlich starkes Enhancement (meist gering/mäßig und relativ einförmig)

Spinales Neurofibrom

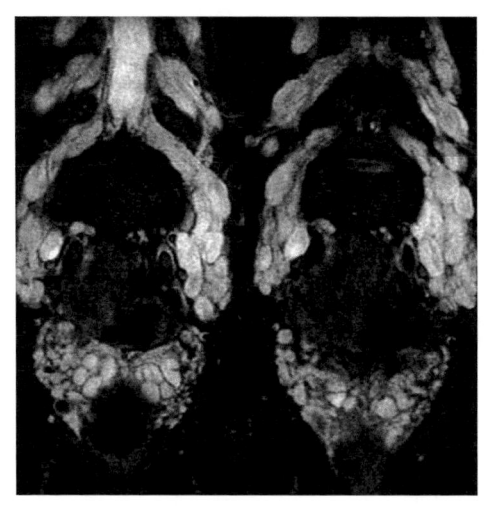

Koronare STIR-Bilder eines Patienten mit Neurofibromatose Typ 1 zeigen plexiforme Neurofibrome in vielen Segmenthöhen, die spinale und Beckennerven befallen.

Befunde anderer bildgebender Verfahren
- Szintigraphie: Maligne periphere Nervenscheidentumoren können intensiv KM aufnehmen

Empfehlungen
- MRT (inklusive fettgesättigte T2w- oder STIR-Sequenz, KM-Gabe)

Differenzialdiagnose

Schwannom
- Kann allein durch Bildgebung nicht von solitärem Neurofibrom unterscheidbar sein
- „Schießscheibenzeichen" bei Neurofibrom häufiger als bei Schwannom

Meningozele
- Zystische Läsion mit der Dichte/dem Signal von Liquor
- Nimmt intrathekal verabreichtes KM auf

Angeborene hypertrophische Polyradikulopathien
- Charcot-Marie-Tooth-Syndrom; Déjerine-Sottas-Syndrom
- Kann in bildgebenden Studien ein plexiformes Neurofibrom nachahmen
- Die Hautstigmata der Neurofibromatose Typ 1 fehlen

Chronische interstitielle demyelinisierende Polyneuropathie
- Ursächlich sind wiederholte Episoden von De- und Remyelinisierung
- „Zwiebelschalenartig" vergrößerte spinale und periphere Nerven
- Kann in bildgebenden Studien ein plexiformes Neurofibrom nachahmen
- Die Hautstigmata der Neurofibromatose Typ 1 fehlen

Diverse Ursachen zahlreicher vergrößerter KM-aufnehmender Spinalnerven
- Inflammatorische Neuritis
  - Zytomegalievirusradikulopathie bei HIV-positiven Patienten
  - Mechanische/chemische Nervenwurzelreizung (Diskusprolaps, postoperativ)
- Neoplastische Neuritis
  - Malignes Lymphom
  - Leptomeningeale Metastasen

Spinales Neurofibrom

Pathologie

Allgemein
- Allgemeine Anmerkungen
  - Unterschiedliches Erscheinungsbild von umschriebenen knotigen Raumforderungen bis zu diffus infiltrierenden Tumoren
- Genetik
  - Keimbahnmutationen des Neurofibromatose-1-Gens
    - Verlust des verbleibenden Allels vom „Wildtyp" der Neurofibromatose Typ 1 bei Patienten mit Neurofibromatose Typ 1
    - Genetische Änderungen wahrscheinlich auch bei sporadischen Neurofibromen
- Epidemiologie
  - 5% aller benignen Weichteiltumoren
  - Altersgipfel zwischen 20 und 30 Jahren
  - Kein Geschlecht bevorzugt

Makroskopische und intraoperative Befunde
- Es gibt 3 grobe Typen der Neurofibrome
  - Umschrieben
    - 90% der Neurofibrome
    - Solitäre spindelförmige Raumforderung, meist < 5 cm
    - Kein Bezug zu Neurofibromatose Typ 1
  - Diffus
    - Infiltrierender Tumor bei Kindern und jungen Erwachsenen
    - Betrifft zumeist das subkutane Gewebe von Kopf und Hals
    - Erfasst nur selten Nervenwurzeln/Spinalnerven
    - 90% sind sporadisch, isoliert und ohne Bezug zur Neurofibromatose Typ 1
  - Plexiform
    - Für die Neurofibromatose Typ 1 pathognomonisch
    - Meist beidseitig und in vielen Höhen
    - Oft Befall von N. ischiadicus und Plexus brachialis
    - Lange, grobknotige, seilartig aufgetriebene Nerven („Tasche voller Würmer")

Mikroskopische Befunde
- Neoplastische Schwann-Zellen plus Fibroblasten
- Kollagenfasern, mukoide/myxoide Matrix
- Tumor und Nervenfaszikel erscheinen durchmischt
- Positiver Nachweis des S-100-Markers
- Bei Neurofibromen sind Mitosefiguren selten

Kriterien der Stadieneinteilung/Gradierung
- Neurofibrome: Grad I nach WHO
- Maligne periphere Nervenscheidentumoren: Grad III/IV nach WHO

Klinik

Klinisches Bild
- Häufig Raumforderung (fokal oder diffus infiltrierend); selten Schmerz
- Mit oder ohne Stigmata der Neurofibromatose Typ 1 (Café-au-lait-Flecken, axilläre „Sommersprossen")

Spinales Neurofibrom

Verlauf
- Langsam wachsend
- Maligne Entartung zu malignen peripheren Nervenscheidentumoren
  - Bei sporadischem Neurofibrom selten
  - 5% der plexiformen Neurofibrome

Therapie
- Resektion eines sporadischen/solitären Neurofibroms; plexiforme Neurofibrome stellen keine Operationsindikation dar

Prognose
- Plexiforme wie auch solitäre Neurofibrome größerer Nerven können Vorläufer von malignen peripheren Nervenscheidentumoren sein

Literatur
Simoens WA et al (2001): MR features of peripheral nerve sheath tumors: can a calculated index compete with radiologist's experience? Eur Radiol 11:250–257

Woodruff JM et al (2000): Neurofibroma. In: Kleihues P, Cavenee WK, eds. Tumors of the central nervous system. IARC Press: 167–168

Murphey MD et al (1999): Imaging of musculoskeletal neurogenic tumors: Radiologic-pathologic correlation. RadioGraphics 19:1253–1280

Myxopapilläres Ependymom

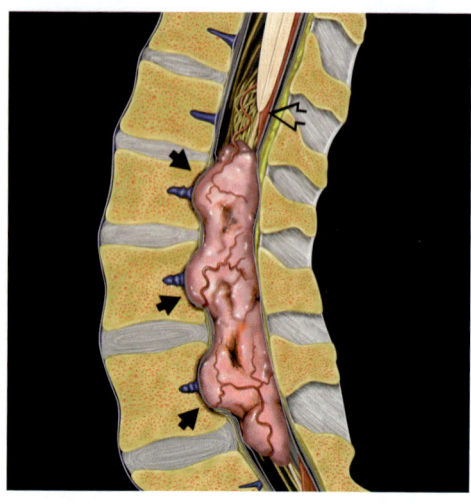

Grafik eines Sagittalschnitts bei myxopapillärem Ependymom der Cauda equina. Der gefäßreiche Tumor reicht über 3 Segmente, treibt den Spinalkanal auf und höhlt die Rückseiten der Wirbelkörper aus (kleine Pfeile). Man beachte die Zeichen einer alten Tumoreinblutung wie auch einer akuten Subarachnoidalblutung (offener Pfeil).

Grundlagen
- Eigenständiger Typ eines langsam wachsenden Ependymoms
- Häufigster Tumor von Konus/Cauda equina/Filum terminale
- Häufig Zysten und Einblutung (können akute nichtaneurysmatische Subarachnoidalblutung bedingen)
- Häufiges Erstsymptom: Rückenschmerzen
  - Kann übersehen werden, wenn der Konus nicht abgebildet wird

Bildgebung
Typische Befunde
- Schlüsselzeichen: KM-aufnehmende Raumforderung der Cauda equina mit Einblutung

CT-Befunde
- Nativ-CT
  - Isodense intradurale Raumforderung
  - Mit oder ohne umschrieben aufgeweiteten Spinalkanal
    - Ausgedünnte Bogenwurzeln
    - Vergrößerter interpedikulärer Abstand
    - Ausgehöhlte Hinterkanten der Wirbelkörper
    - Kann die Zwischenwirbellöcher aufweiten und durch diese hindurchwachsen
- CT nach intravenöser KM-Gabe: Starke und einförmige KM-Aufnahme

MRT-Befunde
- T1w: Meist isointens zum Rückenmark
- T2w: Nahezu immer gegenüber dem Myelon hyperintens
- Starke KM-Aufnahme

Myxopapilläres Ependymom

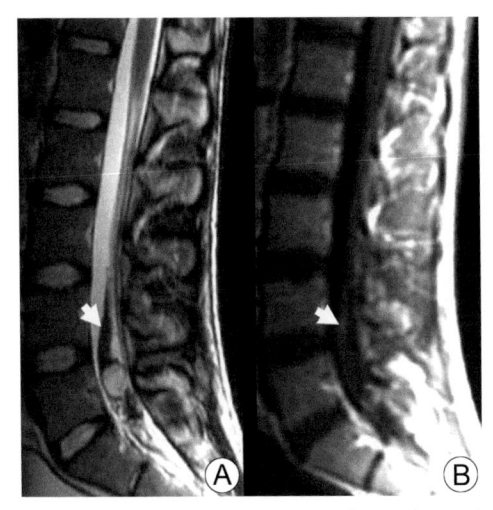

Der 12 Jahre alte Knabe stellte sich mit Lumbalgien und einer akuten Subarachnoidalblutung vor. Drei Hirnangiographien zur Aneurysmasuche waren negativ. Sagittales T2w- (A) und T1w-Bild nach KM-Gabe (B) zeigen einen KM-aufnehmenden Tumor der Cauda equina mit subakuter Blutung (Pfeile). Operativ: Myxopapilläres Ependymom.

- Häufig Residuen der Einblutungen
  - 70% der eingebluteten intraduralen spinalen Tumoren sind Ependymome
  - Können akute nichtaneurysmatische Subarachnoidalblutung und oberflächliche Siderose bewirken (hypointenser Saum an der Oberfläche von Kleinhirn, Hirnstamm und Myelon)
- Häufig Zysten und Signalausfall durch fließendes Blut („flow voids")
- Selten: Können auch als destruierende sakrokokzygeale Läsion auftreten

Befunde anderer bildgebender Verfahren
- CT mit intrathekaler KM-Gabe/Myelographie
  - Scharf abgrenzbarer lobulierter/ovaler Tumor unterhalb des Konus/längs des Filum terminale
  - KM konturiert meniskusförmig die intradurale extramedulläre Raumforderung

Empfehlungen
- Man stelle bei einem Patienten mit Rückenschmerzen immer den Konus dar
- Findet man eine Konusläsion, so bilde man mindestens bis mittlere BWS ab

Differenzialdiagnose

Nervenscheidentumor
- Ein großer Nervenscheidentumor über mehrere Segmente kann nicht zu unterscheiden sein
- Wächst meist durch das Foramen intervertebrale hindurch
- Einblutungen kommen vor, jedoch seltener

Meningeom
- Meist in T1w und T2w isointens zum Rückenmark
- Häufiger in BWS und HWS (Sitz in Conus medullaris/Filum terminale ist selten)
- Meist keine Einblutung, Spinalkanalaufweitung oder Knochenerosion)

Myxopapilläres Ependymom

Paragangliom
- Seltener Tumor der Cauda equina
- Kann sehr gefäßreich und nicht vom myxopapillären Ependymom unterscheidbar sein
- Meist kleiner

Andere Tumoren
- Hämangioblastom (meist intramedullär gelegen)
- Subependymom (selten)

Pathologie

Allgemein
- Allgemeine Anmerkungen
  - Kommt fast ausnahmslos in Konus/Cauda equina/Filum terminale vor
  - Langsam wachsend, oft gekapselt
  - Dehnt sich meist über 2–4 Wirbelsegmente aus
    - Kann sehr groß werden und gesamten lumbosakralen Durasack ausfüllen
  - 10–40% der Patienten weisen multiple Läsionen auf
- Genetik: Bislang keine konsistenten Veränderungen mitgeteilt
- Ätiologie/Pathogenese
  - Stammt von der ependymalen Glia des Filum terminale ab
- Epidemiologie
  - 10–15% aller Ependymome
  - 80–90% der Tumoren des Filum terminale
  - Verhältnis männliches : weibliches Geschlecht = 2 : 1
  - Breites Altersspektrum
    - Es wurden Fälle in allen Altersgruppen berichtet
    - Altersgipfel: 3.–4. Lebensjahrzehnt

Makroskopische und intraoperative Befunde
- Weicher, lobulierter, gräulicher Tumor
- Nicht infiltrierend, oft kapseltragend
- Kann stark vaskularisiert sein

Mikroskopische Befunde
- Langgezogene/kubische Tumorzellen, die radial perivaskulär angeordnet sind
- Fibröse/mukoide Matrix
- Häufig Zysten und Einblutungen
- Fehlende/geringe Mitoseaktivität (MIB 0,4–1,6%)
- Nachweis von GFAP, S-100 und Vimentin positiv
- Zytokeratinnachweis negativ

Kriterien der Stadieneinteilung/Gradierung
- Grad I nach WHO
- Kann lokal oder subarachnoidal streuen
- Keine maligne Entartung

Klinik

Klinisches Bild
- Häufigstes Symptom: Rückenschmerzen
  - Kann eine Diskushernie nachahmen
  - Durchschnittliche Beschwerdedauer bis Diagnosestellung: 2 Jahre
- Beinschwäche, Darmentleerungsstörungen bei 20–25% der Patienten

Myxopapilläres Ependymom

Verlauf
- Spätrezidiv/Fernmetastasen sind bei vollständiger Resektion selten
- Bei inkompletter Resektion Risiko eines Lokalrezidivs

Therapie
- Resektion
- Mit oder ohne Strahlentherapie; bei multifokalen Läsionen adjuvante Therapie

Prognose
- Bei vollständiger Resektion hervorragend

Literatur

Wiestler OD et al (2000): Myxopapillary ependymoma. In: Kleihues P, Cavenee WK, eds. Tumors of the central nervous system. IARC Press: 78–79

Friedman DP et al (1998): Neuroradiology case of the day. RadioGraphics 18:794–798

Wippold FJ II et al (1995): MR imaging of myxopapillary ependymoma. AJR 165:1263–1267

Spinales Paragangliom

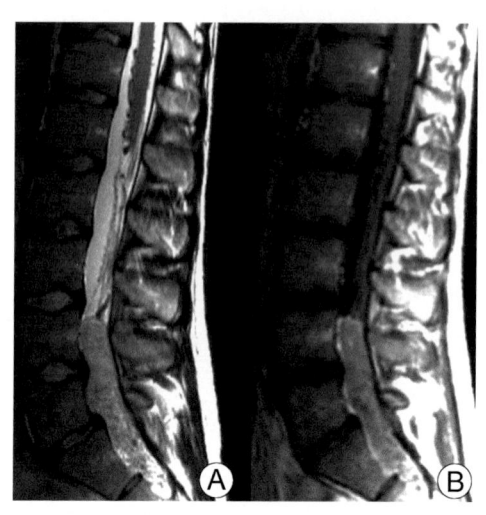

Der 22-jährige Mann mit Lumbalgien wurde zum Ausschluss einer Diskushernie untersucht. Sagittales T2w- (A) und T1w-Bild nach KM-Gabe (B) ergaben aber eine sehr gefäßreiche, KM-aufnehmende Raumforderung der Cauda equina. Man beachte die auffälligen „flow voids". Die präoperative Diagnose lautete „myxopapilläres Ependymom". Operativ fand man ein Paragangliom.

Grundlagen

- Synonyme: Chemodektom, Glomustumor (Terminologie basiert auf anatomischem Ort)
- Wirbelsäule ist seltener extraadrenaler Sitz eines Paraglioms
- Fast immer in Cauda equina gelegen
- Endokrin stumm (verursacht Rücken-/Extremitätenschmerzen)
- Die Merkmale der Bildgebung sind unspezifisch (gefäßreiche intradurale extramedulläre Raumforderung)

Bildgebung

Typische Befunde
- Schlüsselzeichen: Gefäßreicher Tumor der Cauda equina
- Kann von anderen intraduralen extramedullären Tumoren nicht unterscheidbar sein

CT-Befunde
- Nativ-CT
  - Meist Normalbefund
  - Große Tumoren können Knochenremodellierung und sogar -arrosion zeigen
  - Seltenes Bild: Destruierende intraossäre Raumforderung (meist im Sakrum)
- CT mit intravenöser KM-Gabe: Kann unterhalb des Konus/längs des Filum terminale KM-aufnehmenden Tumor zeigen

MRT-Befunde
- T1w-Bilder
  - Gut abgrenzbarer runder/ovaler/lobulierter Tumor
  - Isointens oder gemischt iso-/hypointens gegenüber dem Rückenmark
  - Auffällige „flow voids" (Signalausfall durch Blutströmung)

Spinales Paragangliom

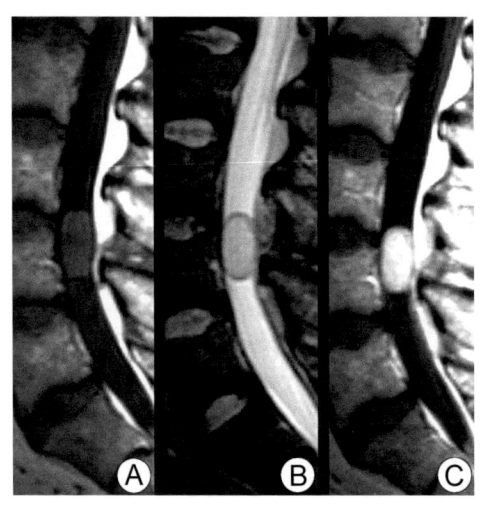

Sagittales natives T1w- (A) und T2w-Bild (B) eines Patienten mit Lumbalgien zeigen einen gut abgrenzbaren Tumor der Cauda equina, der intensiv Kontrastmittel aufnimmt (C). Die präoperative Diagnose lautete „Schwannom oder Ependymom". Intraoperativ fand man ein Paragangliom (mit freundlicher Erlaubnis von L. Hutchings).

- T2w-Bilder: Hyperintens mit oder ohne Blutabbauprodukte; Hämosiderinring oder -„kappe"
- T1w-Bilder mit intravenöser KM-Gabe: Intensives und homogenes Enhancement
  - Selten: Zahlreiche aufsteigende („uphill") intradurale Metastasen

Befunde anderer bildgebender Verfahren
- Myelographie/CT-Myelographie
  - Glatter/lobulierter intraduraler extramedullärer Tumor
  - Mit oder ohne geschlängelte Füllungsdefekte (große Arterien und Drainagevenen)

Empfehlungen
- MRT mit intravenöser KM-Gabe (gesamte Wirbelsäule abbilden!)

Differenzialdiagnose

Myxopapilläres Ependymom
- Durch Bildgebung und Lichtmikroskopie allein nicht sicher unterscheidbar
- Immunhistochemische Unterscheidung des Paraganglioms von Ependymom/ anderen Tumoren

Schwannom
- Meist nicht so gefäßreich; Einblutungen seltener als bei Paragangliom
- Ein gefäßreiches Schwannom kann allerdings nicht vom Paragangliom differenzierbar sein

Meningeom
- BWS > LWS (sogar in der Cauda equina noch seltener)
- Duraständige Raumforderung mit oder ohne reaktive Verbreiterung („Schwanzzeichen")

Spinales Paragangliom

Metastase
- Eine gefäßreiche intradurale extramedulläre Metastase kann identisch aussehen

Pathologie

Allgemein
- Allgemeine Anmerkungen
  - Die Unterscheidung des Paraganglioms vom Ependymom durch alleinige Lichtmikroskopie und HE-Färbung kann schwierig sein
- Genetik
  - Sporadisch: Zyto- und molekulargenetische Befunde sind nicht bekannt
  - Familiär
    – Keine Berichte zum Paragangliom der Cauda equina
    – Andere extradurale Paragangliome können bei multiplen endokrinen Neoplasien vom Typ 2A/2B und Von-Hippel-Lindau-Syndrom vorkommen
- Ätiologie/Pathogenese
  - Die Paragangliome stammen von Zellen der Neuralleiste ab, kombiniert mit Anteilen segmentaler oder kollateraler autonomer Ganglien („Paraganglien") überall im Körper
  - „APUD"-Zell-Tumoren (APUD: „amine precursor uptake and decarboxylation")
  - Histogenese der spinalen Paragangliome wird noch diskutiert
    – Normalerweise findet sich kein Paragangliengewebe in der Cauda equina
    – Periphere Neuroblasten im Filum terminale können sich paraganglienartig differenzieren
- Epidemiologie
  - Die meisten Tumoren der Neuralleiste kommen im Nebennierenmark vor (Phäochromozytom)
  - 80–90% der extraadrenalen Paragangliome kommen in oder nahe dem Glomus caroticum/Bulbus venae jugularis vor
  - Die Wirbelsäule ist eine seltene Lokalisation
  - Paragangliome der Cauda equina können eigenständiger Subtyp extraadrenaler Paragangliome sein

Makroskopische und intraoperative Befunde
- Kapseltragender, weicher, dunkler, rotbrauner Tumor
- Sehr gefäßreich

Mikroskopische Befunde
- Gut differenzierter Tumor (ähnelt normalen Paraganglien)
  - Hauptzellen (Typ I) in kompakten Nestern angeordnet („Zellballen")
  - Umgeben von unauffälliger Einzellage aus Stützzellen (Typ II)
- Runde/ovale Kerne mit zart getüpfeltem Chromatin und unscharfen Nucleoli
- Sinusoidale Blutgefäße (manchmal dickwandig, hyalinisiert)
- Immunhistochemischer Synaptophysinnachweis positiv
- Elektronenmikroskopie zeigt einen dichten Kern neurosekretorischer Granula

Kriterien der Stadieneinteilung/Gradierung
- Grad I nach WHO
- Es wurde über seltene, aggressive, maligne spinale Paragangliome berichtet

Spinales Paragangliom

Klinik

Klinisches Bild
- Alter bei Erstvorstellung
  - Reicht von 13 bis zu 70 Jahren
  - Durchschnittsalter 45–50 Jahre
- Spinale Paragangliome zeigen wenig/keine inkretorische Aktivität
- Häufigstes Symptom: Rückenschmerzen; Schmerzen der unteren Extremität
- Weitere: Sensibilitäts-/motorische Ausfälle, Dysfunktion von Mastdarm/Harnblase
- Die Symptomdauer variiert von Tagen bis Jahren

Verlauf
- Langsam wachsend; meist gutartiges Verhalten

Therapie
- Die chirurgische Resektion ist meist kurativ

Prognose
- Unterschiedlich, je nach Tumorsitz (bei spinalen Paragangliomen meist sehr gut)
- Rezidivrate < 5% nach großzügiger Komplettresektion

Literatur
Soffer D et al (2000): Paraganglioma. In: P Kleihues, WK Cavenee, eds. Tumors of the central nervous system. IARC Press: 112–114

Sundgren P et al (1999): Paragangliomas of the spinal canal. Neuroradiol 41:788–794

Rees JH et al (1996): Paragangliomas of the cauda equina. IJNR 2:242–250

Intradurale Metastasen

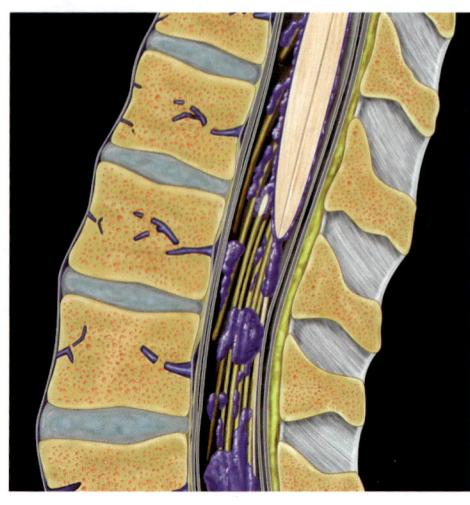

Darstellung von intraduralen Metastasen mit Befall von Konus und Cauda equina. Man beachte das „zuckergussartige" Aussehen von Rückenmark und Nervenwurzeln (Meningeosis carcinomatosa). Hierbei kann man kleine, mitunter auch große Tumorknötchen sehen. In einigen Fällen befindet sich im unteren Durasack auch nur eine einzige Abtropfmetastase.

Grundlagen
- Erwachsene: Intradurale Metastasen << extradurale spinale Metastasen
  - Leptomeningeale >> Rückenmarkmetastasen
- Kinder: Intradurale Metastasen > extradurale Metastasen
- Klassischer Aspekt in der Bildgebung: Meningeosis carcinomatosa
- Mögliche Ursache ist die Streuung eines intrakraniellen Neoplasmas („Abtropfmetastasen") oder eines nicht dem Zentralnervensystem zugehörigen Primärtumors

Bildgebung
Typische Befunde
- Schlüsselzeichen: Glattes/knotiges Enhancement längs von Rückenmark und Nervenwurzeln
  - 4 Grundmuster
  - Diffuser, schmaler, scheidenartiger Überzug von Myelon/Wurzeln (Meningeosis carcinomatosa)
  - Multifokale, jeweils einzelne Knötchen längs von Rückenmark/ Nervenwurzeln
  - „Strangartig" verbreiterte Cauda equina
  - Solitäre, umschriebene Raumforderung
    - Am Boden des Durasacks
    - Intramedulläres Knötchen

CT-Befunde
- Nativ-CT
  - Oft Normalbefund; mit oder ohne vorhandenen Knochentumor oder extraduralen Tumor

Intradurale Metastasen

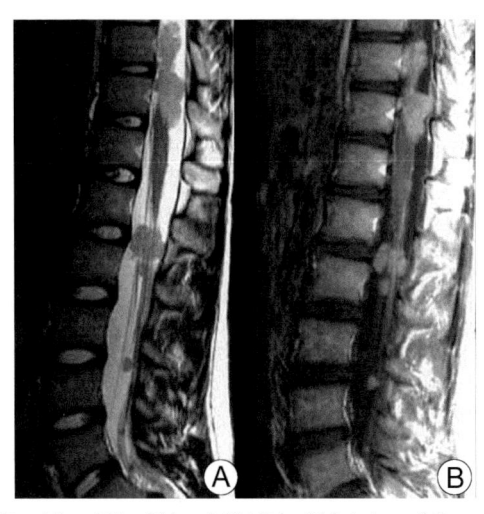

Sagittales T2w- (A) und T1w-Bild nach KM-Gabe (B) bei einem Patienten mit Zirbeldrüsengerminom zeigen zahlreiche Metastasen, die Konus und Cauda equina überziehen. Es sind etliche große Tumorknötchen vorhanden. Sowohl „Abtropfmetastasen" von Tumoren des Zentralnervensystems als auch die Streuung aus einem extrakraniellen Primärtumor können dieses Muster verursachen.

- CT nach intravenöser KM-Gabe
  - Oft Normalbefund

MRT-Befunde
- T1w-Bilder
  - Metastasen sind meist isointens zu Rückenmark und Nervenwurzeln
  - Eine ausgedehnte Krankheit kann den Durasack ausfüllen (siehe Abbildungen zum Lymphom)
    - Der Liquor im Durasack hat ein „milchglasartiges" Aussehen
    - Die Nervenwurzeln erscheinen verwaschen, schmierig
- T2w-Bilder
  - Metastasen sind meist isointens zu Myelon/Wurzeln (hypointens zu Liquor)
- T1w-Bilder nach KM-Gabe
  - Starkes Enhancement
  - Unterschiedliche Muster
    - „Zuckerguss" von Myelon/Nervenwurzeln
    - Einzelne(r) multiple(r) knotige(r) KM-aufnehmende(r) Tumor(en)
    - Runde/ovale intramedulläre Raumforderung, oft von ringartigem Muster

Befunde anderer bildgebender Verfahren
- Myelographie/CT-Myelographie
  - „Füllungsdefekte"
    - Einzelknötchen oder multiple Knoten
    - Aufgetriebenes Rückenmark, verbreiterte Nervenwurzeln

Empfehlungen
- Gesamte Neuroachse abbilden!
  - Hochauflösende T2w-Bilder
  - T1w-Bilder mit KM und Fettsuppression
  - STIR (Knochenmetastasen suchen)
- **Vor** der Kraniotomie durchführen!

Intradurale Metastasen

Differenzialdiagnose

Postoperative Veränderungen
- Subarachnoidales Blut/Adhäsionen können leptomeningeale Metastasen imitieren

Meningeosis carcinomatosa
- Eitrige Meningitis (hier helfen klinische und Laborbefunde)
- Sarkoidose

„Abtropfmetastasen"
- Meist pathognomonisch
- Multifokaler Primärtumor
  - Myxopapilläres Ependymom
  - Hämangioblastom
  - Astrozytom (selten)

Dicke Nervenwurzeln/Cauda equina
- Angeborene hypertrophische Polyradikuloneuropathien
  - Charcot-Marie-Tooth-Syndrom
  - Déjerine-Sottas-Syndrom
- Chronische interstitielle demyelinisierende Polyneuropathie
- Chemotherapieassoziierte Polyneuropathie
- AIDS-assoziierte Polyneuropathie (z. B. Zytomegalievirusinfektion)

Intramedulläre Metastase
- Strahleninduzierte Myelitis
- Primärer Rückenmarktumor (MET: fokaler Knoten plus Ödem > infiltrierender Tumor)

Pathologie

Allgemein
- Allgemeine Anmerkungen
  - Breites Spektrum von Primärtumoren
- Ätiologie/Pathogenese
  - Hämatogene Aussaat eines extrakraniellen Neoplasmas
    - Meist Adenokarzinome (Mamma, Bronchus)
    - Andere: Non-Hodgkin-Lymphome, Leukämie
  - „Abtropfmetastasen" eines Primärtumors des Zentralnervensystems
    - Erwachsene: Anaplastisches Astrozytom, Glioblastoma multiforme (0,5–1% der Fälle)
    - Kinder: PNET (Medulloblastom), Ependymom, Plexuszottentumoren (Papillome und Karzinome), Germinome
- Epidemiologie
  - 5% aller spinalen Metastasen
  - Steigende Prävalenz

Makroskopische und intraoperative Befunde
- Verschieden, je nach Muster und Metastasentyp

Mikroskopische Befunde
- Verschieden, je nach histologischem Befund des Primärtumors
- Bei leptomeningealen Metastasen Liquorbefund meist positiv, bei intramedullären negativ

Intradurale Metastasen

Klinik

Klinisches Bild
- Verschieden; können anfangs auch asymptomatisch sein
- Radikulopathie > Myelopathie

Verlauf
- Im typischen Fall unaufhaltsamer Progress

Therapie
- Strahlentherapie, Chemotherapie

Prognose
- Überlebensdauer meist < 1 Jahr

Literatur
Markus JB (1996): MRI of intramedullary spinal cord metastases. Clin Imaging 20:238–242
Heinz R et al (1995): Detection of CSF metastasis: CT myelography or MR? AJNR 16:1147–1151
Schuknecht B et al (1992): Spinal leptomeningeal neoplastic disease. Eur Neurol 32:11–16

Astrozytom des Rückenmarks

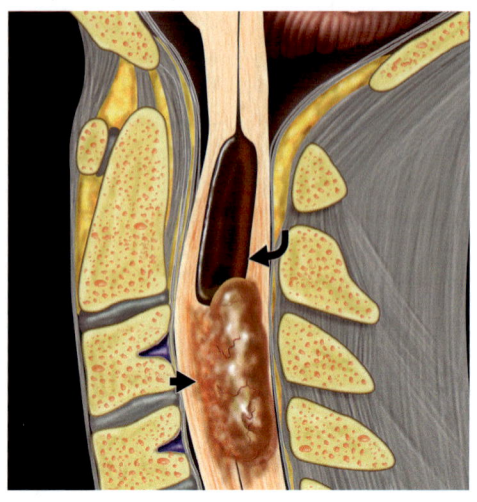

Die sagittale Grafik veranschaulicht ein Rückenmark, das durch ein großes, zystisches Astrozytom aufgetrieben ist. Man beachte das solide Knötchen (kurzer Pfeil) mit begleitender Zyste (gebogener Pfeil). Oft zeigt das Astrozytom des Rückenmarks ein exzentrisches, gelegentlich sogar exophytisches Wachstumsmuster. Hierfür typisch ist ein multisegmental aufgetriebenes Rückenmark.

Grundlagen
- Zweithäufigstes Neoplasma des Rückenmarks
- Bei Kindern/jungen Erwachsenen häufigster Rückenmarktumor
- Kann eine schmerzhafte Skoliose verursachen
- Meist niedriggradig maligne, langsam wachsend
- Infiltrativ/exzentrisch, gelegentlich auch exophytisches Wachstumsmuster

Bildgebung
Typische Befunde
- Schlüsselzeichen: KM-aufnehmender infiltrierender Myelontumor beim Kind

CT-Befunde
- Nativ-CT
  - Verbreitertes Rückenmark
  - Mit oder ohne Auftreibung und Remodellierung des Spinalkanals
- CT nach intravenöser KM-Gabe: Leichtes bis mäßiges Enhancement

MRT-Befunde
- T1w
  - Aufgetriebenes Rückenmark
    - Meist über < 4 Segmente
    - Manchmal multisegmental, sogar das gesamte Mark erfassend (häufiger bei pilozytischem Astrozytom)
  - Mit oder ohne Zyste/Syrinx (die Flüssigkeit ist etwas stärker signalgebend als Liquor)
  - Solider Anteil ist isointens/gemischt signalgebend oder hypo-/isointens
- T2w
  - In Protonendichtegewichtung und T2w hyperintens

Astrozytom des Rückenmarks

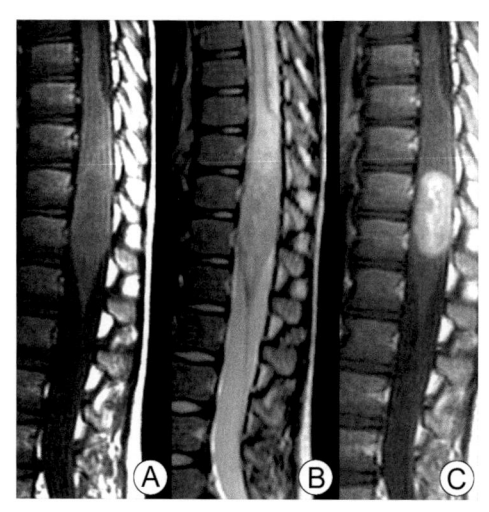

Der 4-jährige Knabe klagte über Beinschmerzen. (A, B) Sagittales T1w-Nativbild und T2w-Bild zeigen ein multisegmental aufgetriebenes unteres Brustmark und auch einen plumpen Konus. (C) Das T1w-Bild nach KM-Gabe bietet ein intensives Enhancement und einen klar abgegrenzten Tumorknoten. Operativ gesichertes gemischtes Oligoastrozytom.

- T1w-Bild mit intravenöser KM-Gabe
  - Fast immer Enhancement
    - Leicht bis mäßig > intensiv
    - Partiell > Enhancement des gesamten Tumors
    - Inhomogen/infiltrierend > homogen/scharf begrenzt

Befunde anderer bildgebender Verfahren
- Myelographie: Aufgetriebenes Rückenmark (unspezifisch)

Empfehlungen
- MRT mit intravenöser KM-Gabe

Differenzialdiagnose

Ependymom
- Patienten sind oft älter
- Intensives, scharf begrenztes Enhancement
- Zentrales Wachstumsmuster > exzentrisches
- Häufig Einblutungen

Andere Neoplasien
- Gangliogliom, gemischtes Gliom (kann nicht unterscheidbar sein)
- Hämangioblastom, malignes Lymphom, Metastase (ältere Patienten)

Syringohydromyelie
- Zystenflüssigkeit wie Liquor; kein Enhancement

Nichtneoplastische Myelopathie
- Demyelinisierende Krankheit (mit oder ohne fleckiges unscharfes Enhancement im Akutfall)
- Myelonischämie/-infarkt (abrupter Beginn; Risikofaktoren sind u. a. Arteriosklerose, Hypertonie, Diabetes mellitus, Aortendissektion)

Astrozytom des Rückenmarks

Pathologie

Allgemein
- Allgemeine Anmerkungen
  - Exzentrisches Wachstumsmuster > zentrales
  - Spinalkanal oft verbreitert und remodelliert
  - Zervikalmark > Thorakalmark
- Epidemiologie
  - Intramedulläre Rückenmarktumoren = 5–10% aller Tumoren des Zentralnervensystems
    - 20% der intraspinalen Neoplasien bei Erwachsenen
    - 30–35% der intraspinalen Neoplasien bei Kindern
  - 90–95% der intramedullären Rückenmarktumoren sind Gliome
    - Ependymome treten 2-mal häufiger auf als Astrozytome
    - 60% der intramedullären Rückenmarktumoren bei Kindern sind Astrozytome, 30% Ependymome
    - Diffuses fibrilläres Astrozytom > pilozytisches Astrozytom
  - Verhältnis männliches : weibliches Geschlecht = 1,3 : 1

Makroskopische und intraoperative Befunde
- Aufgetriebenes Rückenmark

Mikroskopische Befunde
- Fibrilläres Astrozytom
  - Zellreich, unterschiedlich starke Atypien/Mitosen
  - Parenchyminfiltration
- Pilozytisches Astrozytom
  - Rosenthal-Fasern, glomeruloide/hyalinisierte Gefäße
  - Niedrige Prävalenz von Kernatypien/Mitosen

Kriterien der Stadieneinteilung/Gradierung
- 80–90% sind niedriggradig maligne
  - Fibrilläres Astrozytom = Grad II nach WHO
  - Pilozytisches Astrozytom = Grad I nach WHO
  - Gangliogliom und gemischtes Gliom kommen vor
- 10–15% sind hochgradig maligne
  - Die meisten sind anaplastische Astrozytome (Grad III nach WHO)
  - Glioblastom (Grad IV nach WHO) ist selten

Klinik

Klinisches Bild
- Häufigstes Anfangssymptom ist der Rückenschmerz
- Die Symptome bilden sich im typischen Fall über Monate/Jahre aus

Verlauf
- Meist langsames Wachstum
- Maligne Tumoren können eine rapide neurologische Verschlechterung verursachen

Therapie
- Gewebediagnose erreichen
- Mirkochirurgische Resektion (niedriggradig maligne Tumoren)
  - Intraoperative Sonographie und evozierte Potenziale sind hilfreich
- Adjuvante Therapie
  - Keine Beweise, dass Strahlen- und Chemotherapie Langzeitergebnisse bessern

Astrozytom des Rückenmarks

Prognose
- Abhängig von tumorhistologischem Befund/Grading und der Vollständigkeit der Resektion
  - 5-Jahres-Überlebensrate von 80% bei niedrig-, von 30% bei hochmalignen Tumoren
- Die postoperative neurologische Funktion wird weitgehend vom präoperativen Defizit bestimmt

Literatur

Constantini S et al (2000): Radical excision of intramedullary spinal cord tumors: surgical morbidity and long-term follow-up evaluation in 164 children and young adults. J Neurosurg (Spine 2) 93:183–193

Houten JK et al (2000): Spinal cord astrocytoma: presentation, management and outcome. J Neurooncol 47:219–214

Minehan KJ et al (1996): Spinal cord astrocytoma: pathological and treatment considerations. J Neurosurg 83:590–595

Ependymom des Rückenmarks

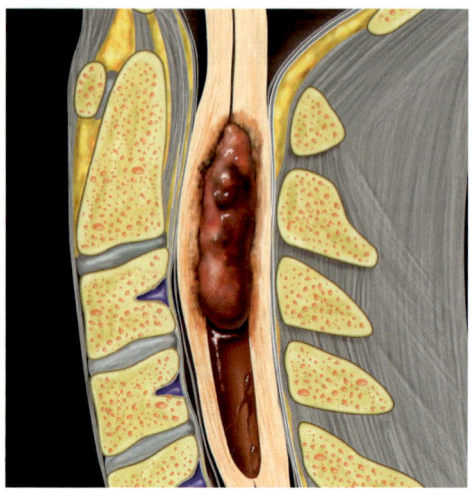

Die sagittale Grafik veranschaulicht ein intramedulläres Ependymom im zervikalen Mark. Man beachte den zentralen Sitz des Tumors, die begleitende Zyste und das aufgetriebene Halsmark. Oft sieht man in solchen Läsionen eine auffällige „Hämosiderinkappe" mit Blutabbauprodukten unterschiedlichen Alters.

Grundlagen
- Langsam wachsender, vom Ependym des Canalis centralis ausgehender Tumor
- Häufigster Primärtumor des Rückenmarks bei Erwachsenen
- Zweithäufigster Primärtumor des Rückenmarks bei Kindern
- Die begleitende Einblutung unterscheidet des Ependymom von anderen Rückenmarktumoren

Bildgebung
Typische Befunde
- Schlüsselzeichen: Umschriebener, KM-aufnehmender Rückenmarktumor **mit Einblutung**

CT-Befunde
- Nativ-CT
  - Aufweitung des Spinalkanals möglich
    - Ausgedünnte Bogenwurzeln
    - Vergrößerte quere Distanz zwischen den Bogenwurzeln
    - Ausgehöhlte Wirbelkörperhinterkanten
- CT nach intravenöser KM-Gabe: Symmetrisch verbreitertes Myelon und fokales Enhancement

MRT-Befunde
- T1w: Isointens zum Rückenmark (selten hypointens)
- T2w
  - Hyperintens
  - Bei Zysten/Einblutung heterointens
    - „Kappenzeichen" = Hypointensität am Rand (alte Blutung)
- T1w-Bild nach intravenöser KM-Gabe
  - Meist intensives, gut abgrenzbares, homogenes Enhancement

Ependymom des Rückenmarks

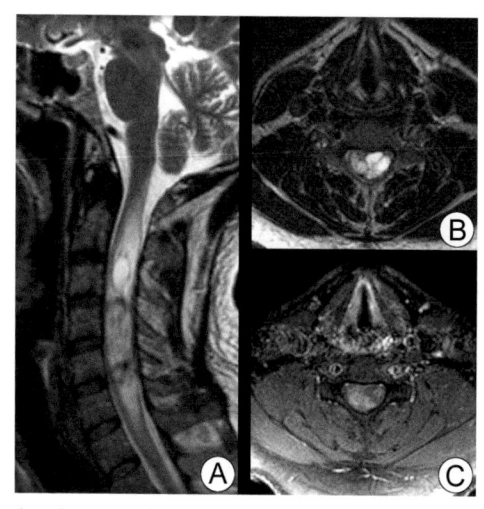

Sagittales und axiales T2w-Bild (A, B) sowie axiales T1w-Bild nach KM-Gabe (C) zeigen ein typisches Ependymom. Man beachte das aufgetriebene Rückenmark und die durch Blutabbauprodukte gemischte Signalintensität. Stärke des Enhancement und Muster sind bei Ependymomen des Myelons unterschiedlich. In diesem Fall sieht man eine inhomogene KM-Aufnahme.

- Weiteres: Heterogene, saumartige KM-Aufnahme (selten minimales/kein Enhancement)

Befunde anderer bildgebender Verfahren
- Myelographie/CT-Myelographie
  - Multisegmental spindelförmig aufgetriebenes Rückenmark
  - Kann partielle oder vollständige Liquorblockade verursachen
- Röntgenaufnahme: Skoliose, breiter Spinalkanal, ausgehöhlte Rückflächen der Wirbelkörper („scalloping")

Empfehlungen
- MRT mit intravenöser KM-Gabe

Differenzialdiagnose

Astrozytom
- Kann nicht zu unterscheiden sein
- Oftmals länger (auch evtl. gesamtes Mark befallen)
- Öfter exzentrischer Sitz; infiltrierend
- Einblutungen sind selten

Hämangioblastom
- Zyste mit KM-aufnehmendem, gefäßreichem Knoten
- Thorakalmark > Halsmark
- Ältere Patienten (1/3 weisen Von-Hippel-Lindau-Syndrom auf)

Demyelinisierende Krankheit
- Oft multifokal; in 90% der Fälle Hirnläsionen
- Die Läsionen sitzen oft peripher dorsal/lateral
- Oft nur schwaches Enhancement, unscharfe Begrenzung („federartig")

Ependymom des Rückenmarks

Pathologie
Allgemein
- Allgemeine Anmerkungen
  - 4 Untertypen (zellreich, papillär, klarzellig, tanizytisch)
  - Der zellreiche ist der häufigste intramedulläre Subtyp dieses Tumors
  - Oft neoplastische und nichtneoplastische Zysten (rostral/kaudal und Syrinx)
- Genetik
  - Für das sporadische Ependymom keine spezifischen Befunde bekannt
  - Mit der Neurofibromatose Typ 2 assoziiertes Ependymom
    - Deletionen und Translokationen auf Chromosom 22
- Ätiologie/Pathogenese
  - Entsteht aus Ependymzellen des Canalis centralis des Rückenmarks
- Epidemiologie
  - Männer etwas häufiger betroffen (57%)
  - Durchschnittsalter bei Erstvorstellung: 39 Jahre

Makroskopische und intraoperative Befunde
- Weicher, roter oder gräulich-purpurroter Tumor; oft gut abgegrenzt; zystische Degeneration, häufig Einblutungen

Mikroskopische Befunde
- Perivaskuläre Pseudorosetten
- Echte ependymale Rosetten (seltener)
- Mäßig zellreich mit geringer Mitoseaktivität
- Manchmal Zellatypien, spärliche oder keine Mitosefiguren
- Immunhistochemie: Nachweis von GFAP, S-100, Vimentin positiv

Kriterien der Stadieneinteilung/Gradierung
- Die meisten Tumoren sind vom Grad II nach WHO
- Selten: Anaplastische Variante (Grad III nach WHO)

Klinik
Klinisches Bild
- Häufigstes Symptom ist der Schmerz (Hals oder Rücken)
- Manchmal herrschen Störungen von Sensibilität oder Motorik vor
- Oftmals lange Vorgeschichte

Verlauf
- Je geringer die präoperativen neurologischen Ausfälle bei Erstvorstellung, desto besser sind die postoperativen Ergebnisse
- Thorakale Tumoren weisen schlechtere chirurgische Resultate auf
- Nur selten Metastasen (Lunge, Retroperitoneum, Lymphknoten)

Therapie
- Chirurgische Resektion
- Strahlentherapie bei subtotaler Resektion oder Rezidiv

Prognose
- 5-Jahres-Überlebensrate von 82%

Literatur
Wiestler OD et al (2000): Ependymoma. In: Kleihues P, WK Cavaenee, eds. Pathology & genetics of tumors of the central nervous system. IARC Press: 72–77

Koeller KK et al (2000): Neoplasms of the spinal cord and filum terminale: Radiologic-pathologic correlation. RadioGraphics 20:1721–1749

Kahan H et al (1996): MR characteristics of histopathologic subtypes of spinal ependymoma. AJNR 17:143–150

Spinales Hämangioblastom

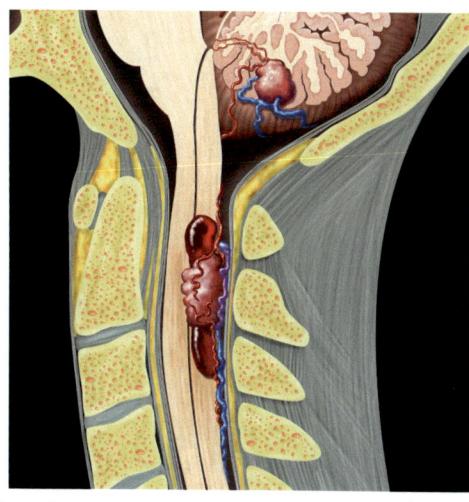

Die sagittale Grafik beschreibt ein wurmartiges Hämangioblastom des Halsmarks bei einem Patienten mit Von-Hippel-Lindau-Syndrom. Man beachte den Sitz der vaskulären Tumorknötchen unter der Pia mater. Häufige Befunde sind breite Fütterarterien und auffällige Drainagevenen. Zwei kleine eingeblutete Zysten gehen mit dieser Läsion des Rückenmarks einher.

Grundlagen
- Synonym: Kapilläres Hämangioblastom
- 1–5% der intrakraniellen Neoplasien
- 75% sporadisch; 25% bei Von-Hippel-Lindau-Syndrom
- Zahlreiche (oft kleine) Tumoren bei Von-Hippel-Lindau-Syndrom

Bildgebung
Typische Befunde
- Schlüsselzeichen: Intramedulläre Raumforderung mit geschlängelten „flow voids"

CT-Befunde
- Nativ-CT: Intramedullärer Tumor mit oder ohne aufgeweiteten/remodellierten Spinalkanal
- CT mit KM: Kann einen KM-aufnehmenden Knoten zeigen

MRT-Befunde
- Abhängig von Größe der Läsion und Vorhandensein einer Syrinx
- T1w
  - Kleine Läsion
    - Isointens zum Rückenmark (kann unsichtbar sein, solange keine Blutung eintritt)
    - Scharf begrenzte (hypointense) Syrinx in > 50% aller Fälle vorhanden
  - Große Läsion
    - Gemischt hypo-/isointens
    - Läsionen ≤ 2,5 cm zeigen fast immer „flow voids" (vergrößerte Fütterarterien und Drainagevenen)

Spinales Hämangioblastom

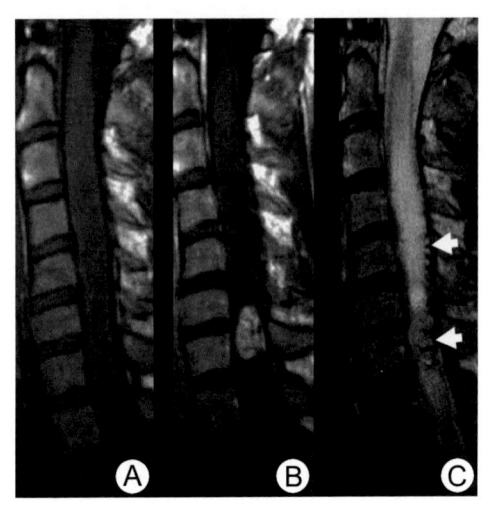

Sagittales T1w-Nativbild und Aufnahme nach KM-Gabe (A, B) sowie T2w-Bild (C) zeigen ein aufgetriebenes Halsmark mit stark KM-aufnehmendem Knötchen sowie ausgedehntem Ödem. Man beachte die auffälligen „flow voids" (Pfeile). Operativ gesichertes Hämangioblastom. Dieser Patient wies kein Von-Hippel-Lindau-Syndrom auf.

- T2w (kleine Läsionen sind meist einförmig hyperintens)
  - Gemischt hyperintens (häufig „flow voids" und Einblutungen)
  - Die Syrinxflüssigkeit ist oft etwas signalreicher als der Liquor
  - Mit oder ohne peritumorales Ödem
- T1w-Bild mit intravenöser KM-Gabe
  - Kleine Läsion
    - Unter der Pia mater gelegenes Knötchen (oft an der Oberfläche der Myelonrückseite)
    - Scharf begrenztes, intensives, homogenes Enhancement
  - Große Läsion
    - Heterogenes Enhancement
    - Die Wand einer evtl. vorhandenen Syrinx nimmt kein KM auf

Befunde anderer bildgebender Verfahren
- Digitale Subtraktionsangiographie
  - Verbreiterte Spinalarterien (ventrale > dorsale) versorgen den Tumor
  - Intensive, lang andauernde KM-Anreicherung
  - Mit oder ohne arteriovenöse „shunts"

Empfehlungen
- MRT mit KM
  - Man bilde bei Patienten mit bekanntem/vermutetem Von-Hippel-Lindau-Syndrom Hirn und Wirbelsäule ab!
- Digitale Subtraktionsangiographie bei großen Läsionen
- Die intraoperative Sonographie kann zur Lokalisation von Knötchen wertvoll sein

Spinales Hämangioblastom

Differenzialdiagnose
Arteriovenöse Malformation
- Das Rückenmark ist oft normal groß/klein und gliös verändert
- Syrinx, kein umschriebenes Knötchen

Andere gefäßreiche Neoplasien des Rückenmarks
- Ependymom (zentral lokalisierte Raumforderung; keine Syrinx)
- Gefäßreiche Metastasen (bekannter Primärtumor, z. B. Nierenzellkarzinom)
- Astrozytom (meist nicht gefäßreich; häufig peritumorales Ödem)
- Paragangliom (Filum terminale >> Rückenmark; oft nicht von Hämangioblastom zu unterscheiden)

Pathologie
Allgemein
- Allgemeine Anmerkungen
  - Phänotypen des Von-Hippel-Lindau-Syndroms
    - Typ 1: Ohne Phäochromozytom
    - Typ 2A: Mit Phäochromozytom, mit Nierenzellkarzinom
    - Typ 2B: Mit Phäochromozytom, ohne Nierenzellkarzinom
- Genetik
  - Familiäre Hämangioblastome (Von-Hippel-Lindau-Syndrom)
    - Autosomal-dominant
    - Chromosom-3p- und andere Genmutationen sind häufig
    - Hohe Expression von VEGF („vascular endothelial growth factor")
    - Erythropoetinsekretion wird „hochgeregelt"
  - Sporadische Hämangioblastome (Genetik nicht bekannt)
- Ätiologie/Pathogenese
  - Suppressorgenprodukt (Von-Hippel-Lindau-Protein) verursacht neoplastische Transformation
- Epidemiologie
  - 1–5% aller Rückenmarktumoren
  - 75% aller spinalen Hämangioblastome treten sporadisch auf (25% mit Von-Hippel-Lindau-Syndrom assoziiert)
  - Oft multipel (Von-Hippel-Lindau-Syndrom weist meist ein großes Hämangioblastom mit oder ohne viele kleine Hämangioblastome auf)

Makroskopische und intraoperative Befunde
- Gut abgegrenztes, gefäßreiches Knötchen
  - Dorsale Rückenmarkoberfläche
  - Extramedulläre spinale Hämangioblastome kommen vor, sind aber selten
- Kaliberstarke Arterien und Venen
- Mit oder ohne Syrinx

Mikroskopische Befunde
- Große, vakuolentragende Stromazellen und reiches Kapillarnetzwerk
- Evtl. vorhandene Zystenwand wird meist von Myelon (nicht aber von Tumorgewebe) komprimiert

Kriterien der Stadieneinteilung/Gradierung
- Hämangioblastome entsprechen Grad I nach WHO

Spinales Hämangioblastom

Klinik

Klinisches Bild
- Durchschnittsalter bei Erstvorstellung: 30 Jahre
- Unspezifische klinische Symptome
- Sensible/motorische Ausfälle häufiger als Schmerz
- Patienten mit Von-Hippel-Lindau-Syndrom weisen meist eine dominierende symptomatische Läsion auf; es können aber weitere, kleinere asymptomatische Läsionen vorhanden sein
- Können eine sekundäre Polyzythämie verursachen (Erythropoetin „hochgeregelt")

Verlauf
- Langsam wachsend
- Keine maligne Entartung

Therapie
- Mikrochirurgische Resektion

Prognose
- Lebenserwartung von Patienten mit Von-Hippel-Lindau-Syndrom: 50 Jahre
- Häufigste Todesursache sind Hämangioblastome des Zentralnervensystems
- Zweithäufigste Todesursache: Nierenzellkarzinom

Literatur

Chu B-C et al (2001): MR findings in spinal haemangioblastoma: Correlation with symptoms and with angiographic and surgical findings. AJNR 22:206–217

Baker KB et al (2000): MR imaging of spinal hemangioblastoma. AJR 174:377–382

Navarra F et al (1996): Spinal cord haemangioblastoma: Epidemiology and neuroradiological diagnosis. Riv di Neuroradiol 9:289–296

Aneurysmatische Knochenzyste

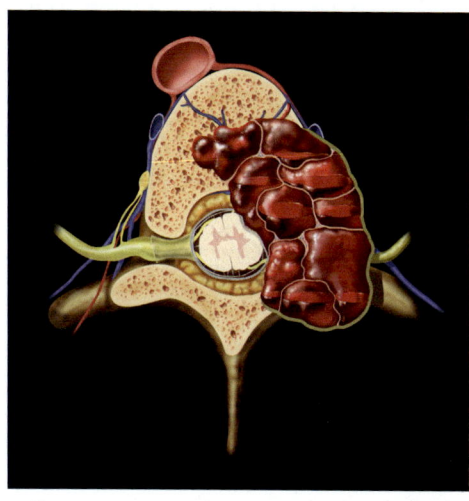

Die axiale Grafik veranschaulicht eine aneurysmatische Knochenzyste. Man beachte eine expansiv wachsende, multizystische Läsion in dorsalem Wirbelkörperanteil und Pedikel, die auf den Epiduralraum übergreift. Zwischen Blutabbauprodukten unterschiedlichen Alters gebildete Flüssigkeitsspiegel sind für eine aneurysmatische Knochenzyste charakteristisch.

Grundlagen
- Definition: Expansiv wachsende, dünnwandige, blutgefüllte Läsion mit zystischen Hohlräumen
- 1–2% der Knochentumoren
- 10–30% davon in Wirbelsäule/Kreuzbein
- Bildgebung: Multizystische, expansiv wachsende Läsion mit Septen und Spiegeln zwischen Flüssigkeiten
- Mehrheit der Patienten < 20 Jahre alt

Bildgebung
Typische Befunde
- Schlüsselzeichen: Expansiv wachsende, vielkammerige Raumforderung des Wirbelbogens mit Spiegeln zwischen Flüssigkeiten
  - Häufig Ausdehnung auf Wirbelkörper, Spinalkanal und Epiduralraum
  - Befall von Rippen und paravertebralen Weichteilen tritt weniger häufig auf
  - Selten: Quert den Diskus, befällt > 1 Wirbel (Eigenschaft nur benigner Tumoren)

CT-Befunde
- Nativ-CT
  - Expansiv wachsende, zystische, septierte Raumforderung mit schmalem „Eierschalenkortex"
  - Flüssigkeitsspiegel durch Einblutung, sedimentierte Blutabbauprodukte
- CT mit intravenöser KM-Gabe: Peripherie und Septen nehmen KM auf

Aneurysmatische Knochenzyste

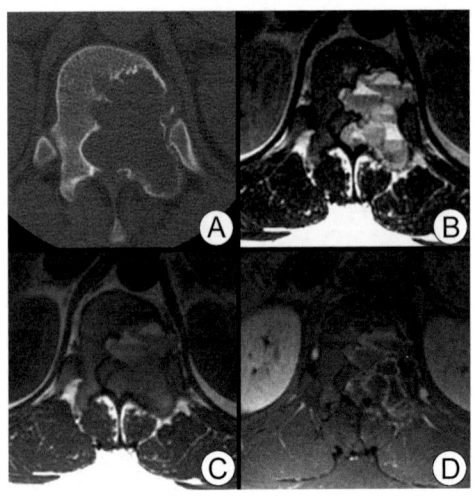

19-jähriger Mann mit Kreuzschmerzen. (A) Das Nativ-CT-Bild zeigt eine expansiv wachsende Raumforderung mit einem „Eierschalenkortex". (B–D) Axiales T2w- sowie T1w-Bild vor und nach KM-Gabe zeigen eine septierte Raumforderung mit Spiegeln zwischen Flüssigkeiten und aufgrund der unterschiedlich alten Blutabbauprodukte unterschiedlichen Signalstärken. Man beachte das Enhancement der Septen. Aneurysmatische Knochenzyste.

MRT-Befunde
- T1w
  - Gelappte multizystische Raumforderung des Wirbelbogens
    - Reicht in den Wirbelkörper hinein; mit oder ohne benachbarte Weichteilkomponente
    - Gemischte Intensität, Spiegel zwischen Flüssigkeiten (Blutprodukte)
  - Hypointenser Saum (Periostmembran)
- T2w
  - Intensität variiert mit dem Stadium des Blutabbaus
  - Hypointenser Saum (Periostmembran)
- T1w-Bild nach intravenöser KM-Gabe
  - Saum und Septen nehmen KM auf

Befunde anderer bildgebender Verfahren
- Röntgenaufnahmen
  - Betonte expansive Remodellierung des Knochens
    - Das Epizentrum liegt in den Wirbelanhangsgebilden; der Tumor breitet sich in den Wirbelkörper aus (75–90%)
    - Schmaler, außen gelegener Periostsaum und Septen möglich
    - Selten: Wirbelkörpersinterung („Vertebra plana")
- Skelettszintigraphie: Peripher vermehrte Nuklidspeicherung („Donut"-Zeichen)
- Digitale Subtraktionsangiographie: Gefäßreichtum

Empfehlungen
- MRT zur Beurteilung von Ausmaß und Rückenmarkkompression
- CT zur Beurteilung der Knochenveränderungen

Aneurysmatische Knochenzyste

Differenzialdiagnose
Osteoblastom
- Expansiv wachsende Läsion des Wirbelbogens/Pedikels > 2 cm

Metastasen
- Ältere Patienten (meist 6. und 7. Lebensjahrzehnt)
- Destruierende Läsion mit begleitendem Weichteiltumor
- Selten: Gefäßreiche Metastasen können Flüssigkeitsspiegel aufweisen

Riesenzelltumor
- Patienten > 30 Jahre
- Expansiv wachsend, Osteolyse mit begleitendem Weichteiltumor

Pathologie
Allgemein
- Allgemeine Anmerkungen
  - Ort
    - Metaphyse langer Röhrenknochen > Wirbel
    - BWS > LWS > HWS > Kreuzbein
    - Am häufigsten Wirbelanhangsgebilde allein oder zusätzlich Wirbelkörper
- Charakteristische, vielfach gekammerte, blutgefüllte Hohlräume
- Ätiologie/Pathogenese
  - Es gibt 2 Theorien
    - Folge eines Traumas mit örtlicher Durchblutungsstörung
    - Ein zugrunde liegender Tumor (Riesenzelltumor, Osteoblastom usw.) induziert einen Gefäßprozess (venöse Obstruktion oder arteriovenöse Fistel)
- Epidemiologie
  - 1–2% der primären Knochentumoren
  - 10–30% kommen im Achsenskelett vor
  - Die Mehrzahl der aneurysmatischen Knochenzysten sind primäre Läsionen (65–99%)
  - 80% der Patienten sind jünger als 20 Jahre
  - Leichte familiäre Prädominanz

Mikroskopische Befunde
- Typisch
  - Die zystische Komponente überwiegt
    - Kavernöse, mit Blut gefüllte, unterschiedlich große Zysten
    - Auskleidung durch Fibroblasten, Riesenzellen, Histiozyten, Hämosiderin
  - Solide Komponente
    - Septen zwischen blutgefüllten Hohlräumen
    - Enthält Fasergewebe, reaktiven Knochen und Riesenzellen
- Selten „solide Variante"
  - Nur 5–8% aller aneurysmatischen Knochenzysten
  - Die solide Komponente überwiegt deutlich
  - Bevorzugung der Wirbelsäule

Aneurysmatische Knochenzyste

Klinik

Klinisches Bild
- Am häufigsten Schmerz
- Seltener neurologische Zeichen (Myelonkompression, pathologische Fraktur)

Verlauf
- Der spontane Langzeitverlauf der aneurysmatischen Knochenzysten ist unbekannt
  - Anfangs Wachstum, später meist Stabilisierung
  - Keine Entartung zu malignem Tumor

Therapie
- Chirurgische Resektion
- Embolisation (präoperativ bei operationstechnisch weniger geeigneten Patienten)
- Strahlentherapie ist umstritten (kann zu strahleninduziertem Sarkom prädisponieren)

Prognose
- Rezidivrate 20–30% (bei inkompletter Resektion gesteigert)

Literatur

Papagelopoulos PJ et al (1998): Aneurysmal bone cyst of the spine: Management and outcome. Spine 23:621–628

Murphey MD et al (1996): Primary tumors of the spine: Radiologic-pathologic correlation. RadioGraphics 16:1131–1158

Kransdorf MJ et al (1995): Aneurysmal bone cyst: Concept, controversy, clinical presentation, and imaging. AJR 164:573–580

Langerhans-Zell-Histiozytose

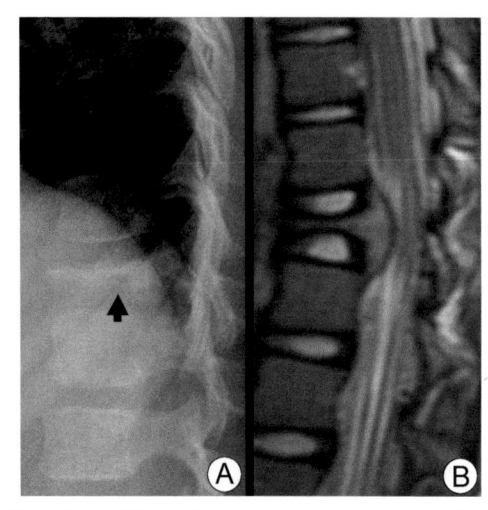

(A) Das seitliche Röntgenbild zeigt bei einem 4-jährigen Jungen mit Rückenschmerzen eine Vertebra plana (Pfeile). (B) Das sagittale T2w-Bild zeigt bei einem 5-jährigen Knaben mit Langerhans-Zell-Histiozytose einen gesinterten Wirbelkörper mit normalen Nachbarbandscheiben. Man beachte die bei Langerhans-Zell-Histiozytose häufige dorsale Ausbreitung nach epidural.

Grundlagen
- Synonym: Eosinophiles Granulom, Histiozytosis X, Langerhans-Zell-Histiozytose
- Definition: Ansammlung(en) abnormer Histiozyten (Langerhans-Zellen)
- 3 klinische Syndrome sind bekannt
  - Eosinophiles Granulom (70% der Langerhans-Zell-Histiozytosen)
    - Umschriebene Form (nur Knochenläsionen)
    - Ältere Kinder (5–15 Jahre)
  - M. Hand-Schüller-Christian (20% der Langerhans-Zell-Histiozytosen)
    - Chronische disseminierte Form
    - Jüngere Kinder (1–5 Jahre)
  - M. Abt-Letterer-Siwe (10% der Langerhans-Zell-Histiozytosen)
    - Akute disseminierte Form
    - Säuglinge/Kleinkinder (< 3 Jahre)
- Bildgebung: Osteolyse oder Kollaps eines Wirbelkörpers (Vertebra plana Calvé)

Bildgebung

Typische Befunde
- Schlüsselzeichen
  - Kind mit einer Vertebra plana
  - 2 aneinander liegende Bandscheiben (sieht aus, als fehlte der Wirbel dazwischen; die benachbarten Bandscheiben können vergrößert sein)

CT-Befunde
- Nativ-CT
  - Osteolytische, zerstörende Läsion ohne Sklerose
  - Vertebra plana mit oder ohne Weichteilraumforderung
- KM-CT: Die Weichteilraumforderung nimmt homogen KM auf

Langerhans-Zell-Histiozytose

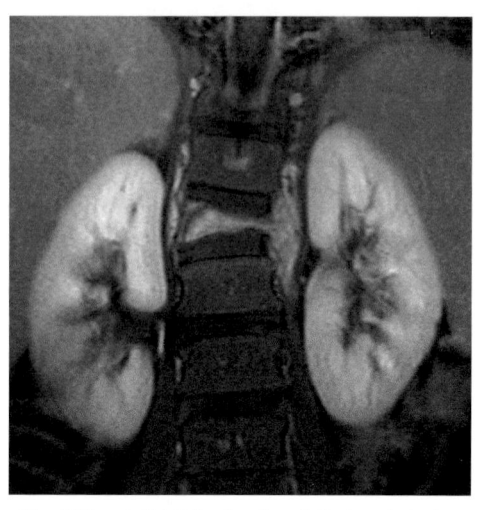

Das koronare T1w-Bild nach KM-Gabe desselben Patienten wie in der vorangegangenen Abbildung zeigt ein homogenes Enhancement. Man beachte Skoliose und paravertebrale Weichteilraumforderung.

MRT-Befunde
- T1w: Hypointenser Wirbelkörper und Weichteiltumor
- T2w: Inhomogen hyperintens
- T1w mit KM: Homogenes Enhancement

Befunde anderer bildgebender Verfahren
- Röntgenaufnahmen
  - Kollabierter Wirbelkörper, normale benachbarte Bandscheiben
  - Selten: Auch Befall der Wirbelanhangsgebilde
- Skelettszintigraphie: Unterschiedliche Befunde (typisch ist eine vermehrte Anreicherung); falsch-negative Ergebnisse häufig (35%)

Empfehlungen
- MRT, um den Spinalkanal zu beurteilen

Differenzialdiagnose

Ewing-Sarkom
- Permeative Knochenzerstörung

Osteomyelitis
- Hyperintense, verschmälerte Bandscheibe

Metastasen, Neuroblastom, hämatopoetische Leiden (Leukämie, Lymphom)
- Multifokale Krankheit, oft keine begleitende Weichteilkomponente
- Kann von einer Langerhans-Zell-Histiozytose nicht unterscheidbar sein

Riesenzelltumor
- Ältere Patienten (> 30 Jahre)
- Expansiv wachsende Wirbelkörperosteolyse mit Weichteiltumor
- Kann auf Wirbelanhangsgebilde übergreifen; kann als Vertebra plana imponieren

Langerhans-Zell-Histiozytose

Pathologie

Allgemein
- Allgemeine Anmerkungen
  - Sitz der Läsion
    - Kalotte > Mandibula > lange Röhrenknochen > Rippen > Becken > Wirbel
    - BWS (54%) > LWS (35%) > HWS (11%)
- Ätiologie/Pathogenese
  - Störung der Immunregulation
  - Proliferation abnormaler Histiozyten
  - Das retikuloendotheliale System bildet Granulome
- Epidemiologie
  - < 1% der bioptisch gesicherten primären Knochenläsionen
  - 0,05–0,5/100 000 Kinder/Jahr
  - Männliches Geschlecht etwas häufiger betroffen
  - Wirbelbefall bei 6%
  - Bei Kindern häufigste Ursache einer Vertebra plana

Makroskopische und intraoperative Befunde
- Gelber, grauer oder brauner Tumor; mit oder ohne Einblutung

Mikroskopische Befunde
- Lichtmikroskopisch granulomatöse Infiltrate
  - Langerhans-Zell-Histiozyten, Makrophagen
  - Lymphozyten, Plasmazellen, Eosinophile
- Elektronenmikroskopie: Birbeck-Granula (Langerhans-Zell-Granula)

Klinik

Klinisches Bild
- Bei der Langerhans-Zell-Histiozytose sind 3 klinische Syndrome bekannt
  - Eosinophiles Granulom (70%); Altersgipfel: 5–15 Jahre
    - Mildeste Form; betrifft einen oder zahlreiche Knochen
    - Örtlicher Schmerz, Schwellung, Tumor, mit oder ohne Fieber und Leukozytose
    - Wirbelsäule: Rückenschmerz, Steifheit, Skoliose, neurologische Komplikationen
  - M. Hand-Schüller-Christian (20%), Altersgipfel: 1–5 Jahre
    - Größte Variationsbreite; chronische, disseminierte Knochenläsionen
    - Trias von Diabetes insipidus, Exophthalmus, Knochenzerstörung (15%)
    - Klinisch: Schädelbefall > 90%; ferner Otitis media, Hautbefall, Zahnfleischulzera, Lymphadenopathie, Hepatosplenomegalie
    - In 10–30% der Fälle tödlich endend
  - M. Abt-Letterer-Siwe (10%), meist Kinder < 3 Jahre
    - Akute Form; rapide Ausbreitung, schlechte Prognose
    - Befall zahlreicher Eingeweide; Fieber, Kachexie, Anämie, Hepatosplenomegalie, Lymphadenopathie, Exanthem, Gingivahyperplasie
    - Am häufigsten befallen sind Kalotte, Schädelbasis und Mandibula
    - Die meisten Patienten sterben binnen 1–2 Jahren

Verlauf
- Unterschiedlich, je nach klinischem Typ
- Eosinophiles Granulom selbstbegrenzend; ein Teil der Wirbelkörperhöhe wird wiederhergestellt

Langerhans-Zell-Histiozytose

Therapie
- Konservative Behandlung
- Mit oder ohne chirurgische Intervention, Strahlentherapie, Chemotherapie, Steroide

Prognose
- Abhängig von Alter bei Beginn, Typ und Ausmaß der systemischen Krankheit
- Eosinophiles Granulom hat die beste Prognose; hier ist die Spontanremission der Läsion typisch

Literatur

Yeom JS et al (1999): Langerhans cell histiocytosis of the spine. Analysis of twenty-three cases. Spine 24:1740–1749

Meyer JS et al (1995): Langerhans cell histiocytosis: Presentation and evolution of radiologic findings with clinical correlation. RadioGraphics 15:1135–1146

Stull MA et al (1992): Langerhans cell histiocytosis of bone. RadioGraphics 12:801–823

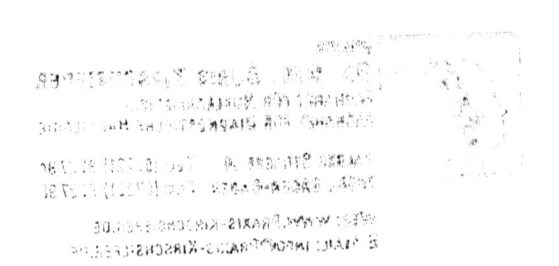

PocketRadiologist™
Wirbelsäule
Die 100 Top-Diagnosen

NICHTNEOPLASTISCHE ZYSTEN UND RAUMFORDERUNGEN

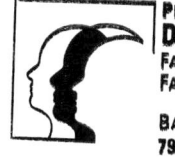

PRAXIS
DR. MED. BORIS KIRSCHSIEPER
FACHARZT FÜR NUKLEARMEDIZIN
FACHARZT FÜR DIAGNOSTISCHE RADIOLOGIE

BALGER STRASSE 50   TEL: (07221) 91 27 9⋯
79532 BADEN-BADEN   FAX: (07221) 91 27 9⋯

WEB: WWW.PRAXIS-KIRSCHSIEPER.DE
E-MAIL: INFO@PRAXIS-KIRSCHSIEPER.DE

Spinale Arachnoidalzyste

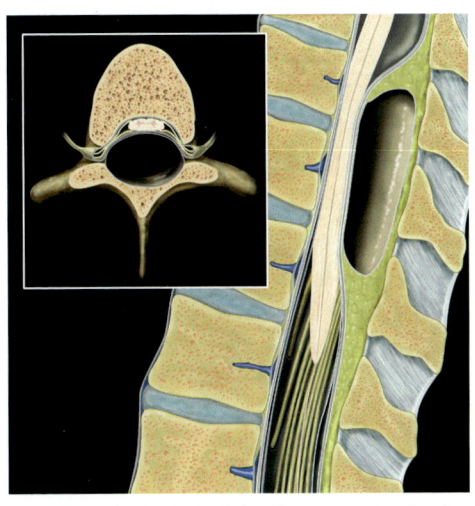

Die sagittale Darstellung des thorakolumbalen Übergangs zeigt eine dorsale epidurale Arachnoidalzyste (Meningealzyste vom Typ I), die den Durasack komprimiert. Der Zyste sitzt „kappenartig" kranial und kaudal epidurales Fett auf. Das kleine Bild zeigt im Querschnitt die epidurale Lage und die raumfordernde Wirkung auf den Durasack.

Grundlagen
- Synonym: Spinale meningeale Zyste
- Definition: Intraspinale extramedulläre, Liquor cerebrospinalis enthaltende Zyste
- Klassischer Aspekt in der Bildgebung
  - Intradural oder extradural gelegen
  - Intensität von Liquor in allen Pulssequenzen
  - Unterschiedlich raumfordernde Wirkung auf Rückenmark oder Durasack
- Weitere Schlüsselfakten
  - Primäre bzw. angeborene versus sekundäre oder erworbene Zyste
  - Die erworbene intradurale Arachnoidalzyste ist auch unter dem Namen „Subarachnoidalzyste" bekannt
  - Nabors-Klassifikation der spinalen meningealen Zyste
  - Typ I: Extradurale meningeale Zyste ohne darin enthaltene Spinalnervenfasern
    - Auch als „extradurale Arachnoidalzyste" benannt
    - Relativ selten
    - Die primäre extradurale Arachnoidalzyste ist meist an der dorsalen und dorsolateralen Fläche der unteren BWS gelegen
    - Kann sich bis in die Neuroforamina ausdehnen
  - Typ II: Extradurale meningeale Zyste mit spinalen Nervenwurzelfasern
    - Schließt die perineurale Nervenwurzelscheidenzyste (Tarlov-Zyste) ein
  - Typ III: Intradurale meningeale Zyste
    - Auch bekannt als „intradurale Arachnoidalzyste"
    - Die primäre intradurale Arachnoidalzyste ist meist an der Rückseite der mittleren BWS lokalisiert
    - Die sekundäre intradurale Arachnoidalzyste weist keine bevorzugte Lokalisation auf
  - Die MRT ist bildgebendes Verfahren der Wahl

Spinale Arachnoidalzyste

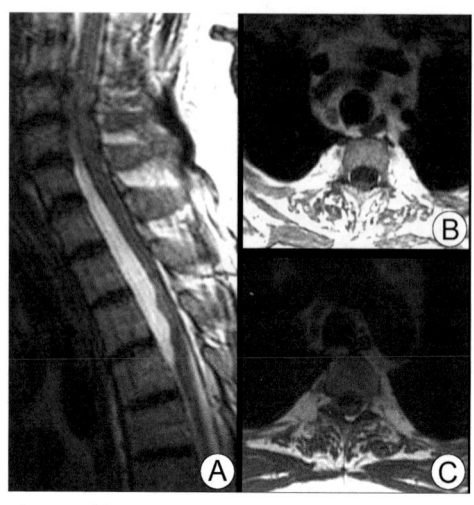

(A) Das sagittale T2w-Bild zeigt eine ventral im Spinalkanal gelegene intraspinale Läsion mit dem Signal von Wasser, die von C6 bis Th4 reicht. Sie drängt das Rückenmark nach dorsal und erzeugt Einbuchtungen an der Myelonvorderseite. (B, C) Axiale T1w-Bilder in verschiedener Höhe weisen die intradurale Lokalisation nach.

Bildgebung

Typische Befunde
- Schlüsselzeichen: Asymmetrische, gekammerte Flüssigkeitsansammlung mit dem Signal von Liquor, die Myelon oder Nervenwurzeln verdrängt oder verformt

Myelographiebefunde
- Intradurale oder extradurale Raumforderung
- Rückenmarkkompression
- Vollständige Liquorblockade
- KM-Füllung der Arachnoidalzyste
  - Manchmal erst in Spätaufnahmen zu erkennen

CT-Myelographiebefunde
- Gleiche Kriterien wie oben
- Verbreiterter Spinalkanal
- Aufgeweitetes Foramen intervertebrale
- Bei längerem Bestehen (kongenital) ausgedünnte Bogenwurzeln und Wirbelbögen

Röntgenbefunde
- Wirbelkörperrückfläche ausgehöhlt („scalloping")

MRT-Befunde
- Extradurale oder intradurale extramedulläre Raumforderung
- In allen Pulssequenzen Signal von Liquor cerebrospinalis
  - Die Hypointensität in T2w kann ein flussbedingter Signalverlust sein
- Die Zystenwand kann nicht mehr wahrnehmbar sein
- Solitär, multipel oder vielfach unterkammert
- Die extradurale Arachnoidalzyste kann aus dem Foramen intervertebrale herauswachsen

Spinale Arachnoidalzyste

- Nach intravenöser Gadoliniumgabe kein Enhancement
- Unterschiedlich raumfordernde Wirkung auf das Rückenmark
- Vergesellschaftet mit Myelomalazie
- Vergesellschaftet mit Syringohydromyelie am Ort der Arachnoidalzyste oder woanders

Differenzialdiagnose
Duraektasie mit Marfan-Syndrom oder aus anderer Ursache
- Diffus erweiterter Durasack
- Das Rückenmark ist normal ausgebildet
- In Myelographie oder CT-Myelographie keine Liquorblockade

Ausriss der Spinalnervenwurzel
- Geht direkt in den Subarachnoidalraum über
- Keine isolierte intraspinale Läsion
- Trauma in der Vorgeschichte

Pathologie
Allgemein
- Ätiologie/Pathogenese
  - Die primäre intradurale Arachnoidalzyste entsteht vermutlich aus einem Arachnoidaldivertikel
  - Die primäre extradurale Arachnoidalzyste entsteht vermutlich aus der Protrusion von Arachnoidea durch einen Duradefekt
    – Beide können über einen Hals mit dem Subarachnoidalraum kommunizieren
    – Die Größenzunahme beruht wahrscheinlich auf einem „Ventilmechanismus"
  - Sekundäre Arachnoidalzysten entstehen durch früheres Trauma, Operation, Infektion oder Blutung
    – Posttraumatischer Durariss mit Herniation von Arachnoidea
    – Postentzündliches Granulationsgewebe kann den Subarachnoidalraum in Kompartimente unterteilen
    – Nachfolgend Ausbildung einer Zyste

Mikroskopische Befunde
- Primäre Arachnoidalzyste meist mit Arachnoideamaterial ausgekleidet und manchmal dupliziert
- Ein unterschiedlicher Anteil von Bindegewebe bildet die Zystenwand mit

Klinik
Klinisches Bild
- Schmerz
- Schwäche
- Sensibilitätsstörungen
- Radikuläre Symptome

Verlauf
- Mit der Größenzunahme der Zyste nehmen die neurologischen Ausfälle zu

Therapie
- Chirurgische Resektion
- Marsupialisation der Zyste
- Shunt-Verfahren

Spinale Arachnoidalzyste

Prognose
- Sehr gut; Linderung der Symptome
- Das Ausmaß der Rückenmarkatrophie zeigt das zu erwartende neurologische Ergebnis an

Literatur

Silbergleit R et al (1998): Imaging of spinal intradural arachnoid cysts: MRI, myelography and CT. Neuroradiology 40:664–668

Sklar E et al (1989): Acquired spinal subarachnoid cysts: Evaluation with MRI, CT, myelography, and intraoperative sonography. AJNR 10:1097–1104

Gray L et al (1988): MR imaging of thoracic arachnoid cysts. JACT 4:664–668

Posteriore sakrale Meningozele

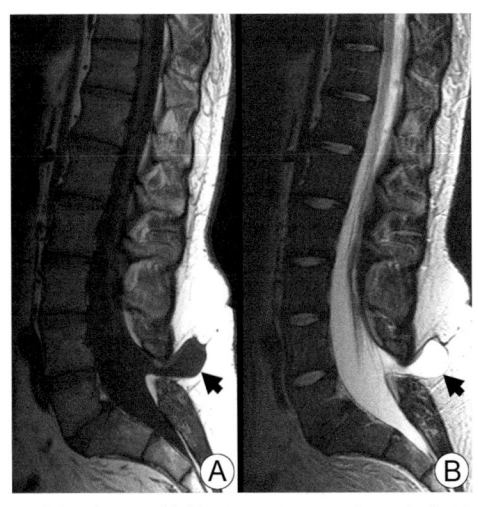

Sagittales T1w- (A) und T2w-Bild (B) zeigen eine posteriore sakrale Meningozele in Höhe L4/5. Das Filum terminale erscheint verbreitert und am Hals des Herniensacks gefesselt. Man sieht einen kleinen umschriebenen Fettanteil und einen aufgeweiteten Spinalkanal.

Grundlagen
- Definition: Herniation eines Liquor cerebrospinalis enthaltenden Sacks, der von Dura mater und Arachnoidea ausgekleidet ist, durch einen sakralen Knochendefekt
- Klassischer Aspekt in der Bildgebung: Sich durch den Defekt einer Spina bifida nach dorsal vorwölbender Durasack
- Durch Haut bedeckt
- Enthält keine neuralen Anteile
  - Häufigste aller einfachen Meningozelen
  - Lumbosakral > zervikal
  - Spina bifida in einem oder in zwei Segmenten
  - Eine Nervenwurzel kann eintreten und dann die Meningozele wieder verlassen, bevor sie durch das Foramen intervertebrale austritt
  - In den Meningozelensack kann das Filum terminale hineinreichen
  - Weitere mögliche Begleitanomalien
    - Tief sitzender Conus medullaris, straffes Filum terminale, Malformation eines gespaltenen Rückenmarks, Epidermoid, dorsales Lipom und Hydromyelie
- Weitere einfache Meningozelen
  - Vordere sakrale Meningozele
    - Assoziiert mit anorektalen Fehlbildungen und Sakrumanomalien
    - Currarino-Trias
  - Distale sakrale oder intrasakrale Meningozele
    - Auch bekannt als „Meningealzyste vom Typ IB"
  - Laterale thorakale Meningozele
    - Häufig zu sehen bei Patienten mit Neurofibromatose Typ I

Posteriore sakrale Meningozele

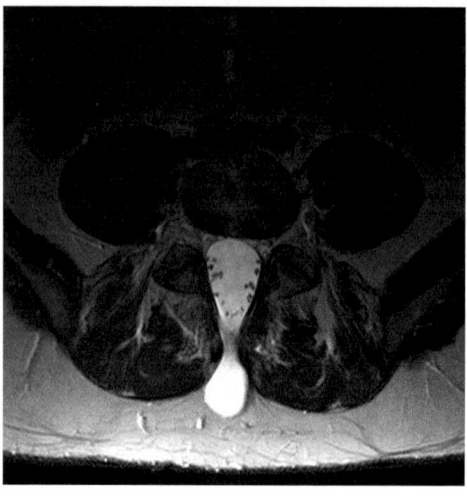

Neben der Meningozele deckt das axiale T2w-Bild auch den Spina-bifida-Defekt auf.

Bildgebung
Typische Befunde
- Schlüsselzeichen: Kommuniziert mit dem Subarachnoidalraum

CT-Befunde
- Von dünner Wand umgebene Liquoransammlung
- Unterschiedlich tiefe Ausdehnung in die dorsalen subkutanen Weichteile
- Spektrum von zugehörigen Knochenanomalien
  - Fehlender Dornfortsatz
  - Spina bifida in nur einer Höhe
  - Multisegmentale Spina bifida
- Der Spinalkanal kann aufgeweitet sein

MRT-Befunde
- In allen Pulssequenzen zu Liquor isointenses Signal
- Kein Enhancement nach intravenöser Gadoliniumgabe
- Es können ein Konustiefstand und Ursachen eines „tethered cord" vorhanden sein

Sonographiebefunde
- Der dorsal gelegene Sack ist echofrei und geht in den Durasack über
- Größenänderung beim Valsalva-Manöver

Empfehlungen
- Sorgsame Beurteilung des Rückenmarks zum Ausschluss begleitender Anomalien

Differenzialdiagnose
Myelomeningozele
- Neurale Anteile innerhalb der Meningozele
- Wölbt sich über die Weichteile des Sakrums hinaus vor
- Nicht von Haut bedeckt
- Schon bei Geburt diagnostiziert

Posteriore sakrale Meningozele

Lipomyelomeningozele
- Komplex aus Lipom und Nervenplakode innerhalb der Meningozele
- Von Haut bedeckt

Postoperative Meningozele
- Gleiches Aussehen
- Anamnese und Befund einer Laminektomie

Pathologie

Allgemein
- Ätiologie/Pathogenese
  - Unbekannt
- Epidemiologie
  - Meist bereits Vorstellung in den ersten beiden Lebensjahrzehnten
  - Kann aber auch erst im 4. Lebensjahrzehnt zum Arzt führen
  - Männer und Frauen gleich häufig betroffen

Klinik

Klinisches Bild
- Bei großen Raumforderungen kann man eine dorsale lumbosakrale Vorwölbung sehen
- Mann kann eine subkutane Raumforderung tasten
- Bei gefesseltem Rückenmark („tethered cord") neurologische Symptome

Therapie
- Operative Resektion
- Duraverschluss

Prognose
- Gut
- Postoperative Narben können das Rückenmark fesseln
  - Stellen sich erst im späteren Leben als Komplikation ein

Literatur

Ersahin Y et al (2001): Is meningocele really an isolated lesion? Childs Nerv Syst 17:487–490

Barkovich AJ (1995): Pediatric Neuroimaging. 2nd ed. 491–496

Byrd SE et al (1991): Developmental disorders of the pediatric spine. Radiol Clin North Am 29:711–752

Epidermoidtumor

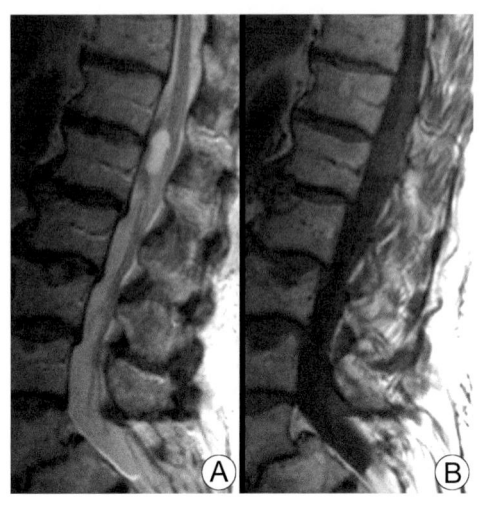

Sagittales T2w- (A) und T1w-Bild (B) der LWS zeigen bei einem älteren Patienten eine eiförmige intraspinale Läsion, die dem Conus terminalis anhaftet. Verglichen mit Liquor ist diese in T2w leicht hyper-, dagegen in T1w leicht hypointens.

Grundlagen
- Synonym: (Epi-)Dermoidzyste
- Definition: Angeborener oder erworbener intraspinaler Tumor, der durch den Einschluss (ekto)dermaler Elemente ensteht
- Klassischer Aspekt in der Bildgebung: Raumforderung mit der Intensität von Fett (Dermoid) oder Liquor (Epidermoid) ohne KM-Aufnahme
- Angeborene Läsionen
  - 1–2% der spinalen Tumoren
  - 60% extramedullär, 40% intramedullär
  - Dermoide kommen in der Wirbelsäule häufiger vor als Epidermoide
    – Am häufigsten in der lumbosakralen Region
    – Sie werden vor dem 2. Lebensjahrzehnt symptomatisch
  - Epidermoide sind in gleicher Häufigkeit über die Wirbelsäule verteilt
    – Symptomatisch werden sie etwa zwischen dem 3. und 5. Lebensjahrzehnt
  - 20% der (Epi-)Dermoide sind mit einem Dermalsinus vergesellschaftet
    – Können durch Meningitis oder spinalen Abszess in Erscheinung treten
  - (Epi-)Dermoide können rupturieren und eine chemische Meningitis verursachen
- Erworbene Läsionen
  - Extramedullär
    – Haften an Rückenmark, Cauda equina oder Durasack an
  - Kommen nach operativer Versorgung einer Myelomeningozele oder nach länger zurückliegender Lumbalpunktion vor

Bildgebung
Typische Befunde
- Schlüsselzeichen: Dichte von Fett (Dermoid) oder von Liquor (Epidermoid)

Epidermoidtumor

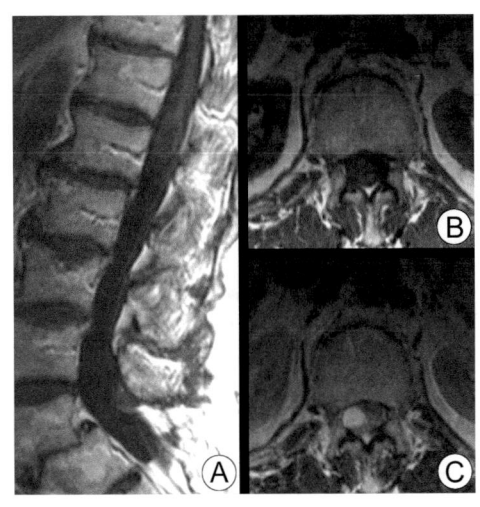

(A) Das sagittale T1w-Bild zeigt bei einem Patienten mit Kreuzschmerzen eine fragliche Läsion neben dem Conus medullaris. (B) Die Läsion ist im axialen T1w-Bild nahezu isointens zu Liquor. (C) Das Bild mit langem TR und kurzem TE stellt die Läsion gut dar und bestätigt deren intraduralen extramedullären Sitz. Operativ gesichertes Epidermoid.

CT-Myelographiebefunde
- Intra- oder extramedulläre hypodense Läsion
- Myelographische Liquorblockade bei großer extramedullärer Läsion möglich

MRT-Befunde
- Dermoide
  - In T1w hyperintens (Intensität von Fett)
    - Können auch schwaches oder mäßiges Signal (zwischen demjenigen von Myelon und Liquor) bieten
  - In T2w hyperintens
- Epidermoide
  - In T1w ähnlich wie Liquor oder liquorisointens
    - Können isointens zum Rückenmark sein
  - In T2w gegenüber Liquor iso- bis hyperintens
- Kein Enhancement nach Gadoliniumgabe
- Die liquorisointense Läsion kann sehr subtil sein
  - Hinweisend kann die Abdrängung von Nervenwurzeln oder Rückenmark sein
- Chemische Arachnoiditis durch Ruptur eines (Epi-)Dermoids
- Man kann bei Dermalsinus einen intra- oder extramedullären Abszess vorfinden
- Abszess und Arachnoiditis erkennt man am besten in T1w-Sequenz mit Gadolinium

Empfehlungen
- Eine stark T1-gewichtete Sequenz („inversion recovery" oder SPGR) kann eine subtile extramedulläre Läsion von Liquor unterscheiden
- Die CT-Myelographie kann die MRT ergänzen, indem sie eine extramedulläre und zu Liquor isointense Raumforderung aufzeigt

Epidermoidtumor

Differenzialdiagnose

Intraspinales Neoplasma
- Isointens zu Rückenmark in T1w
- Hyperintens in T2w
- Intramedulläre Raumforderung mit peritumoralem Ödem
- Enhancement nach intravenöser Gadoliniumgabe
- Die Meningeosis carcinomatosa kann ein diffuses scheidenartiges oder fokales und knotiges Enhancement zeigen

Intraspinales Lipom
- In T1w hyperintense Raumforderung
- Verdämmert in T2w-Spätechobildern oder unter Fettsaturierung
- Im typischen Fall in der Mittellinie gelegen
- Sehr weiche, glatte Ränder

Pathologie

Allgemein
- Embryologie/Anatomie
  - Das Neuralrohr bildet sich durch Einfaltung und Verschluss des neuralen Ektoderms
  - Es trennt sich etwa in der 3. und 4. Schwangerschaftswoche in einem als Neurulation und Disjunktion bezeichneten Prozess vom kutanen Ektoderm
- Ätiologie/Pathogenese
  - Angeborene Läsionen entstehen durch umschriebene Einverleibung von kutanem Ektoderm in das neurale Ektoderm während der Disjunktion
  - Erworbene Läsionen entstehen, wenn (ekto-)dermale Anteile iatrogen bei einer Lumbalpunktion oder bei Versorgung einer Dysraphie in den Durasack eingebracht werden
- Epidemiologie
  - Angeborene Läsionen
    - Das Dermoid tritt bei Frauen und Männern gleich häufig auf
    - Das Epidermoid ist bei Männern häufiger

Makroskopische und intraoperative Befunde
- Klar abgegrenzte, perlenartige, weiße Tumoren
- Man kann in Dermoiden käsiges oder öliges Material finden

Mikroskopische Befunde
- Desquamiertes Epithel mit solidem, kristallinem Cholesterin in Epidermoiden
- Hautanhangsgebilde (Talgdrüsen, Blutgefäße und Haarwurzeln) bei Dermoiden

Klinik

Klinisches Bild
- Meningitis oder spinaler Abszess, wenn auch ein Dermalsinus vorliegt
- Chemische Arachnoiditis bei Ruptur eines (Epi-)Dermoids
- Ein sich vergrößernder Tumor verursacht eine Myelopathie
- Kreuzschmerzen und Schmerzen der unteren Extremitäten
- Paraparese
- Sensibilitätsstörungen
- Sphinkterfunktionsstörung

Therapie
- Chirurgische Resektion

Epidermoidtumor

Prognose
- Die Operation ist kurativ
- Neurologische Folgestörungen beruhen auf „tethered cord" oder Myelomeningozele

Literatur
Barkovich AJ (1995): Pediatric Neuroimaging. 2nd ed. 491–496
Gupta S et al (1993): Signal intensity patterns in intraspinal dermoids and epidermoids on MR imaging. Clin Radiol 48:405–413
Toro VE et al (1993): MRI of iatrogenic spinal epidermoid tumor. JACT 17:970–972

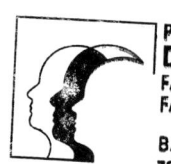

Spinale epidurale Lipomatose

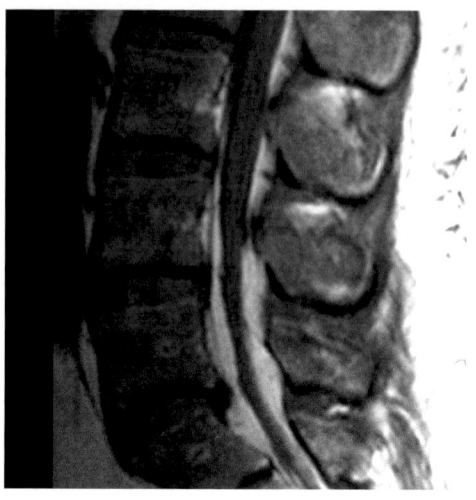

Das sagittale T1w-Bild ohne Kontrastmittel zeigt vermehrt Fett im unteren Spinalkanal, welches den Durasack umgibt.

Grundlagen
- Exzessive Fettansammlung, die den thorakalen und lumbalen Durasack umgibt

Bildgebung
Typische Befunde
- Schlüsselzeichen: Überschießend viel Fett im Spinalkanal
- Konische Form des Durasacks
- Dicht gedrängte Cauda equina

CT-Befunde
- Vermehrt Fett (typische Dichte) im unteren Spinalkanal
- Eingeengter Durasack

MRT-Befunde
- Bildgebendes Verfahren der Wahl, um Fett optisch darzustellen
- Sowohl in T1- als auch in T2-Wichtung homogenes und hyperintenses Signal
- In fettsupprimierten Sequenzen hypointens
- Raumfordernde Wirkung auf Durasack und Nervenwurzeln
- Der Durasack wirkt wie von außen ausgehöhlt (nach außen konkav)

Differenzialdiagnose
Subakute subdurale oder epidurale Blutung
- Hier kann die Fettsättigung helfen, Blutung und Lipomatose zu unterscheiden

Pathologie
Allgemein
- Allgemeine Anmerkungen
  - Vermehrt Fettgewebe im Spinalkanal
  - Typischerweise im Thorakal- und Lumbalbereich
- Ätiologie/Pathogenese
  - Externe Steroidbelastung (iatrogen)

Spinale epidurale Lipomatose

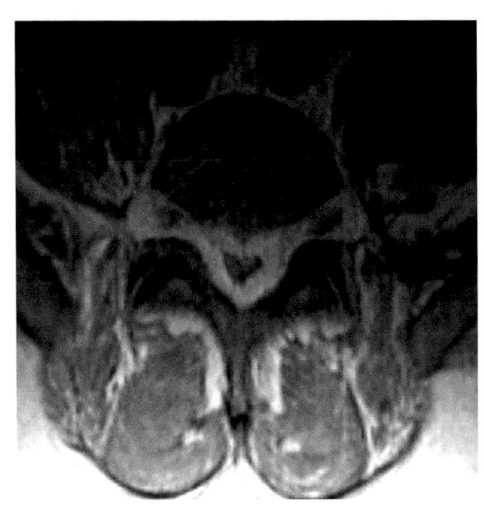

Das axiale T1w-Bild in Höhe L4/5 zeigt vermehrt epidurales Fett, welches den Durasack komprimiert und die Nervenwurzeln umscheidet.

- Exzessive körpereigene Steroidproduktion
- Allgemeine Adipositas
- Idiopathisch

Makroskopische und intraoperative Befunde
- Reichlich Fettgewebe außerhalb des Durasacks

Mikroskopische Befunde
- Hypertrophierte Fettzellen

Klinik

Klinisches Bild
- Allgemeines Zeichen bei Erstvorstellung: Chronische Rückenschmerzen
- Polyradikulopathie
- Myelopathie
- Claudicatio spinalis

Therapie
- Korrektur ursächlicher Endokrinopathien
- Bei allgemeiner Fettsucht Diät
- Chirurgische Intervention
  - Laminektomie in mehreren Höhen
  - Fettresektion („debulking")
  - Dorsolaterale Spondylodese

Prognose
- Sehr gut

Literatur

Lisai P et al (2001): Cauda equina syndrome secondary to idiopathic spinal epidural lipomatosis. Spine 26:307–309

Kumar K et al (1996): Symptomatic epidural lipomatosis secondary to obesity. J Neurosurg 85:348–350

Meningeale Zyste vom Typ II

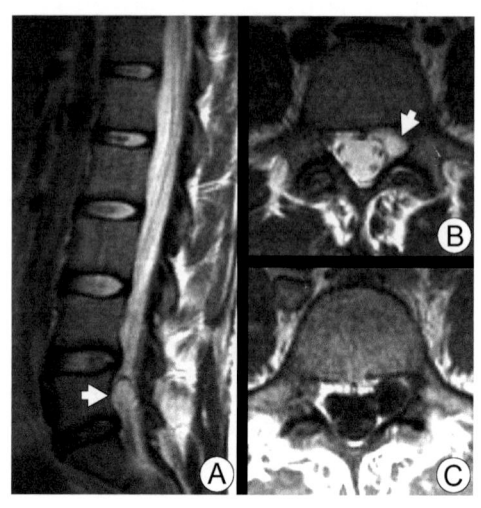

(A) Das sagittale T2w-Bild der LWS zeigt in Höhe L5 eine umschriebene intraspinale Zyste (Pfeil) mit dem Signal von Liquor. (B) Das axiale T2w-Bild zeigt diese Zyste (Pfeil) im linken Recessus lateralis gelegen und in Kontakt mit dem Durasack. (C) Nach intravenöser Injektion von Gadolinium ist kein Enhancement erkennbar.

Grundlagen
- Synonyme: Perineurale Zyste, Spinalnervenwurzeldivertikel, auch geläufig als „Tarlov-Zyste" im Kreuzbein
- Definition: Angeborene Aufweitung von Arachnoidea und Dura, die die Spinalnervenwurzelscheide bilden
- Klassischer Aspekt in der Bildgebung: Zyste(n) mit der Signalintensität von Liquor cerebrospinalis, die die Foramina sacralia aufweitet(n)
- Weitere Schlüsselfakten
  - Nabors-Klassifikation der angeborenen spinalen meningealen Zysten anhand der Operationsbefunde
  - Typ I: Extradurale meningeale Zysten ohne spinale Nervenwurzelfasern
    – IA: Extradurale meningeale Zysten, auch bekannt als „extradurale Arachnoidalzyste"
    – Relativ selten
    – Meist an der dorsalen und dorsolateralen Fläche der unteren BWS
    – Kann sich bis in das Neuroforamen ausdehnen
    – IB: Sakrale Meningozele
    – Mit der Spitze des Durasacks durch einen Stiel verbunden
  - Typ II: Extradurale meningeale Zysten mit spinalen Nervenwurzelfasern
    – Überall längs der Wirbelsäule, häufiger in der unteren LWS und im Kreuzbein
    – Zahlreich und bilateral, einige sind größer als die übrigen Zysten
    – Häufiger und meist asymptomatischer Zufallsbefund; selten Ursache von Ischialgien
    – Es gibt kein zuverlässiges bildgebendes Verfahren, um symptomatische von asymptomatischen Läsionen zu unterscheiden
  - Typ III: Intradurale meningeale Zysten
    – Auch bekannt als intradurale Arachnoidalzyste
    – Häufig an der Rückseite der mittleren Brustwirbelsäule

Meningeale Zyste vom Typ II

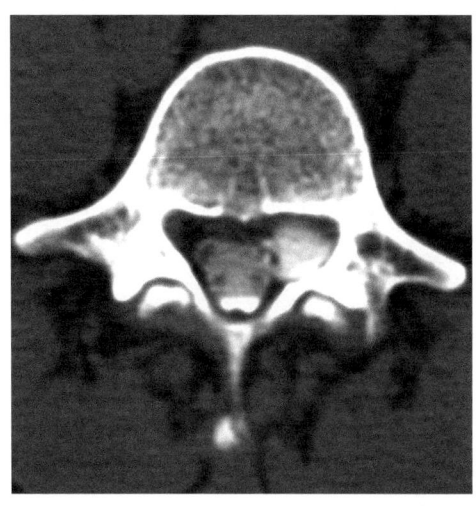

Das axiale CT-Bild der LWS in Höhe L5 nach Myelographie zeigt eine mit intrathekal injiziertem Kontrastmittel gefüllte meningeale Zyste, was für eine Verbindung mit dem Subarachnoidalraum spricht.

Bildgebung

Typische Befunde
- Schlüsselzeichen: Intraspinale Raumforderung mit der Intensität von Liquor in allen MRT-Pulssequenzen

CT-Befunde
- Dichte von Liquor cerebrospinalis
- Aufweitung von Spinalkanal und Foramina intervertebralia, ausgedünnte Bogenwurzeln und Aushöhlung der Wirbelkörper- oder Kreuzbeinrückfläche

MRT-Befunde
- Kein Enhancement nach intravenöser Gadoliniumgabe
- Flusssensitive Sequenzen können einen Signalverlust in der Zyste zeigen, der möglicherweise auf dem Einfließen von Liquor aus dem Subarachnoidalraum beruht

CT-Myelographiebefunde
- Nach intrathekaler KM-Injektion färbt sich die meningeale Zyste mit dem KM an, wenn auch manchmal erst in Spätaufnahmen

Differenzialdiagnose

Ausriss einer spinalen Nervenwurzel (Pseudomeningozele)
- Meist einseitig und in direkt aufeinander folgenden Höhen
- Häufiger in der unteren HWS und der oberen BWS
- Keine Knochenerosion
- Trauma in der Vorgeschichte

Sakrale Meningozele
- Große solitäre Zyste mit der Intensität von Liquor, die den sakralen Spinalkanal größtenteils ausfüllt
- Die Nervenwurzeln sind um die Zyste herum abgedrängt
- Keine aufgeweiteten Neuroforamina, keine Knochenerosion

Meningeale Zyste vom Typ II

Pathologie
Allgemein
- Ätiologie/Pathogenese
  - Angeborene Proliferation der Arachnoidea innerhalb der Wurzelscheide oder aber
  - Posttraumatische Ruptur von Peri- und Epineurium mit nachfolgender Zystenbildung
    - Häufiger Verlauf bei stenosiertem Zystenostium
    - Ventilartiger Mechanismus, der mit der Pulswelle Liquor einfließen lässt, diesen aber am Verlassen der Zyste hindert
- Epidemiologie
  - In einer MRT-Studie Häufigkeit von 4,6% bei 500 nacheinander untersuchten Patienten

Makroskopische und intraoperative Befunde
- Geht von der Übergangsstelle der dorsalen Nervenwurzel und dem dorsalen Nervenwurzelganglion aus
- Die Spinalnervenwurzel verläuft durch die Zyste oder innerhalb der Zystenwand

Mikroskopische Befunde
- Äußere Wand aus Epineurium, das durch Arachnoidea ausgekleidet ist
- Innere Wand durch Pia mater ausgekleidet

Klinik
Klinisches Bild
- Zufallsbefund
- Kreuz- und Beinschmerzen
- Hypästhesie der unteren Extremität
- Entleerungsstörungen von Harnblase oder Rektum

Therapie
- Durch Zystenaspiration nur vorübergehende Linderung
- Teilresektion mit Übernähung der Zystenwand
- Vollständige Resektion unter Opferung der Nervenwurzel

Prognose
- Die Zyste kann sich nach Aspiration oder Teilresektion wieder mit Liquor füllen
- Neurologische Ausfälle nach vollständiger Zystenresektion

Literatur
Paulsen RD et al (1994): Prevalence and percutaneous drainage of cysts of the sacral nerve root sheath (Tarlov cysts). AJNR 15:293–297

Davis SW et al (1993): Sacral meningeal cysts: Evaluation with MR imaging. Radiology 187:445–448

Nabors MW et al (1988): Updated assessment and current classification of spinal meningeal cysts. J Neurosurg 68:366–377

PocketRadiologist™
Wirbelsäule
Die 100 Top-Diagnosen

POSTOPERATIVE
KOMPLIKATIONEN

Pseudomeningozele

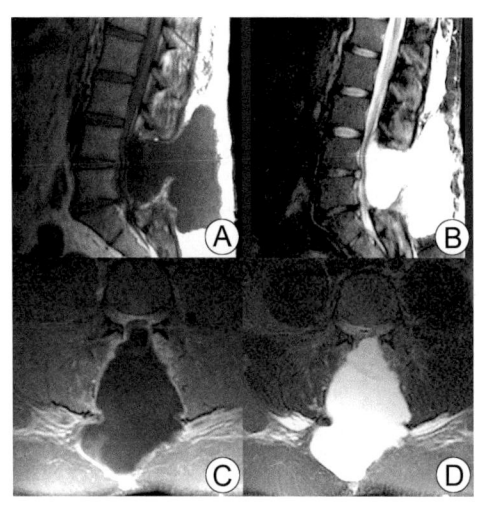

Postoperative Pseudomeningozele. (A, B) Sagittales T1w- und FSE-IR-Bild zeigen am Operationsort eine große liquorgefüllte Zyste, die sich dorsal vom Durasack bis in die subkutanen Weichteile ausdehnt. (C, D) Axiales fettsaturiertes T1w-Bild nach Gadoliniumgabe und T2w-Bild bestätigen die Ausdehnung der Zyste durch den Laminektomiedefekt und den Zusammenhang mit dem Durasackdefekt.

Grundlagen
- Synonyme: Duradehiszenz, Pseudozyste
- Definition: Spinale Zyste, die nicht durch Meningen ausgekleidet ist; direkt mit dem Durasack in Verbindung stehend
- Klassischer Aspekt in der Bildgebung: Meist posttraumatische oder postoperative Komplikation
  - Die posttraumatische Pseudomeningozele birgt meist keine Elemente des Zentralnervensystems
    - Bei schwerer Durazerreißung kann man Myelon- oder Nervenwurzelhernien in der Zyste sehen
  - Die postoperative Pseudomeningozele kann Elemente des Zentralnervensystems beinhalten

Bildgebung
Typische Befunde
- Schlüsselzeichen: Mit Liquor gefüllte Zyste der Neuroaxis mit stützenden weiteren postoperativen oder posttraumatischen Befunden

CT-Befunde
- Zyste mit der Dichte von Liquor
- Zervikale Nervenwurzelausrisse liegen ventrolateral und stehen in Verbindung mit dem Foramen intervertebrale; keine neuralen Elemente darin enthalten
- Die postoperative Pseudomeningozele ist längs des Operationszugangs ausgerichtet
  - Kann hernierte Elemente des Zentralnervensystems enthalten
  - Die Verbindung zur Dura ist ohne intrathekales KM schwer nachzuweisen

Pseudomeningozele

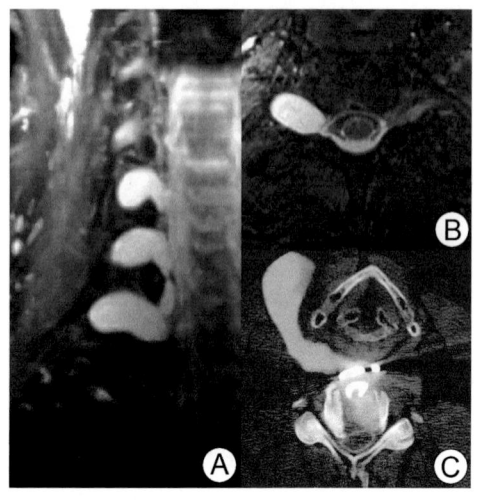

Posttraumatische Pseudomeningozele. (A) Das koronare FSE-IR-Bild zeigt Ausrisse/Pseudomeningozelen der Nervenwurzeln C5, C6 und C7. Das ungewöhnliche Aussehen des Rückenmarks ist ein Artefakt der Bildverarbeitung. (B) Das axiale FSE-IR-Bild bestätigt das Fehlen von Nervenelementen. Postoperatives Leck. (C) Die axialen CT-Myelographiebilder zeigen bei einem anderen Patienten eine KM-Leckage in Höhe einer Spondylodese.

MRT-Befunde
- Zyste mit der Signalintensität von Liquor
- In der postoperativen Situation kann man bei Einsatz axialer und sagittaler T2w-Bilder oft die Verbindung mit dem Duralsack aufzeigen
- Nimmt außer bei Entzündung oder Infektion kein KM auf; man kann noch bis zu 1 Jahr nach der Operation einen schmalen KM-Randsaum sehen
- Bei Patienten mit symptomatischem Liquorunterdruck spinal und intrakraniell verbreiterte und KM-aufnehmende Dura

Befunde anderer bildgebender Verfahren
- Sonographie: Hypoechogene Zyste; bei Erwachsenen Überlagerung durch Knochen nur schwer zu vermeiden

Empfehlungen
- Fettsaturierte T2w- oder FSE-IR-Sequenz eignen sich am besten für den Nachweis einer Pseudomeningozele und die Lokalisation des Duradefekts
- Die sagittale Schnittführung ist für die Diagnose und die Auswahl von axialen Dünnschichten zur endgültigen Lokalisierung hilfreich

Differenzialdiagnose

Echte Meningozele
- Neurofibromatose Typ I, Marfan-Syndrom, Homozystinurie und Ehlers-Danlos-Syndrom
- Kein adäquates Trauma, keine Operation in der Vorgeschichte
- Oft gleichzeitig Duraektasie

Pseudomeningozele

Plexiforme Neurofibromatose
- In T2w hyperintens
  - Das Neurofibrom ist nicht so hell wie Liquor
- Starke KM-Aufnahme

Pathologie

Allgemein
- Allgemeine Anmerkungen
  - Zysten mit Liquor als Inhalt, die in direkter Verbindung mit dem Durasack stehen
  - Nicht von Hirnhäuten ausgekleidet
  - Meist keine Strukturen des Zentralnervensystems darin enthalten
  - In einigen Fällen können auch Strukturen des Zentralnervensystems in den Defekt vorfallen
- Ätiologie/Pathogenese
  - Posttraumatisch
    - Meist Folge eines zervikalen Nervenwurzelausrisses
    - Kommen auch bei Frakturen von Wirbelanhangsgebilden mit Durazerreißung vor
  - Postoperativ
    - Iatrogene Duraverletzung mit Liquorleckage
    - Kommt auch nach Duraplastik („graft") nach Resektion eines spinalen Tumors vor

Mikroskopische Befunde
- Nicht durch Meningen bedeckt

Klinik

Klinisches Bild
- Tastbare Raumforderung, Rücken- oder Kopfschmerz (Liquorunterdruck), Infektion

Therapie
- Wann immer möglich, Verschluss des darunter liegenden Duradefekts
  - Bei großen Defekten operativer Verschluss
  - Bei kleinen Defekten kann auch ein Blut-Patch wirksam sein

Prognose
- Der Ausriss einer zervikalen Wurzel hinterlässt zumeist bleibende Ausfälle
- Postoperative Defekte können sich spontan verschließen, wenn sie klein sind, erfordern aber oftmals eine Behandlung

Literatur

Bosacco SJ et al (2001): Evaluation and treatment of dural tears in lumbar spine surgery: a review. Clin Orthop 389:238–247

Jinkins JR et al (2001): The postsurgical lumbosacral spine. Magnetic resonance imaging evaluation following intervertebral disk surgery, surgical decompression, intervertebral fusion, and spinal instrumentation. Radiol Clin North Am 39(1):1–29

Ross JS (2000): Magnetic resonance imaging of the postoperative spine. Semin Musculoskelet Radiol 4(3):281–291

Liquorleckage

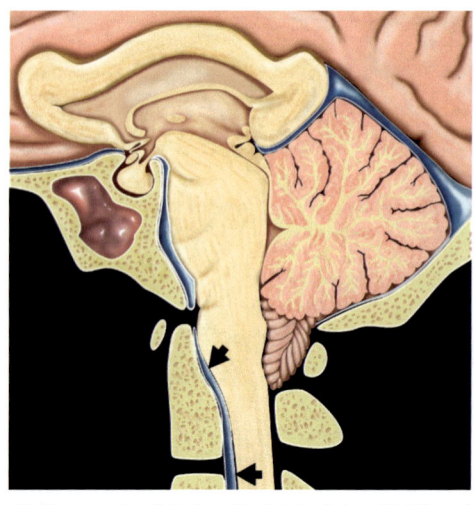

Die sagittale Grafik veranschaulicht das „Herabsinken" des Mittelhirns, die Herniation der Tonsillen (manchmal auch „erworbener Chiari I" genannt) und eine gestaute Dura (Pfeile), allesamt charakteristisch für eine intrakranielle Hypotonie. In manchen Fällen ist der spinale epidurale Venenplexus massiv vergrößert (siehe folgende Abbildung).

Grundlagen
- Synonym: Spontane intrakranielle Hypotension
- Verminderter Liquordruck mit kompensatorischer „Venenstauung"
- Klassischer Aspekt in der Bildgebung (Wirbelsäule): Breite Dura und/oder sehr breite epidurale Venen mit oder ohne extradurale/paravertebrale Flüssigkeitsansammlung
- Kann spontan, traumatisch, iatrogen (Lumbalpunktion/Operation) bedingt sein
- Bei 20% der spontanen Leckagen finden sich leichte Knochenzeichen des Marfan-Syndroms

Bildgebung

Typische Befunde
- Schlüsselzeichen: Breite Dura und/oder betont weite Epiduralvenen mit oder ohne Liquoransammlung

CT-Befunde
- Nativ-CT
  - Symmetrische ventrolaterale epidurale Raumforderung (dilatierte Epiduralvenen)
  - Mit oder ohne Liquoransammlung (ventral sub-/epidural oder paravertebral)
  - Mit oder ohne Arachnoidaldivertikel/Meningozele(n)
- CT nach intravenöser KM-Gabe
  - Zeichen des „drapierten Vorhangs" (intensiv KM-aufnehmende epidurale Venen)

MRT-Befunde
- T1w
  - Ventral/ventrolateral liquorisointense Flüssigkeit; mit oder ohne „flow voids"

Liquorleckage

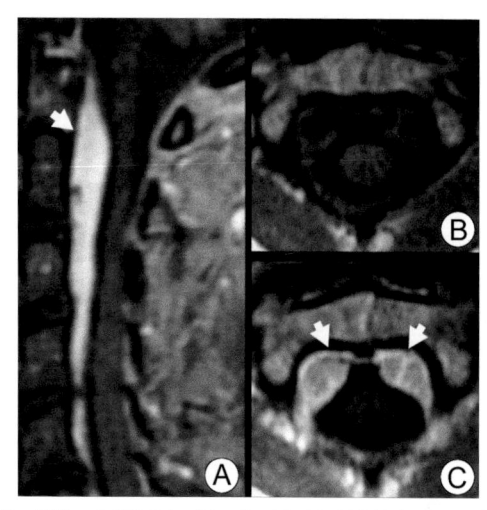

Sagittales T1w-Bild nach KM-Gabe (A) und axiales Nativbild (B) sowie Aufnahme nach KM-Gabe (C) eines Patienten mit Liquorleckage und intrakranieller Hypotonie zeigen einen ungewöhnlich kräftigen epiduralen Venenplexus. Man beachte das Erscheinungsbild eines „drapierten Vorhangs" und die auffälligen „flow voids" in den axialen Bildern (mit freundlicher Genehmigung von G. Wiliams).

- T2w
  - Extraaxiale liquorisointense Flüssigkeit (kann in PD-Gewichtung hyperintens sein)
  - Mit oder ohne Arachnoidaldivertikel
- T1w-Bild nach intravenöser KM-Gabe
  - Intensives Enhancement, stark verbreiterte Venenplexus
  - Unterschiedlich stark verbreiterte Dura, variables Enhancement der Dura
- MRT-Myelographie (STIR, fettsupprimierte T2w-Bilder)
  - Arachnoidaldivertikel (oft zahlreich)
  - Kann das Liquorleck aufzeigen

Befunde anderer bildgebender Verfahren
- Isotopenzisternographie
  - Sehr schnelle Clearance („washout") aus dem Liquorraum
  - Häufig frühes Erscheinen des Radionuklids in Niere/Harnblase
  - Bei 60% ist die Leckagestelle sichtbar
- Myelographie/CT-Myelographie
  - Arachnoidaldivertikel
  - Evtl. sichtbare Liquorleckagestelle

Empfehlungen
- Man bilde zuerst das Hirn ab (und achte auf Zeichen einer spontanen intrakraniellen Hypotension)
  - Verbreiterung und Enhancement der Dura
  - „Herabgesunkenes Mittelhirn"
  - Tonsillenhernie
  - Subdurales Hygrom
  - Achtung: Nicht alle Fälle weisen alle klassischen Befunde auf!

Liquorleckage

- Dann bilde man die Wirbelsäule ab und suche nur nach der Leckstelle, wenn
  - 2 technisch korrekte Blut-Patches fehlgeschlagen sind
  - Der Verdacht auf ein posttraumatisches Leck besteht

Differenzialdiagnose
Andere Ursachen verbreiterter spinaler Venenplexus
- Arteriovenöse Malformation
- Jugularvenenthrombose (Kollateraldrainage)
- Venöse Stauung oberhalb einer hochgradigen spinalen Stenose

Pachymeningopathien
- Infektion
  - Epiduralabszess
  - Nur selten ohne gleichzeitigen Befall von Knochen oder Bandscheibe
- Neoplasma (dorsale Wirbelkörperkortikalis, oft Bogenwurzel zerstört/infiltriert)
- Diverses (z. B. Sarkoidose)

Pathologie
Allgemein
- Allgemeine Anmerkungen
  - Meist zunächst unbemerkt
- Ätiologie = verminderter Liquordruck, ausgelöst durch
  - Operation oder Trauma (inklusive banaler Sturz)
  - Heftige körperliche Anstrengung, starker Husten
  - Lumbalpunktion
  - Abnorm ausgebildete Dura mater (z. B. bei Marfan-Syndrom)
  - Ruptur eines Arachnoidaldivertikels
  - Schwere Dehydratation
- Epidemiologie
  - Verhältnis Frauen : Männer = 2 : 1 (bei spontaner Form)
  - Altersgipfel: 30–40 Jahre

Makroskopische und intraoperative Befunde
- Gestaute zervikale epidurale Venen

Mikroskopische Befunde
- Breite Dura mater mit Fibrose und zahlreichen dilatierten dünnwandigen Gefäßen
- Keine Zeichen von Entzündung oder Neoplasma

Klinik
Klinisches Bild
- Am häufigsten schwerer, jegliche Aktivität verhindernder Lagerungskopfschmerz
- Seltener
  - Abduzensparese (VI. Hirnnerv)
  - Sehstörungen
- Selten: Schwere Enzephalopathie mit Bewusstseinstrübung; Tod
- Die Liquorpunktion zeigt niedrigen Liquordruck mit oder ohne Pleozytose, Eiweißwerte erhöht

Verlauf
- 75%: Spontanheilung innerhalb von 3 Monaten (Duraverbreiterung und Venenstauung verschwinden; Flüssigkeitsansammlung wird resorbiert)
- 25%: Andauerndes Leck, chronische Kopfschmerzen

Liquorleckage

Therapie
- Konservativ; Liquorvolumen wiederherstellen (Flüssigkeitsersatz, Bettruhe)
- Weitere Verfahren
  - Autologe Blutinjektion
  - Epidurale Infusion von Kochsalzlösung
  - Operation bei großem Durariss, bei Ruptur von Divertikel oder Tarlov-Zyste

Prognose
- Meist ausgezeichnet
- Selten: Koma; Tod durch intrakranielle Herniation

Literatur

Schrijver I et al (2002): Spontaneous spinal cerebrospinal fluid leaks and minor skeletal features of Marfan syndrome: a microfibrillopathy. J Neurosurg 96:483–489

Rabin BM et al (1998): Spontaneous intracranial hypotension: Spinal MR findings. AJNR 19:1034–1039

Moayeri NN et al (1998): Spinal dural enhancement on MRI associated with spontaneous intracranial hypotension. J Neurosurg 88:912–918

Osteosynthesekontrolle/Osteosyntheseversagen

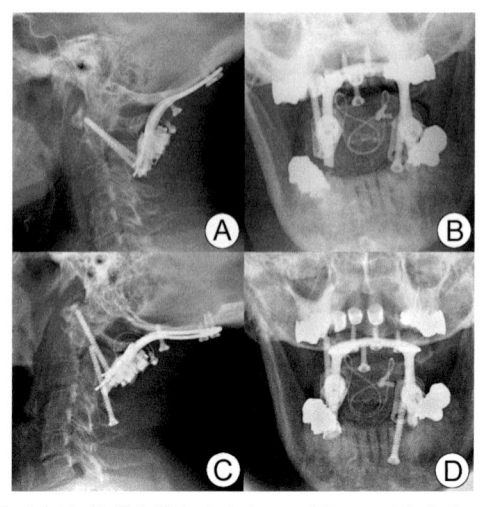

Rheumatoide Arthritis. (A, B) Seitliche Aufnahme und Densspezialaufnahme in anteriorposteriorer Richtung nach einer okzipitoaxialen Spondylodese wegen atlantoaxialer Instabilität zeigen das erwartete postoperative Bild. (C, D) Die Kontrolle nach 5 Monaten wegen schwerer Nackenschmerzen zeigt, dass die linke transartikuläre Schraube nach dorsal aus den linken Seitmassen von Atlas und Axis ausgewandert ist.

Grundlagen
- Definition: Fehlfunktion oder mechanischer Bruch von Osteosynthesematerial
- Klassischer Aspekt in der Bildgebung: Bruch oder veränderte Lage von Osteosynthese-/Spondylodesematerial
- Kann zur Instabilität der Wirbelsäule führen
- Es ist wichtig, sich nicht nur zu vergewissern, dass ein Osteosyntheseversagen vorliegt, man suche auch nach den Komplikationen Subluxation oder Knochenbruch
- Röntgenaufnahmen eignen sich gut, um die Osteosynthese und den Zustand der Knochenheilung zu beurteilen
  - Sie sind kostengünstig
  - Anomalien sind häufig erkennbar
  - Abnorme Befunde mittels CT oder MRT weiter abklärbar

Bildgebung
Typische Befunde
- Es ist wichtig, das zu erwartende Aussehen korrekt implantierter und auch intakter Osteosynthesematerialien zu kennen
  - Es gibt Referenzliteratur, die normale Materialien beschreibt
  - Implantate sollen vorübergehend die Durchbauung stabilisieren, wobei man eine erfolgreiche Knochenfusion erwartet
  - Jegliche Osteosynthese kann versagen, wenn die Knochendurchbauung ausbleibt
  - Schlüsselzeichen: Gebrochenes oder fehlplatziertes Osteosynthesematerial oder im Verlauf unerwartet veränderte Kontur der Wirbelsäule

Osteosynthesekontrolle/Osteosyntheseversagen

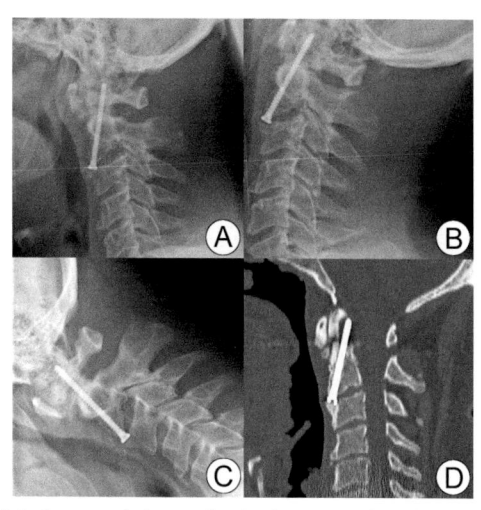

(A) Die seitliche Röntgenaufnahme nach Schraubenosteosynthese des Dens wegen einer Typ-II-Fraktur (vor 1 Jahr) zeigt eine andauernde transparente Spalte an der Densbasis. Extensions- (B) und Flexionsaufnahme (C) zeigen, dass sich vorderer Atlasbogen und Dens unabhängig von der Axisbasis bewegen, was eine Pseudarthrose und das Osteosyntheseversagen anzeigt. (D) Die sagittale CT-Rekonstruktion sichert Osteosyntheseversagen und Pseudarthrose.

CT-Befunde
- Zeigt am besten eine okkulte Fraktur und beschreibt die postoperativen Knochenveränderungen (Fusions- oder Osteosynthesematerial gelockert)
  - Die Lockerung erzeugt eine Aufhellung um die Schrauben herum, die in Röntgenaufnahmen schwierig erkennbar, in der CT aber meist offensichtlich ist
- Sagittale und koronare Rekonstruktionen eignen sich hervorragend, um das „alignment" sowie den Zustand der Osteosynthese bei komplexen Materialien oder Osteoporose zu beurteilen

MRT-Befunde
- Zeigt meist die Lokalisation von Metallimplantaten und deren Integrität nicht gut an
- Stahlimplantate bewirken ausgedehnte Artefakte, die die MRT nutzlos machen
- Moderne Materialien aus Titan verursachen nur geringfügige Artefakte
- FSE-T1- und -T2-Techniken minimieren Artefakte
- Die MRT hilft, die Auswirkung auf die Weichteile aufzuzeigen

Befunde anderer bildgebender Verfahren
- Röntgenaufnahmen zeigen das „alignment" des Spinalkanals und prüfen die Intaktheit von Osteosynthese-/Spondylodesematerial
  - Erlauben eine kostengünstige Kontrolle von Osteosynthesematerialien
- Durchführbar in aufrechter Körperhaltung bei dynamischer Flexion/Extension; damit prüft man das Verhalten der Osteosynthese unter simulierter alltäglicher Belastung

Empfehlungen
- Kontrolle durch Röntgenuntersuchung
  - (Dynamische) Bewegungsaufnahmen (Flexion/Extension im Sitzen/Stehen), falls ein Osteosyntheseversagen vermutet wird

Osteosynthesekontrolle/Osteosyntheseversagen

- CT in solchen Fällen, bei denen man zwar ein okkultes Osteosyntheseversagen vermutet, aber auf Röntgenbildern nicht klar erkennen kann
  - Besonders hilfreich bei komplexen Strukturen und bei Patienten mit Osteopenie
  - Man bedenke auch sagittale und koronare Rekonstruktionen
- MRT zum Nachweis von Weichteilkomplikationen oder Myelonverletzungen
  - Man meide GRE- oder SE-Sequenzen und bevorzuge FSE-Techniken, um Artefakte möglichst gering zu halten

Differenzialdiagnose
- Keine

Pathologie
Allgemein
- Jedes Osteosynthesematerial kann versagen, wenn die Knochendurchbauung nicht zeitgerecht erfolgt
- Das Versagen einer Osteosynthese führt zu Sklerose und Abrundung der nichtheilenden Fragmentenden
  - **Cave:** Einige Patienten zeigen trotz fehlender Zeichen der knöchernen Durchbauung eine fibröse Heilung, die ausreichende Stabilität bietet
  - Am besten in Funktionsröntgenaufnahmen zu sichern
- Die Heilungsrate ist bei Rauchern niedriger als bei Nichtrauchern
- Es ist wichtig, bei Verdacht auf Osteosyntheseversagen die anfängliche Indikation zur Osteosynthese zu überdenken
  - Das Versagen einer Osteosynthese nach Trauma kann eine nicht vermutete Bandverletzung signalisieren
  - Ein Osteosyntheseversagen bei Neoplasien kann einen Tumorprogress anzeigen

Klinik
Klinisches Bild
- Häufig asymptomatisch; bei Symptomen meist Schmerz oder Zeichen einer Rückenmarkkompression

Verlauf
- Eine Osteosynthese kann trotz Materialbruch zur Heilung führen
- Eine fibröse Heilung kann auch ohne röntgenologische Zeichen einer soliden Fusion zufrieden stellend sein
- Bester Nachweis durch (dynamische) Funktionsaufnahmen

Therapie
- Konservative Beobachtung oder Wiederholungsoperation, je nach Beschwerden und klinischem Befund

Prognose
- Unterschiedlich

Literatur
Apfelbaum RI et al (2000): Direct anterior screw fixation for recent and remote odontoid fractures. J Neurosurg 93(2 Suppl):227–236

Lowery GL et al (1998): The significance of hardware failure in anterior cervical plate fixation. Patients with 2- to 7-year follow-up. Spine 23(2):181–186, discussion 186–187

Slone RM et al (1993): Spinal fixation. Part 3; complications of spinal instrumentation. Radiographics 13(4):797–816

Postoperativ beschleunigt auftretende degen. Veränderungen

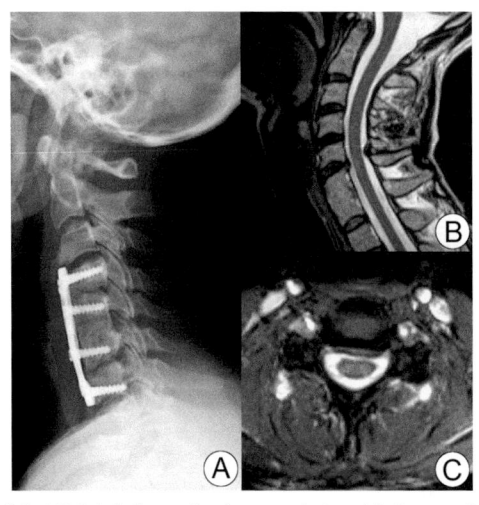

(A) Die seitliche HWS-Aufnahme zeigt eine ventrale Spondylodese von C4 bis C7 mit beschleunigter Degeneration in den Segmenten C3/4 und C7/Th1. (B, C) Sagittales T2w- und GRE-Bild zeigen eine im Segment C6/7 durchbaute ventrale Fusion mit breitbasiger Herniation und Hypertrophie des Lig. flavum.

Grundlagen
- Synonyme: Spinales „transitionales" degeneratives Syndrom; akzelerierte segmentale Degeneration
- Definition: Beschleunigte Degeneration von Bandscheibe/n und Facettengelenken im Segment/in den Segmenten ober- bzw. unterhalb einer Spondylodese
- Klassischer Aspekt in der Bildgebung: Degenerative Diskus- und Facettengelenkveränderungen direkt oberhalb oder unterhalb der Spondylodese
  - Tritt auch zusammen mit angeborenen Segmentationsanomalien auf
- Hervorgerufen durch aberrierende biophysische Stressbelastung bei Veränderung der normalen Bewegungsabfolge
  - Häufiger bei multisegmentalen Spondylodesen, aber auch bei monosegmentaler Fusion zu beobachten

Bildgebung
Typische Befunde
- Schlüsselzeichen: Degenerative Diskus- und Facettengelenkveränderungen in den Nachbarsegmenten der Spondylodese

CT-Befunde
- Typische Befunde, wie man sie bei Diskusdegeneration und Spondylarthrose sieht

MRT-Befunde
- Typische Befunde, wie man sie bei Diskusdegeneration und Spondylarthrose sieht

Befunde anderer bildgebender Verfahren
- Röntgenaufnahmen zeigen die postoperativen sowie die begleitenden degenerativen Veränderungen der Nachbarsegmente

Postoperativ beschleunigt auftretende degen. Veränderungen

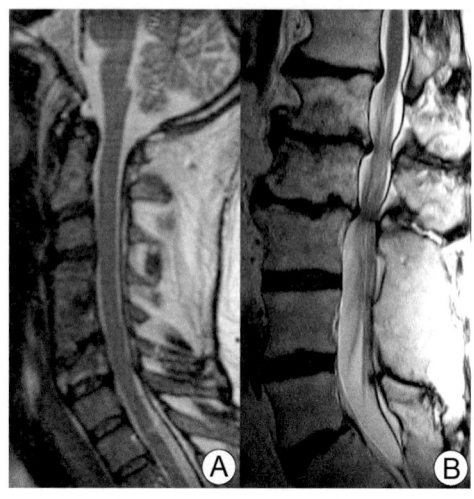

(A) Das sagittale Bild nach einer ventralen Spondylodese in Höhe C4/5 zeigt schwere degenerative Diskusveränderungen im Segment C5/6. (B) Das sagittale T2w-Bild nach dorsaler Spondylodese von L3 bis S1 zeigt eine solide Knochenfusion und schwere degenerative Veränderungen in den Höhen Th12/L1, L1/2 und L2/3.

Empfehlungen
- Röntgenaufnahmen sind das wirtschaftlichste Mittel, um die Degeneration benachbarter Segmente nachzuweisen und deren Verlauf zu verfolgen
- Am besten zeigt die MRT die im Röntgenbild unsichtbaren Weichteilanomalien
  - Diskushernie, hypertrophierte Ligg. flava, Synovialisproliferation

Differenzialdiagnose
- Keine

Pathologie
Allgemein
- Allgemeine Anmerkungen
  - Nicht alle gefährdeten Patienten erleiden eine beschleunigte Degeneration
  - Die pathologischen Befunde sind typisch für degenerative Diskus- und Facettengelenkveränderungen
- Ätiologie/Pathogenese
  - Eine solide Fusion verändert die Biomechanik der benachbarten Bewegungssegmente
  - Die vermehrte Bewegung in den verbliebenen beweglichen Segmenten ist hypothetische Ursache der beschleunigt ablaufenden pathologischen Veränderungen
- Epidemiologie
  - Häufiger nach operativer Spondylodese als nach alleiniger Dekompression

Postoperativ beschleunigt auftretende degen. Veränderungen

Klinik
Klinisches Bild
- Radikuläre oder myelopathische Symptome, die auf das Segment/die Segmente oberhalb bzw. unterhalb der Versteifung zurückzuführen sind
- Mechanischer Schmerz

Verlauf
- Zunehmende Verschlechterung

Therapie
- Chirurgische Dekompression und Spondylodese benachbarter symptomatischer Etagen

Prognose
- Unterschiedlich

Literatur
Farcy JP (1999): Review of surgical cases which have deteriorated over time. Bull Acad Natl Med 183(4):775–782

Eck JC et al (1999): Adjacent-segment degeneration after lumbar fusion: a review of clinical, biomechanical, and radiologic studies. Am J Orthop 28(6):336–340

Wu W et al (1996): Degenerative changes following anterior cervical discectomy and fusion evaluated by fast spin-echo MR imaging. Acta Radiol 37(5):614–617

Peridurale Fibrose

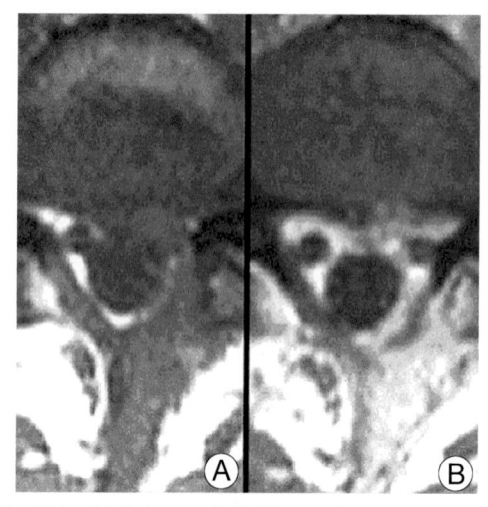

(A, B) Axiales Bild und Aufnahme nach Gadoliniumgabe zeigen in Tw1 in Höhe L4/5 KM-aufnehmendes Bindegewebe ventral des Durasacks und der hier abgehenden linken Nervenwurzel L5. Bei dem Patienten wurde eine Laminektomie durchgeführt. Ferner sieht man auch weiter dorsal gelegenes Narbengewebe.

Grundlagen

- Synonym: Epidurale Fibrose
- Definition: Narbenbildung nach lumbalen Eingriffen
- Klassischer Aspekt in der Bildgebung: KM-aufnehmendes Weichteilgewebe um eine typischerweise vergrößerte Nervenwurzel
- 10% Rezidivrate von Lumbalgien/radikulärem Schmerz 6 Monate nach Diskektomie
  - „failed back syndrome"
- Ursachen rezidivierender Schmerzen
  - Rezidiv einer Diskushernie
  - Neue Hernie in einem anderen Segment
  - Peridurale Fibrose
    - Bis zu 1/4 aller Fälle mit einem „failed back syndrome"
    - Ob dies die Schmerzursache ist, bleibt weiterhin umstritten
    - Die meisten Patienten mit einem gewissen Ausmaß an Fibrose sind asymptomatisch
    - Eine prospektive Multicenterstudie aus dem Jahr 1996 zeigte, dass Patienten mit einer exzessiven periduralen Fibrose mit einer 3,2fach höheren Wahrscheinlichkeit rezidivierende radikuläre Schmerzen erleiden als Patienten mit geringerer Fibrose
  - Für ein implantierbares Gel (ADCON-L) konnte Folgendes gezeigt werden
    - Es minimierte die Ausbildung von perid022alem Fasergewebe
    - Es minderte das Auftreten von Schmerzen
    - Für diese Ergebnisse liegen 2 große prospektive randomisierte Studien vor
  - Es wirkt als resorbierbarer Hemmstoff gegen einwachsende Fibroblasten
- Die MRT (nativ und nach Gadoliniumgabe) weist bei der Unterscheidung einer Fibrose von einer Diskushernie eine etwa 96-%ige Genauigkeit auf

Peridurale Fibrose

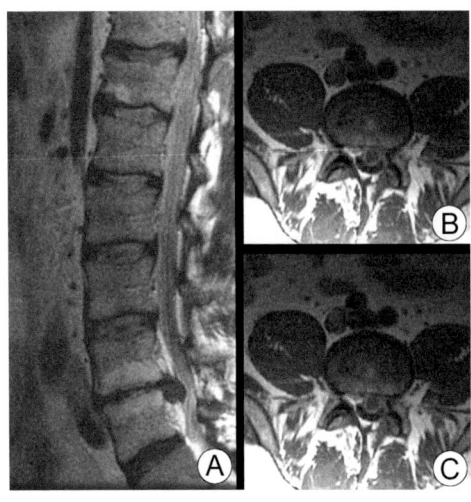

Bei einem anderen Patienten als in der vorangegangenen Abbildung sieht man ohne KM das Rezidiv eines Bandscheibenvorfalls (A, B) und nach Gadoliniumgabe ein peripheres Enhancement in Höhe L4/5 (C).

Bildgebung

Typische Befunde
- Schlüsselzeichen
  - Infiltration von epiduralem und perineuralem Fett durch zu Weichteilen isodenses oder isointenses Gewebe
  - Kann auch raumfordernd sein
  - Sofortiges homogenes Enhancement nach intravenöser KM-Gabe

CT-Befunde
- Epidurales Weichteilgewebe (weichteildicht)
  - Enhancement nach intravenöser KM-Gabe

MRT-Befunde
- Peridural Signalintensität von Weichteilen
  - Mit oder ohne raumfordernde Wirkung
  - Umgibt oft eine Nervenwurzel
  - In T1w isointens
  - In T2w unterschiedliche Signalintensität
  - Enhancement nach Gadoliniumgabe
    - Das Enhancement ist von der Zeitspanne seit der Operation unabhängig
- Die betroffene Nervenwurzel kann ebenfalls ein Enhancement nach Gadoliniumgabe zeigen
- Es kann eine Kombination aus Diskusmaterial und Narbe vorliegen
- Postoperative Veränderungen an den Wirbelanhangsgebilden

Empfehlungen
- Fettsupprimierte T1w-Aufnahmen (vor und nach Gadoliniumgabe) können die Sensitivität steigern,
  - indem sie die peridurale Fibrose nachweisen und von Diskusgewebe unterscheiden

Peridurale Fibrose

Differenzialdiagnose
Rezidivhernie
- Kein zentrales Enhancement nach intravenöser Gadoliniumgabe bei früher Darstellung
  - Peripheres Enhancement dagegen häufig
- Verspätetes zentrales Enhancement bei Abbildung nach ≥ 30 Minuten
  - Diffusion von KM in die Bandscheibe

Pathologie
Allgemein
- Allgemeine Hinweise
  - Die postoperative Narbenbildung ist Teil des normalen Reparaturmechanismus
- Ätiologie/Pathogenese
  - Die Schwere der Fibrose korreliert wahrscheinlich mit dem Ausmaß der operativen Gewebedurchtrennung
  - Das Ausmaß der Entzündungsreaktion spielt ebenfalls eine Rolle
  - Narbengewebe komprimiert und irritiert Nervenwurzeln und übt abnormen Zug auf diese aus
    - Gestörte Blutzufuhr
    - Unterbrochener axoplasmatischer Transport

Klinik
Klinisches Bild
- Kreuzschmerzen oder radikulärer Schmerz
- Hypästhesie
- Schwäche

Therapie
- Periradikuläre Injektion von Kortikosteroiden und Lokalanästhetika
- Rückenmarkstimulation über implantierte Elektroden
- Operative Lyse von Narbengewebe

Prognose
- Erfolgsrate von 30–35% bei wiederholter Operation
- Erfolgsrate von 50–70% bei Rückenmarkstimulation

Literatur
Ross JS et al (1996): Association between peridural scar and recurrent radicular pain after lumbar discectomy: Magnetic resonance evaluation. Neurosurgery 38:855–861

Ross SJ et al (1990): MR imaging of the postoperative lumbar spine: assessment with gadopentate dimeglumine. AJR 155:867–872

Hueftle MG et al (1988): Lumbar spine: postoperative MR imaging with Gd-DTPA. Radiology 167:817–824

PocketRadiologist™
Wirbelsäule
Die 100 Top-Diagnosen

VASKULÄRE LÄSIONEN

Durale arteriovenöse Fistel

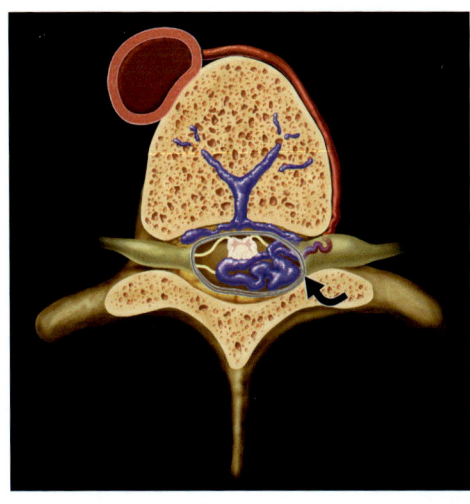

Intradurale dorsale arteriovenöse Fistel Typ A. Eine einzige Fütterarterie tritt in der Nervenwurzeltasche durch das linke Foramen intervertebrale in den Durasack ein; die Drainage erfolgt in Form einer einzigen arteriovenösen Fistelverbindung über eine dilatierte intradurale Vene (Pfeil). Man beachte den komprimierten Conus medullaris; Myelopathie.

Grundlagen
- Synonyme: Durale arteriovenöse Fistel, arteriovenöse Malformation Typ I
- Definition: Spinale arteriovenöse Fistel, meist dorsal intradural
- Klassischer Aspekt in der Bildgebung: Abnorm verbreitertes und in T2w hyperintenses unteres Rückenmark, das von dilatierten Venen der Pia mater überdeckt ist
- 80% der spinalen Gefäßmalformationen
- Im typischen Fall stellt sich der Patient (3.–6. Lebensjahrzehnt) mit zunehmender Beinschwäche vor, die unter Anstrengung exazerbiert
- Kein Bezug zu anderen Gefäßmalformationen des Zentralnervensystems
- Bildgebung und klinische Befunde sind oft nur subtil und unspezifisch; zur Frühdiagnose bedarf es eines hohen Verdachtsmomentes

Bildgebung
Typische Befunde
- Kommt am häufigsten im Konusbereich vor
- Schlüsselzeichen: Dilatierte kleine Venen der Pia mater an der dorsalen oder ventralen Oberfläche von angeschwollenem distalen Mark/Konus

CT-Befunde
- Verbreitertes unteres Rückenmark
- KM-aufnehmende Venen der Pia mater an der Rückenmarkoberfläche
- In der CT viel schwieriger zu diagnostizieren als in der MRT

MRT-Befunde
- T1w: Rückenmark aufgetrieben und abnorm hypointens
  - Abnorm kleine, KM-aufnehmende Gefäße an der pialen Myelonoberfläche

Durale arteriovenöse Fistel

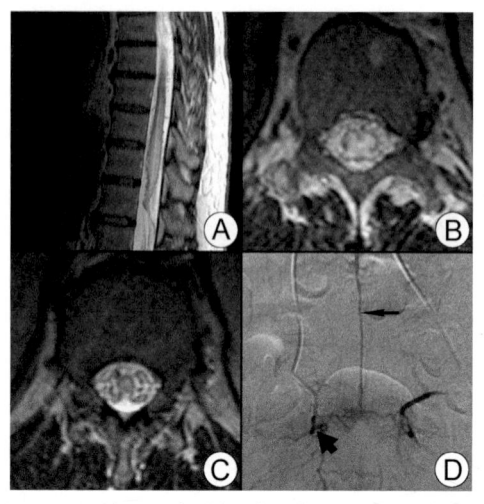

Durale arteriovenöse Fistel. Sagittales (A) und axiale (B, C) T2w-Bilder zeigen ein vergrößertes und in T2w hyperintenses distales Rückenmark nebst Konus als Ausdruck einer venösen Hypertonie. Man beachte die zahlreichen „flow voids" in Venen der Pia mater. (D) Die selektive Katheterangiographie weist eine arteriovenöse Fistel (breiter Pfeil) mit einer drainierenden perimedullären Vene nach.

- T2w: Rückenmark aufgetrieben und abnorm hyperintens
  - Zahlreiche abnorme „flow voids" in kleinen Gefäßen (dilatierte Venen der Pia mater) an der pialen Myelonoberfläche
- Manchmal ist der MRT-Befund normal, oder man sieht nur ein abnormes Rückenmarksignal

Befunde anderer bildgebender Verfahren
- Die spinale Angiographie ist „Goldstandard", um die Diagnose zu sichern
  - Sie erlaubt den Nachweis der exakten Höhe des arteriovenösen Shunt
  - Sie liefert den Zugang für die interventionelle Behandlung

Empfehlungen
- Zuerst fokussierte MRT-Bildgebung mit kleinem „field of view" und Dünnschichten sagittal (3 mm/kein „gap") sowie axial (4 mm/kein „gap")
  - T1w- und T2w-Sequenz sowie T1w-Sequenz nach intravenöser KM-Gabe in beiden Ebenen
- Man führe eine selektive spinale Angiographie durch, um die Diagnose zu sichern und die Behandlung zu planen

Differenzialdiagnose

Arteriovenöse Malformation des Rückenmarks
- Meist akutes Bild bei Vorstellung (verglichen mit schleichendem Verlauf bei duraler arteriovenöser Fistel)
- Intramedulläre oder subarachnoidale Blutung treten relativ selten auf

Amyotrophe Lateralsklerose
- Unterscheidet sich von der duralen arteriovenösen Fistel durch spezifische klinische Merkmale
- Die MRT-Darstellung des Gehirns kann charakteristische Anomalien zeigen

Durale arteriovenöse Fistel

Zervikale oder thorakale Spondylodese/Diskusschaden
- Klinisch und mittels Bildgebung unterscheidbar

Pathologie
Allgemein
- Allgemeine Anmerkungen
  - Die Läsionen stellen extramedulläre arteriovenöse Fisteln dar, keine echten arteriovenösen Malformationen
    - Kein dazwischen liegendes Gefäßnetz
    - Die Fistel drainiert direkt in den venösen Abstrom
    - Liegt in der Regel intradural
  - Versorgung durch kleine geschlängelte Arterien, die aus der Dura mater stammen
- Ätiologie/Pathogenese
  - Es wird postuliert, dass es sich um erworbene Läsionen handelt, möglicherweise durch eine Thrombose des extraduralen Venensystems
  - Die venöse Drainage der duralen arteriovenösen Fistel führt zu gesteigertem Druck in den Venen der Pia mater, der sich in die rückenmarkeigenen Venen fortleitet
  - Die venöse Hypertonie durch die Stauung mindert den intramedullären arteriovenösen Druckgradienten und bewirkt so verminderte Gewebedurchblutung und Ischämie
- Epidemiologie
  - 80% der Patienten sind männlich
  - Erstvorstellung im 4. oder 5. Lebensjahrzehnt
    - Altersverteilung: 20 bis > 80 Jahre

Makroskopische und intraoperative Befunde
- Kommt am häufigsten in Höhe des thorakolumbalen Übergangs vor (Th5–L3)
- Sitzt meist entweder neben dem Foramen intervertebrale oder innerhalb der Dura der Nervenwurzelscheide
- Die arterielle Versorgung erfolgt über den duralen Ast einer radikulären Arterie
- Intradurale Venen drainieren direkt in die Venen der Pia mater des Rückenmarks
- Oft nur geringe Korrelation zwischen der Lage des arteriovenösen Shunt und der klinischen Höhe der spinalen Funktionsstörung
- Nur selten klinische Manifestation als „subakute nekrotisierende Myelopathie" (Foux-Alajounine-Syndrom)

Kriterien der Stadieneinteilung/Gradierung
- Wurde früher als Typ IV der spinalen arteriovenösen Malformation bezeichnet
  - Fehlbezeichnung, die die Ätiologie einer echten arteriovenösen Malformation unterstellt (arteriovenöse Fistel!)

Klinik
Klinisches Bild
- Häufigstes klinisches Bild besteht in einer zunehmenden Beinschwäche mit Befall von oberem und unterem motorischen Neuron
- Weitere Symptome sind Rückenschmerzen, Darm-/Harnblasenentleerungsstörung und Impotenz
- Eine thorakolumbal gelegene Fistel verschont die untere Extremität
- Tritt nie unter dem Bild einer Blutung in Erscheinung

Durale arteriovenöse Fistel

Verlauf
- Klinisch im Verlauf langsam über mehrere Jahre bis zur Paraplegie zunehmend

Therapie
- Endovaskulärer Fistelverschluss mit permanentem Embolisationsmaterial
- Operativer Fistelverschluss

Prognose
- Bei früher Behandlung ist die Rückenmarkischämie reversibel, sie kann hingegen unbehandelt irreversibel werden
- Sphinkterstörungen (Rektum/Harnblase) und Impotenz bessern sich selbst nach erfolgreichem Fistelverschluss nur selten

Literatur
Spetzler RF et al (2002): Modified classification of spinal cord vascular lesions. J Neurosurg (Spine 2) 96:145–156

Connors J et al (1999): Interventional Neuroradiology. 1st ed. Philadelphia: W.B. Saunders

Anson J et al (1992): Classification of spinal arteriovenous malformations and implications for treatment. BNI Quarterly 8:2–8

Arteriovenöse Malformation

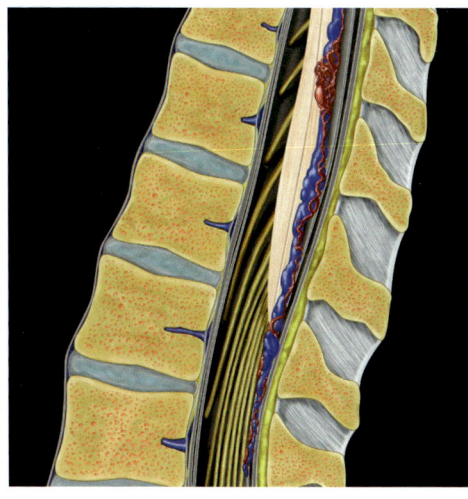

Die Grafik des Sagittalschnitts beschreibt eine subpiale juvenile arteriovenöse Malformation (Typ III). Man beachte das dorsal durch vergrößerte Drainagevenen ausgehöhlte Rückenmark. Die chronische venöse Hypertonie führte zur Rückenmarkatrophie.

Grundlagen

- Definition: Direkte arteriell-venöse Verbindung ohne Kapillarbett
- Traditionelle Einteilung
  - Typ I: Durale arteriovenöse Fistel (siehe vorangegangener Abschnitt)
  - Typ II: Intramedulläre arteriovenöse Malformation vom Glomustyp (ähnlich der arteriovenösen Malformation des Gehirns)
  - Typ III: Juveniler Typ der arteriovenösen Malformation (intramedullär/extramedullär)
  - Typ IV: Intradurale extra-/perimedulläre arteriovenöse Malformation (Typen A, B, C)
- Neueste Klassifikation der arteriovenösen Malformation in extra-/intradural und intradural (intramedullär, kompakt, diffus, Konustyp; weitere Typisierung nach Fluss und Größe)
- Die arteriovenösen Malformationen stellen < 10% der spinalen Raumforderungen
  - Am häufigsten Typ I (bis zu 80%)
  - Am zweithäufigsten: Intramedulläre Typen II und III (15–20%)
- Bildgebung: Auffällige „flow voids" und unterschiedlich ausgeprägte Myelonatrophie/-gliose

Bildgebung

Typische Befunde

- Schlüsselzeichen: „flow voids" mit hyperintensem (T2w) Rückenmark (Typ I)
  - Typ II: Intramedullärer Nidus (kann bis zu dorsaler subpialer Oberfläche reichen)
  - Typ III: Nidus kann sich extramedullär und extravertebral ausdehnen
  - Typ IV: Ventrale Fistel (venöse Varizen verlagern und verformen das Myelon)

Arteriovenöse Malformation

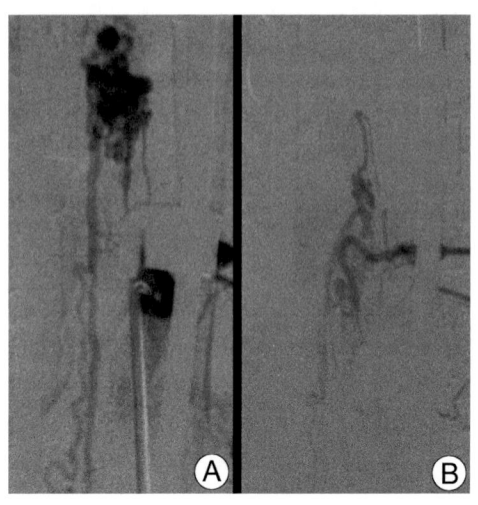

22-jährige Frau mit Skoliose und zunehmender Myelopathie nach Fixation. (A) Die spinale Angiographie zeigt einen kompakten Gefäßnidus, der v. a. aus der linken radikulären Arterie Th9 versorgt wird. (B) Geringere Versorgung auch aus Th8. Arteriovenöse Malformation Typ II (Glomustyp).

CT-Befunde
- Nativ-CT: Meist normal (selten: vergrößerte Pedikeldistanz, Hinterkante ausgehöhlt)
- KM-CT: Rückenmark kann aufgetrieben sein und Enhancement von Nidus und pialen Gefäßen bieten (selten)

MRT-Befunde
- Typen II, III (intramedulläre arteriovenöse Malformationen)
  - T1w: Großes Rückenmark, heterogenes Signal (Blutabbauprodukte); „flow voids"
  - T2w: Hyperintenses Rückenmark (Ödem, Gliose, Ischämie) oder gemischt (Blut)
  - T1w-Bild nach intravenöser KM-Gabe: Unterschiedliches Enhancement von Rückenmark und Gefäßen
- Typ IV (perimedullär)
  - T1w: Ventrale Fistel, große „flow voids"; verformt und verlagert das Myelon
  - T2w: Hyperintenses Rückenmark mit „flow voids"
  - T1w-Bild nach intravenöser KM-Gabe: Enhancement von pialen Gefäßen und epiduralen Plexus mit oder ohne fleckiges Enhancement des unteren Marks

Befunde anderer bildgebender Verfahren
- Digitale Subtraktionsangiographie
  - Typ II: Versorgt durch A. spinalis anterior oder A. spinalis posterior; der Nidus drainiert in kranzartigen Venenplexus (an Myelonoberfläche), der wiederum anterograd in den extraduralen Raum ableitet
  - Typ III: Großer, komplexer Nidus, zahlreiche Füttergefäße; kann intramedullär und extramedullär und sogar extravertebral liegen
  - Typ IV: Füttergefäß aus A. spinalis anterior oder A. spinalis posterior mündet direkt in spinale Vene (kein Nidus!)

Arteriovenöse Malformation

- Myelographie (intramedulläre/perimedulläre arteriovenöse Malformation): Geschlängelte Füllungsdefekte längs der dorsalen Myelonoberfläche

Empfehlungen
- MRT mit intravenöser KM-Gabe; man ziehe die spinale Angiographie mit oder ohne Embolisation in Betracht

Differenzialdiagnose
Intramedulläres Neoplasma
- Ependymom: Heterogen (Zysten, Blutabbauprodukte)
- Astrozytom: Multisegmentaler, KM-aufnehmender Tumor, keine vergrößerten Gefäße

Pathologie
Allgemein
- Allgemeine Anmerkungen
  - Ort der Läsion
    - Typ II (Glomus): HWS, obere BWS (überall möglich)
    - Typ III (juvenil): HWS, obere BWS (überall möglich)
    - Typ IV: Conus medullaris (Typen A, B), thorakal (Typ C)
- Genetik
  - Typ II: Assoziiert mit Hautangiomen, Klippel-Trenaunay-Weber- und Rendu-Osler-Weber-Syndrom
  - Typ III: Assoziiert mit Cobb-Syndrom (metamere Gefäßmalformation mit der Trias des Befalls von Rückenmark, Haut und Knochen)
  - Typ IV: Assoziiert mit Rendu-Osler-Weber-Syndrom
- Embryologie
  - Persistierende primitive direkte Verbindungen zwischen arteriellen und venösen Kanälen ohne dazwischengeschaltetes Kapillarbett
- Ätiologie/Pathogenese
  - Typ II: Kompakter Nidus, „high-flow", häufig Aneurysmen (20–44%)
  - Typ III: Großer, diffuser Nidus, Myelonischämie, venöse Hypertonie
  - Typ IV: Angeboren; kann nach Trauma erworben sein; (A) venöse Hypertonie, (B, C) arterieller Steal-Effekt, (C) Rückenmarkkompression
- Epidemiologie
  - Intramedullär (Typen II, III): 15–20% der spinalen arteriovenösen Malformationen; Typ IV: 10–20%

Makroskopische und intraoperative Befunde
- Typ II: Der kompakte intramedulläre Nidus hat kein normales Kapillarbett; kein Parenchym im Nidus (der Nidus kann bis in die Pia reichen)
- Typ III: Große, komplexe intramedulläre Läsion; normales neurales Parenchym innerhalb des Nidus (kann bis nach extramedullär/extradural reichen)
- Typ IV: Direkte Fistel zwischen A. spinalis anterior/posterior und Drainagevene; kein Nidus
  - IV-A: Kleine arteriovenöse Fistel mit langsamem Fluss, leicht gestaute Venen
  - IV-B: Mittelgroße arteriovenöse Fistel, dilatierte Fütterarterien, hohe Flussrate
  - IV-C: Große arteriovenöse Fistel, dilatierte Fütterarterien, geschlängelte Venen

Mikroskopische Befunde
- Abnorme Gefäße mit unterschiedlicher Wandstärke; innere Lamina elastica
- Reaktive Veränderungen im umgebenden Gewebe: Gliose, zytoide Körper, Rosenthal-Fasern, häufig Hämosiderinablagerung; mit oder ohne Verkalkungen

Arteriovenöse Malformation

Klinik

Klinisches Bild
- Typ II: Männer und Frauen gleich häufig betroffen, 20–40 Jahre, Subarachnoidalblutung häufigstes Symptom; Schmerz, Myelopathie
- Typ III: Männer und Frauen gleich häufig betroffen, < 30 Jahre, zunehmende neurologische Verschlechterung (Schwäche), Subarachnoidalblutung
- Typ IV: Männer und Frauen gleich häufig betroffen, 10–40 Jahre, zunehmendes Konus-/Kaudasyndrom, Subarachnoidalblutung

Therapie
- Typ II: Chirurgische Resektion plus präoperative Embolisation (Aneurysmen, Nidus)
- Typ III: Komplette Resektion meist nicht möglich; Palliativbehandlung
- Typ IV: Embolisation oder chirurgische Resektion: (A) chirurgische Resektion, (B) chirurgische Resektion oder Embolisation, (C) Embolisation

Prognose
- Gutes Ergebnis bei Typ II (Glomustyp) und Typ IV (perimedullär)
- Schlechte Prognose beim juvenilen Typ (Typ III)

Literatur
Spetzler RF et al (2002): Modified classification of spinal cord vascular lesions. J Neurosurg (Spine 2) 96:145–156

Bemporad JA et al (2001): Magnetic resonance imaging of spinal cord vascular malformations with an emphasis on the cervical spine. Neuropathic basis for imaging. Neuroim Clin North Am 11:111–129

Bao YH et al (1997): Classification and therapeutic modalities of spinal vascular malformations in 80 patients. Neurosurgery 40:75–81

Kavernöse Malformation

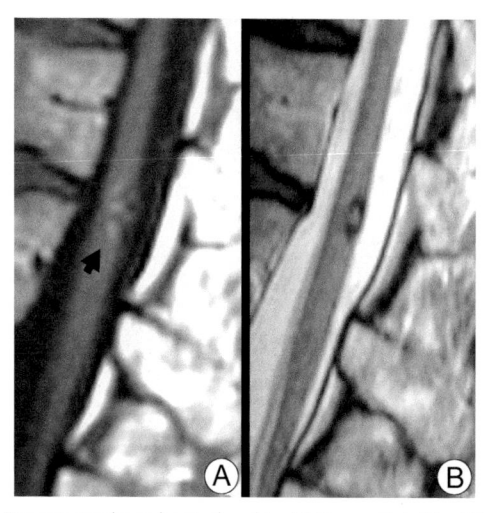

40-jährige Frau mit zunehmender Myelopathie. (A) Das sagittale T1w-Bild zeigt eine kleine, umschriebene Raumforderung mit dem Aussehen von Popcorn (Pfeil), verursacht durch unterschiedlich alte Blutabbauprodukte. (B) Das T2w-Bild zeigt einen dunklen Hämosiderinsaum, der für eine kavernöse Malformation typisch ist.

Grundlagen
- Synonym: Kavernöses Angiom
- Definition: Gefäßläsion mit lobulierten, schmalen, sinusoidalen Gefäßkanälen ohne darin eingestreutes Nervengewebe
- Das Rückenmark ist mit 3–5% aller kavernöser Malformationen seltener Sitz
- Klassischer Aspekt in der Bildgebung: Heterogene Raumforderung („Blutkammern" mit dem Aussehen von Popcorn), umgeben von einem dunklen Saum (Hämosiderin)
- Familiäre kavernöse Malformationen weisen ein großes Risiko der Blutung und neuer Läsionen auf

Bildgebung

Typische Befunde
- Schlüsselzeichen: Blutkammern mit Spiegeln zwischen Flüssigkeiten, umgeben von einem stark hypointensen Saum
- Extrem selten ist die Subarachnoidalblutung

CT-Befunde
- Nativ-CT: Oft normal; das Rückenmark kann aufgetrieben erscheinen
- KM-CT: Mit oder ohne zartes Enhancement (selten)

MRT-Befunde
- T1w: Heterogen (Blutabbauprodukte unterschiedlicher Stadien)
- T2w: Heterogen; hypointenser Saum (Hämosiderin)
- GRE-Sequenz: Auffälliges „blooming" (kurzes „Aufblühen")
- T1w mit KM: Fehlendes/minimales Enhancement

Befunde anderer bildgebender Verfahren
- Digitale Subtraktionsangiographie: Negativer Befund (eine der „angiographisch okkulten" Gefäßmalformationen)

Kavernöse Malformation

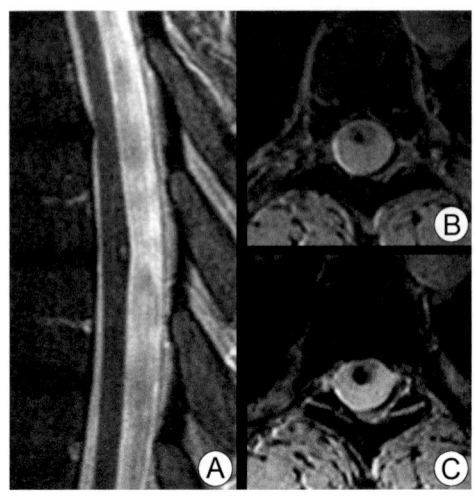

50-jährige Frau mit sensomotorischen Ausfällen. (A, B) Sagittales und axiales T2w-Bild zeigen dorsal im Myelon eine heterointense Läsion mit einem dunklen Hämosiderinrand. (C) Das axiale GRE-Bild zeigt das typische „blooming" („Aufblühen").

Empfehlungen
- MRT der Wirbelsäule (man verwende GRE- und KM-Sequenz, um andere Ursachen auszuschließen)
- Gehirn abbilden (kann weitere Läsionen zeigen)

Differenzialdiagnose
Intramedulläres Neoplasma
- Ependymom: KM-aufnehmende Raumforderung mit Zysten; Blutabbauprodukte
- Astrozytom: Multisegmentaler, KM-aufnehmender Tumor (selten Einblutung)
- Hämangioblastom: Gefäßreiches Knötchen; häufig „flow voids"

Arteriovenöse Malformation
- Verbreiterte „flow voids" mit Gefäßnidus
- Die digitale Subtraktionsangiographie deckt die vergrößerten Fütterarterien, den Nidus und die früh drainierenden Venen auf

Pathologie
Allgemein
- Allgemeine Anmerkungen
  - Identisch mit den intrakraniellen kavernösen Malformationen
  - Ort: Thorakal > zervikal > lumbal
- Genetik
  - (Familiäres) Syndrom der multiplen kavernösen Malformationen
    – Autosomal-dominant, unterschiedliche Penetranz
    – Mutation in Chromosomen 3 und 7q
- Ätiologie/Pathogenese
  - In der Angiogenese unreife Läsionen mit Endothelproliferation, vermehrter Neoangiogenese; Expression von VEGF, β-FGF, TGF-α

Kavernöse Malformation

- Epidemiologie
  - 10–30% multipel, familiär
  - 70% der spinalen kavernösen Malformationen bei Frauen

Makroskopische und intraoperative Befunde
- Abgegrenztes, lobuliertes, blaurot-braunes („maulbeerenartiges") Knötchen
- Pseudokapsel (gliös, mit Hämosiderin angefärbtes Rückenmark)

Mikroskopische Befunde
- Dünnwandige, mit Epithel ausgekleidete, in eine Kollagenmatrix eingebettete Hohlräume
- Blutabbauprodukte der verschiedenen Stadien
- Selten Verkalkungen (bei kavernösen Malformationen des Gehirns häufig)

Klinik

Klinisches Bild
- Zwischen 3. und 6. Lebensjahrzehnt
  - Altersverteilung: 12–88 Jahre
  - Altersgipfel: 4. Lebensjahrzehnt
- Verhältnis Frauen : Männer = 2 : 1
- Häufigstes Symptom: Sensomotorische Ausfälle, zunehmende Paraparese
- 4 klinische Muster
  - Zahlreiche Episoden neurologischer Verschlechterung, intermittierend Erholung
  - Langsam zunehmende neurologische Verschlechterung
  - Plötzlicher Symptombeginn mit rapider Verschlechterung (Stunden bis Tage)
  - Plötzlich beginnende leichte Symptome, allmähliche Verschlechterung (Wochen bis Monate)

Verlauf
- Breites Verhaltensspektrum (Progress möglich, Vergrößerung und Regression)
- De-novo-Läsionen können sich entwickeln (vor allem bei familiärem Syndrom)
- Der klinische Verlauf variiert von langsamem Progress bis zu akuter Tetraparese

Therapie
- Chirurgische Resektion
- Bei asymptomatischen Fällen konservativ (MRT-Verlaufskontrollen)

Prognose
- Der postoperative Befund hängt vom präoperativen neurologischen Status ab
- 66% gebessert, 28% stabil, 6% verschlechtert

Literatur

Clatterbuck RE et al (2001): The nature and fate of punctate (Type IV) malformations. Neurosurg 49:26–32

Sure U et al (2001): Endothelial proliferation, neoangiogenesis, and potential de novo generation of cerebrovascular malformations. J Neurosurg 94:972–977

Zevgaridis D et al (1999): Cavernous hemangiomas of the spinal cord. A review of 117 cases. Acta Neurochir (Wien) 141:237–245

Spontanes Epiduralhämatom

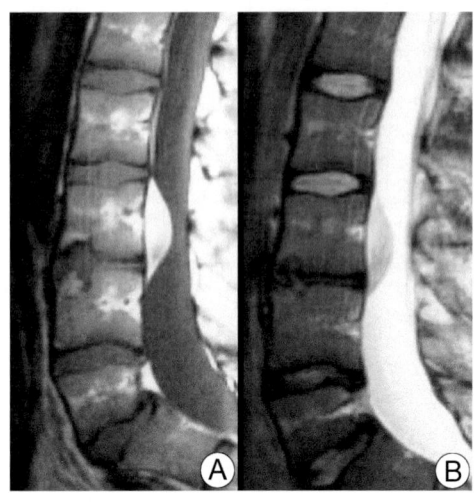

Sagittales T1w- (A) und T2w-Bild (B) eines Patienten mit spinalem subakuten epiduralen Hämatom. Man beachte die breitbasige epidurale halbspindelige Form und den mäßig eingeengten Spinalkanal. Das epidurale Hämatom ist wohl eher venös als arteriell bedingt (mit freundlicher Erlaubnis von C. Looney).

Grundlagen
- Definition: Epidurale Einblutung ohne ersichtliche Ursache; epidurales Hämatom
- Klassischer Aspekt in der Bildgebung: Abgekammerte, spindelförmige Auftreibung des Epiduralraums, die in der CT hyperdens ist; abhängig vom Alter des Hämatoms veränderte Signalintensität in der MRT
- Weitere Schlüsselfakten
  - Kommt vor im Bereich von HWS, BWS oder LWS
  - Ventral oder dorsal des Durasacks
  - Unterschiedliche kraniokaudale Ausdehnung
  - MRT sollte das anfängliche bildgebende Verfahren sein
  - Die spinale Angiographie ist nicht indiziert, es sei denn, in der MRT liegen Befunde einer arteriovenösen Malformation vor
  - Frühe Diagnose und sofortige Behandlung verbessern die Prognose

Bildgebung
Typische Befunde
- Schlüsselzeichen: Extradurale Flüssigkeitsansammlung über mehrere Segmenthöhen mit den Signalkriterien von Blut in der MRT; ohne umschriebenen soliden Herd, ohne Knochenläsion, ohne „flow voids" oder Rückenmarktumor

MRT-Befunde
- Epidurale Raumforderung
  - Akut (< 48 Stunden): Das epidurale Hämatom ist in T1w verglichen mit dem Myelon häufiger iso- als hyperintens
  - Subakutes und chronisches epidurales Hämatom sind in T1w eher hyper- als isointens

Spontanes Epiduralhämatom

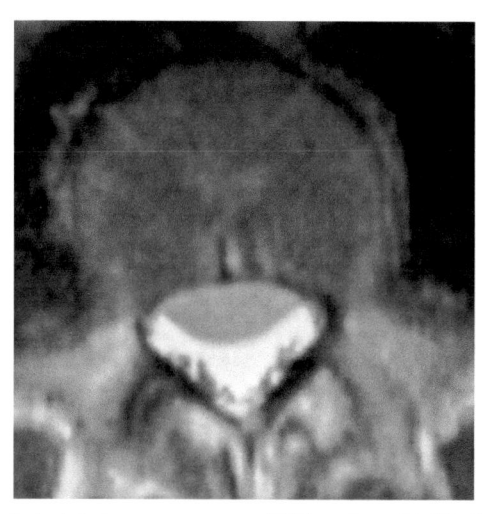

Derselbe Patient wie in der vorangegangenen Abbildung. Das axiale T2w-Bild zeigt das breitbasige epidurale Hämatom gegenüber Liquor hypointens. Es liegt eine mäßig schwere Kompression des Durasacks vor; man erkennt keinerlei Knochenerosion oder andere Läsionen. Spontanes epidurales Hämatom.

- In T2w heterogen hyperintens mit zentralen hypointensen Herden, wahrscheinlich durch Desoxyhämoglobin oder fibröse Septen im Spinalkanal
- Peripheres und manchmal auch zentrales Enhancement nach intravenöser Gadoliniumgabe
  - Peripheres Enhancement beruht evtl. auf benachbarter hyperämischer Dura
  - Das zentrale Enhancement kann auf einem Gefäßleck mit KM-Austritt oder KM-aufnehmenden epiduralen Septen beruhen
- Raumfordernde Wirkung auf das Rückenmark, dabei nur selten Rückenmarködem

Differenzialdiagnose

Epiduralabszess
- Geht mit infektiöser Spondylitis einher
- Diffuses Enhancement bei Phlegmone und peripheres Enhancement bei Abszess

Epidurale Metastase
- Diffuses Enhancement
- Eher umschrieben
- Benachbarter Knochen befallen
- Das maligne Lmyphom ist meist in T2w wegen seines hohen Kern-Zytoplasma-Verhältnisses nicht so stark hyperintens

Diskusextrusion, Diskusmigration
- Die Mutterbandscheibe wölbt sich in typischer Weise vor
- Weniger große vertikale Ausdehnung
- Manchmal auch epidurales Hämatom mit Diskusextrusion vergesellschaftet, in der Bilddiagnostik nicht voneinander abgrenzbar

Spontanes Epiduralhämatom

Pathologie

Allgemein
- Ätiologie/Pathogenese
  - Geringeres Trauma
    - Mit möglicher Ruptur des epiduralen Venenplexus
  - Antikoagulation oder Gerinnungsstörung
  - Transiente venöse Hypertonie (plötzliches Valsalva-Manöver usw.)
  - Diskusherniation
  - Arteriovenöse Malformation
- Epidemiologie
  - Inzidenz: etwa 0,1/100 000 Einwohner jährlich
  - < 1% der spinalen raumfordernden Läsionen
  - Männer überwiegend betroffen
  - 5. Lebensjahrzehnt und später

Makroskopische und intraoperative Befunde
- Isoliertes Epiduralhämatom

Klinik

Klinisches Bild
- Akut einsetzender starker Schmerz, Radikulopathie
- Progrediente Paraparese
- Sensibilitätsausfälle
- Cauda-equina-Syndrom

Verlauf
- Kann spontan schwinden

Therapie
- Dekomprimierende Laminektomie mit Absaugung des Blutes
- Nichtoperative Behandlung
  - Bei Fällen mit nur geringen Symptomen bei der Erstvorstellung, unabhängig vom Ausmaß der Rückenmarkkompression in der MRT

Prognose
- Schwere und Dauer der neurologischen Ausfälle sind Vorhersagekriterien des Ausmaßes der neurologischen Erholung
- Bei konservativer Behandlung gute klinische Erfolge und gute Ergebnisse in der Bildgebung

Literatur
Fukui MB et al (1999): Acute spontaneous spinal epidural hematoma. AJNR 20:1365–1372

Alexiadou-Rudolf C et al (1998): Acute nontraumatic spinal epidural hematomas: An important differential diagnosis in spinal emergencies. Spine 23:1810–1813

Holtas S et al (1996): Spontaneous spinal epidural hematoma: Findings at MR imaging and clinical correlation. Radiology 199:409–413

Spinales Subduralhämatom

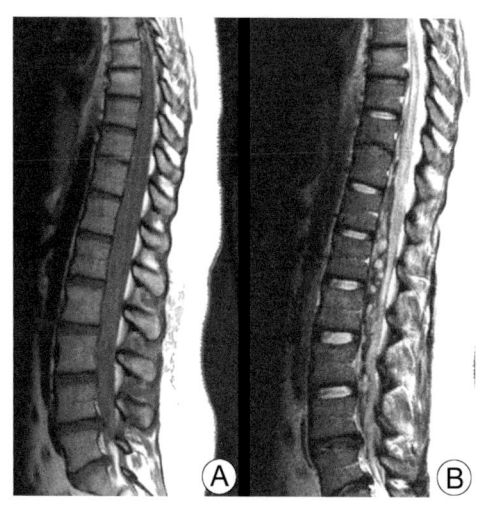

Sagittales T1w- (A) und T2w-Bild (B) zeigen eine ventral gelegene intraspinale Formation, die von Th1 bis L4 reicht und raumfordernd gegenüber der Cauda equina wirkt. Die Läsion ist in T1w isointens und in T2w unterschiedlich signalgebend (iso- und hypointens).

Grundlagen
- Definition: Einblutung in den spinalen subduralen Raum
- Klassischer Aspekt in der Bildgebung: Gelappte intradurale Flüssigkeitsansammlung; in T2w oder GRE-Sequenz vorwiegend hypointens, in der CT hyperdens
- Weitere Schlüsselfakten
    - Seltener als epidurales Hämatom
    - Neben dem Trauma ist die Lumbalpunktion bei Patienten mit Gerinnungsstörungen häufigste Ursache
    - Am häufigsten in LWS und thorakolumbalem Übergang bei unterschiedlich großer kraniokaudaler Ausdehnung
    - Frühdiagnose und sofortige Behandlung verbessern die Prognose

Bildgebung
Typische Befunde
- Schlüsselzeichen: Von Dura umschlossene Flüssigkeit mit großem Anteil, der in T2w oder GRE-Sequenz hypointens ist

CT-Befunde
- Hyperdense intradurale Formation
- Bei Traumapatienten Wirbelsäulenfrakturen

MRT-Befunde
- Variable Signalintensität in T1w und T2w, jeweils von hypo- über iso- bis hyperintens
- Ein wesentlicher Anteil ist in T2w oder GRE-Sequenz hypointens
- Kein Enhancement nach intravenöser Gadoliniumgabe
- Unterschiedlich raumfordernde Wirkung auf Rückenmark und Cauda equina

Spinales Subduralhämatom

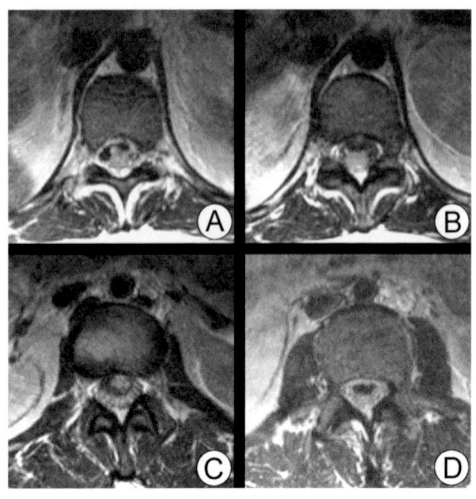

(A–D) Axiale T2w-Bilder bestätigen die subdurale Lokalisation und die raumfordernde Wirkung auf die Cauda equina.

- Eine Rückenmarkverletzung stellt sich zumeist in T2w hyperintens dar, wobei eine Hypointensität an eine hämorrhagische Kontusion denken lässt
- Posttraumatische Diskushernie

Differenzialdiagnose

Epiduralhämatom
- In sagittalen Bildern „capping" des Epiduralhämatoms durch umgebendes Fett
- Stumpfer Winkel zwischen Liquor im Durasack und Hämatom im sagittalen Bild
- Den Knochenstrukturen direkt benachbart; dabei epidurales Fett ausgelöscht

Abtropfmetastasen von Tumoren des Zentralnervensystems
- In T2w hyperintens
- Nach Gadoliniumgabe diffuses, scheidenartiges oder fokales, knotiges Enhancement

Pathologie

Allgemein
- Embryologie/Anatomie
  - Die innere Duraschicht ist strukturell schwächer als die äußere
    - Kann während eines Traumas aufreißen und eine „subdurale" Blutung auslösen
  - In Autopsiestudien wurde ein echter spinaler subduraler Raum aufgezeigt
- Ätiologie/Pathogenese
  - Trauma
  - Antikoagulation oder Gerinnungsstörungen
  - Iatrogen, v. a. bei abnormen Gerinnungswerten
    - Lumbalpunktion
    - Spinalanästhesie
  - Neoplasma

Spinales Subduralhämatom

- Arteriovenöse Malformation
- Idiopathisch
- Epidemiologie
- Männer und Frauen gleich häufig betroffen
- 5. Lebensjahrzehnt und später

Klinik

Klinisches Bild
- Akut einsetzende schwere Rückenschmerzen
- Neurologische Störungen können verzögert auftreten
  - Radikulopathie
  - Paraplegie
  - Sensibilitätsstörungen
  - Sphinkterdysfunktion

Verlauf
- Kann spontan heilen

Therapie
- Dekomprimierende Laminektomie mit Absaugung von Gerinnseln
- Bei nur geringen Symptomen bei der Vorstellung nichtoperative Behandlung

Prognose
- Bei > 40% der operierten Patienten gute Ergebnisse
- Bei gleichzeitiger Subarachnoidalblutung schlechte Ergebnisse
- Bei konservativer Behandlung günstige klinische Erfolge und gute Ergebnisse in der Bildgebung

Literatur

Domenicucci M et al (1999): Nontraumatic acute spinal subdural hematoma: Report of five cases and review of the literature. J Neurosurg 91:65–73

Longatti PL et al (1994): Spontaneous spinal subdural hematoma. J Neurol Sci 38:197–199

Donovan MJ et al (1994): Acute spinal subdural hematoma: MR and CT findings with pathologic correlates. AJNR 15:1895–1905

Rückenmarkinfarkt

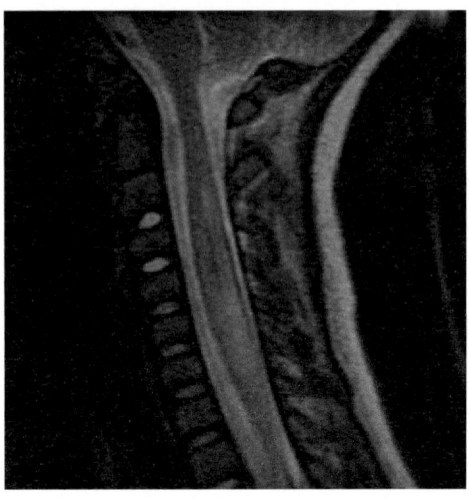

Das sagittale T2w-Bild zeigt bei einem Kind mit Rückenmarkinfarkt ein aufgetriebenes Mark und darin eine Hyperintensität, die von C3 bis C7 reicht.

Grundlagen
- Definition: Dauerhafter Gewebeverlust im Rückenmark durch Gefäßverschluss, typischerweise eines radikulären Astes der A. vertebralis (Halsmark) oder der Aorta (Thorakal- und Lumbalmark)
- Klassischer Aspekt in der Bildgebung: In T2w Hyperintensität im Bereich der Vorderhornzellen
- Weitere Schlüsselfakten
    - Am häufigsten im oberen Thorakalmark wegen der arteriellen Grenzzone
    - Plötzlich einsetzende neurologische Ausfälle helfen, die Diagnose zu stellen
    - Das A.-spinalis-anterior-Syndrom zeigt sich mit Paralyse, Verlust von Schmerz- und Temperaturempfinden sowie Harnblasen- und Darmdysfunktion
    - Für den Infarkt der A. spinalis posterior sind Verlust der Propriozeption und des Vibrationssinnes, Parese und Sphinkterfunktionsstörung charakteristisch
    - Der Verschluss der A. spinalis anterior geht mit einem Brown-Séquard-Syndrom einher

Bildgebung
Typische Befunde
- Schlüsselzeichen: Fokale Hyperintensität in T2w bei leicht aufgetriebenem Myelon

MRT-Befunde
- Normales oder leicht aufgetriebenes Rückenmark
- Im Spätstadium Atrophie
- In T1w keine wesentliche Signalanomalie
- In T2w Hyperintensität der grauen Substanz, der grauen Substanz mit benachbarter weißer Substanz oder des gesamten Myelonquerschnitts
- Eine umschriebene Einblutung kann mit Hyperintensität in T1w und Hypointensität in T2w einhergehen
- In der subakuten Phase leichtes, fokales, fleckiges Enhancement nach Gadoliniumgabe

Rückenmarkinfarkt

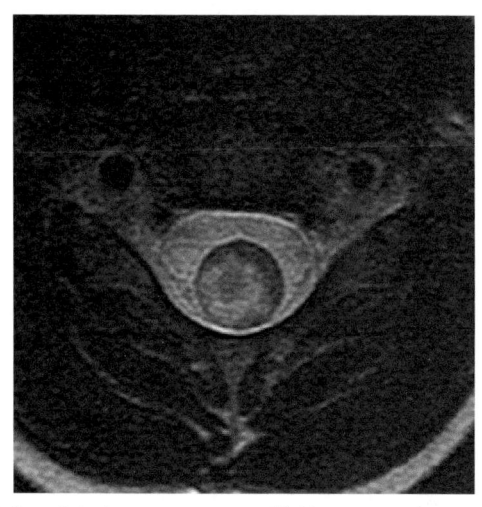

Derselbe Patient wie in der vorangegangenen Abbildung. Das axiale T2w-Bild zeigt ein aufgetriebenes hyperintenses Halsmark. Nur ein kleiner peripherer Markanteil bleibt verschont, wahrscheinlich wegen der Blutzufuhr aus radikulären Kollateralen. Das leicht hypointense Zentrum stellt wahrscheinlich eine Einblutung dar (mit freundlicher Erlaubnis von G. Hedlund).

- Man kann Anomalien großer Gefäße, wie Aortenaneurysma oder -dissektion, sehen
- Es können in T2w hyperintenses vorderes Wirbelkörpermark oder hyperintenser tiefer Markanteil nahe den Endplatten durch einen Wirbelkörperinfarkt sichtbar sein

Befunde anderer bildgebender Verfahren
- In der Angiographie Verschluss einer Spinalarterie
- Dissektion oder Aneurysma in geeigneter Arterie in MRT oder Angiographie

Differenzialdiagnose

Multiple Sklerose
- Peripher gelegen
- Über < 2 Wirbelsegmente
- Weniger als halbe Querschnittfläche des Rückenmarks einnehmend
- Inzidenz von 90% begleitender intrakranieller Läsionen
- Klinischer Verlauf mit Schüben und Remissionen

Neoplasma des Rückenmarks
- Immer ist das Rückenmark aufgetrieben
- Diffuses oder knotiges Enhancement
- Ausgedehntes peritumorales Ödem
- Begleitende zystische Veränderungen
- Klinisch langsamerer Beginn

Idiopathische Myelitis transversa (Querschnittmyelitis)
- Läsion sitzt zentral
- Über 3–4 Segmente
- Nimmt > 2/3 der Rückenmarkquerschnittfläche ein
- Nicht ganz so plötzlicher Beginn

Rückenmarkinfarkt

Pathologie

Allgemein
- Embryologie/Anatomie
  - 7–8 der 62 (31 Paare) radikulären Arterien versorgen das Rückenmark in 3 Territorien
  - Das zervikothorakale Territorium umfasst das Halsmark und die ersten 2 oder 3 Thorakalsegmente; es wird durch die A. spinalis anterior aus der A. vertebralis und durch Äste des Truncus costocervicalis gespeist
  - Das mittlere thorakale Territorium beinhaltet das 4.–8. Thorakalsegment, das von einem radikulären Ast aus der Aorta in Höhe Th7 gespeist wird
  - Das thorakolumbale Territorium umfasst die verbleibenden Thorakalsegmente und das Lumbalmark und wird durch die Adamkiewicz-Arterie versorgt
  - Die Adamkiewicz-Arterie geht meist aus der 9., 10., 11. oder 12. Interkostalarterie (75%), weniger häufig aus einer höheren Interkostalarterie oder einer Lumbalarterie ab
  - Die radikulären Arterien bilden eine ventrale und 2 dorsale Spinalarterien
  - A. spinalis anterior und deren Äste versorgen die graue Substanz und einen benachbarten Mantel weißer Substanz
  - Die Aa. spinales posteriores und deren Äste versorgen ein Drittel bis die Hälfte der Peripherie des Rückenmarks
- Ätiologie/Pathogenese
  - Idiopathisch
  - Atherosklerose
  - Thorakoabdominales Aortenaneurysma
  - Operation der Aorta
  - Systemische Hypotonie
  - Infektion
    - M. embolicus
    - Spinale arteriovenöse Malformation
- Epidemiologie
  - Selten; meist Patienten > 50 Jahre

Klinik

Klinisches Bild
- Abrupter Beginn mit Schwäche und Sensibilitätsverlust
- Rapid fortschreitende neurologische Ausfälle, binnen Stunden Maximum erreicht

Therapie
- Antikoagulation
- Intravenös Kortikosteroide
- Unterstützung der systemischen Durchblutung
- Physikalische Rehabilitation

Prognose
- Schlecht; begrenzte Erholung der neurologischen Funktion

Literatur
Yuh WT et al (1992): MR imaging of spinal cord and vertebral body infarction. AJNR 13:145–154
Berlit P et al (1992): Spinal cord infarction: MRI and MEP findings in three cases. J Spinal Dis 5:212–216
Mawad ME et al (1990): Spinal cord ischemia after resection of thoracoabdominal aortic aneurysms: MR findings in 24 patients. AJNR 11:987–991

PocketRadiologist™
Wirbelsäule
Die 100 Top-Diagnosen

VERÄNDERUNGEN DES RÜCKENMARKS

Hyperplastisches Rückenmark

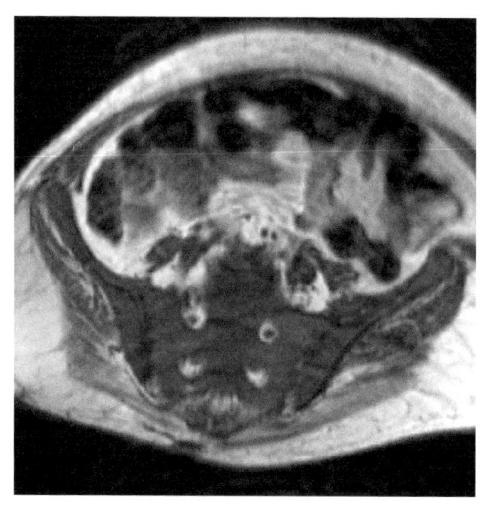

Das axiale T1w-MRT-Bild von Kreuzbein und Darmbeinschaufeln eines Patienten mit chronischer Anämie, Fieber, Leukozytose und hoher Blutkörperchensenkungsgeschwindigkeit zeigt das Knochenmark diffus hypointenser als die Muskulatur der Nachbarschaft.

Grundlagen
- Synonym: Expandiertes Mark; Rekonversion des Knochenmarks
- Definition: Rückumwandlung von Fettmark in rotes Knochenmark bei chronischer Anämie
- Klassischer Aspekt in der Bildgebung: In T1w diffus hypointenses Mark
- Der Prozess der Rekonversion beginnt im Achsenskelett
  - Beginn im Schädel, dann in Wirbeln, Rippen, Sternum und Becken
  - Es folgen die Extremitäten
    - Von proximal nach distal
    - Eine ausgebreitete Rekonversion im Anhangskelett spricht für eine schwere Anämie oder den neoplastischen Befall des Achsenskeletts

Bildgebung
Typische Befunde
- Schlüsselzeichen: Die Bandscheiben sind in T1w signalreicher als das Wirbelmark

MRT-Befunde
- T1w: Diffus oder umschrieben verringerte Signalintensität
  - An Orten, wo man Fett erwartet
  - Ähnlich der Signalintensität von Muskulatur
  - Die Signalintensität von normalem Wirbelmark ist höher als diejenige von Muskel
- T2w: Unterschiedlich
  - Signalintensität in fettsaturierter T2w- oder STIR-Sequenz ähnlich derjenigen des Muskels, aber nicht höher
- Kein Enhancement nach Gadoliniumgabe

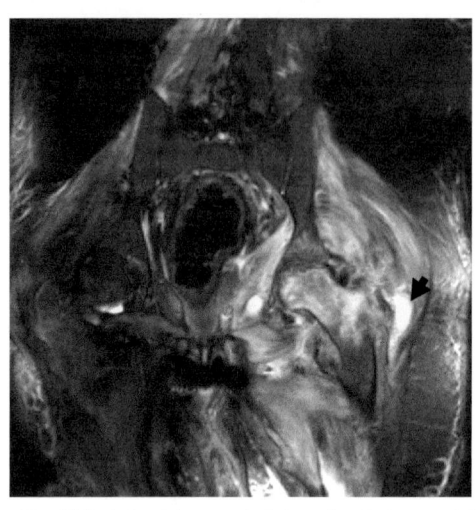

Hyperplastisches Rückenmark

Das koronare T2w-Bild mit Fettsättigung zeigt beim selben Patienten wie in der vorangegangenen Abbildung ein diffus hypointenses Knochenmark. Im proximalen linken Femur ist ein Marködem vorhanden; in dessen Nachbarschaft sieht man hyperintense Muskeln und Flüssigkeitsansammlungen (Pfeil) aufgrund von Osteomyelitis, Abszessen und Myositis.

Nuklearmedizinische Befunde
- Tc-99m-Diphosphat- oder Tc-99m-Schwefelkolloidszintigraphie
- Orte vermehrter Nuklidaufnahme durch Markexpansion
  - Distales Anhangskelett
  - Kalotte

Empfehlungen
- STIR- oder T2w-Sequenz mit Fettsättigung zur Unterscheidung der blutbildenden Anteile von Marködem oder neoplastischer Infiltration
- T1w nativ und nach intravenöser Gadoliniumgabe mit Fettsättigung ist ebenfalls von Nutzen

Differenzialdiagnose
Knochenmarkinfiltration
- Leukämie, malignes Lymphom, multiples Myelom oder Metastasen
- Diffuse oder fokale Hypointensität in T1w
- Signalintensität ist in STIR- oder T1w-Sequenz mit Fettsuppression meist größer als diejenige von Muskelgewebe
- Enhancement nach Gadoliniumgabe

Chronisch-obstruktive Lungenerkrankung, Adipositas (Pickwickier-Syndrom) oder Aufenthalt in großer Höhe
- Das Knochenmark kann in T1w hypointens sein
  - Überlappung mit dem Muster des hyperplastischen Knochenmarks
- Wahrscheinlich durch chronische Hypoxämie mit vermehrter Erythropoese

Hyperplastisches Rückenmark

Pathologie
Allgemein
- Allgemeine Anmerkungen
  - Der Bedarf an Blutbildung übersteigt die Fähigkeit des Knochenmarks
    - Gelbes Mark wird für die Produktion von rotem Mark herangezogen, was den Bildcharakter verändert
- Embryologie/Anatomie
  - Bei Geburt nimmt das rote Knochenmark noch den gesamten Markraum des Skeletts ein
  - Die Konversion des roten zu gelbem Knochenmark erfolgt in den beiden nächsten Lebensjahrzehnten
    - Von peripher und distal nach zentral und proximal
  - Markmuster des Erwachsenen: Rotes Mark vorwiegend in
    - Achsenskelett, proximalem Humerus und proximalem Femur
  - Mit dem Altern sinkt das Volumen des roten Knochenmarks
    - Von 58% des gesamten Markvolumens im 1. Lebensjahrzehnt auf 29% im 8. Lebensjahrzehnt
  - Die Menge des Fettmarks steigt
    - Auch zum Zweck des Knochenersatzes
- Ätiologie/Pathogenese
  - Anämie durch chronische Krankheit
    - Am häufigsten Infektionen (z. B. AIDS), entzündliche Krankheiten (z. B. rheumatoide Arthritis) und Karzinome
    - Interferone und Interleukine aus Monozyten hemmen die Erythropoetinproduktion und die Erythrozytenproliferation
    - Inadäquate Freisetzung von Eisen aus Retikulumzellen in das Plasma
    - Vermehrte Zerstörung von Erythrozyten durch das retikuloendotheliale System
  - Eisenmangelanämie
    - Chronischer Blutverlust
    - Gesteigerter Bedarf (Schwangerschaft, Adoleszenz usw.)
    - Durch unausgewogene Ernährung verursacht
  - Hämolytische Anämie
    - Sichelzellenkrankheit
    - Thalassämie
- Epidemiologie
  - Der Eisenmangel ist die häufigste Ursache einer Anämie
  - Zweithäufigste Ursache sind chronische Krankheiten

Mikroskopische Befunde
- Anämie bei chronischer Krankheit
  - Normale oder vermehrte Eisenspeicherung im retikuloendothelialen System
    - Vermehrt anfärbbares Eisen im Mark bei > 50% der Patienten mit AIDS
- Eisenmangelanämie
  - Verminderte Eisenspeicherung im retikuloendothelialen System

Klinik
Klinisches Bild
- Befund eines infektiösen, entzündlichen oder neoplastischen Prozesses
- Haut und Schleimhäute blass
- Schwäche und rasche Ermüdbarkeit
- Dyspnoe
- Stauungsinsuffizienz des Herzens

Hyperplastisches Rückenmark

Therapie
- Behandlung des die Anämie verursachenden Grundleidens
- Transfusionen
- Rekombinantes Erythropoetin

Prognose
- Abhängig von der der Markexpansion zugrunde liegenden Ursache

Literatur

Steiner RM et al (1993): Magnetic resonance imaging of diffuse bone marrow disease. Radiol Clin North Am 31:383–409

Geremia GK et al (1990): The magnetic resonance hypointense spine of AIDS. J Comput Assist Tomogr 14:785–789

Vogler III JB et al (1988): Bone marrow imaging. Radiology 168:679–693

Extramedulläre Hämatopoese

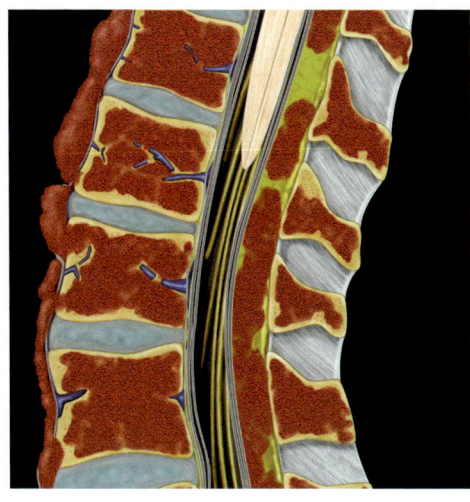

Die Grafik eines Sagittalschnitts der LWS zeigt blutbildendes Gewebe, das das Wirbelmark ersetzt und bis in den prävertebralen sowie dorsal in den epiduralen Raum reicht.

Grundlagen
- Definition: Auftreten und Proliferation von blutbildendem Gewebe in atypischen Orten als Antwort auf eine ausgeprägte chronische Anämie
- Klassischer Aspekt in der Bildgebung:
  - Minimal KM-aufnehmende, isointense, multisegmentale paravertebrale und epidurale Raumforderung
  - Diffus hypointenses Mark
- Weitere Schlüsselfakten
  - Kommt bei Zuständen mit chronischer Anämie vor
    – β-Thalassämie (am häufigsten)
    – Sichelzellenanämie
    – Polyzythaemia vera (Vaquez-Osler)
    – Myelofibrose
    – Myelodysplasie
  - Betrifft meist Leber, Milz und Nieren
    – Orte der fetalen Hämatopoese
  - Kann im hinteren Mediastinum oder im Retroperitoneum vorkommen
  - An der Wirbelsäule selten, dann aber
    – Thorakaler Epiduralraum häufig betroffen

Bildgebung
Typische Befunde
- Schlüsselzeichen: In allen Sequenzen diffus hypointenses Mark

CT-Befunde
- Unspezifische, den Spinalkanal einengende paravertebrale und/oder epidurale Weichteilraumforderung
- Kleine infarzierte Milz bei Patienten mit Sichelzellenanämie
- Bei anderen Ursachen Splenomegalie

Extramedulläre Hämatopoese

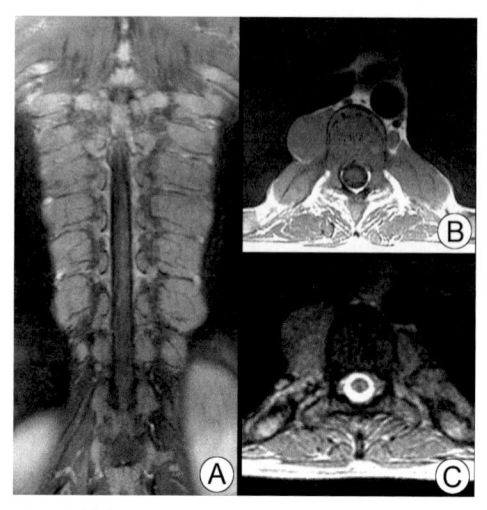

Das koronare T1w-Bild der BWS mit Fettsättigung nach Gadoliniumgabe (A) zeigt bei einem 17-Jährigen mit Thalassämie beidseits paravertebrale Raumforderungen mit nur geringem Enhancement; diese Raumforderungen sind zu Muskel in T1w isointens (B) und in einer GRE-Sequenz leicht hyperintens (C).

MRT-Befunde
- (Multi)segmentale epidurale und/oder paravertebrale Raumforderung
  - In T1w iso- bis hypointens
  - In T2w iso- bis hypointens
    - Die Hypointensität kann einen vermehrten Eisengehalt im blutbildenden Gewebe darstellen
  - Minimales bis leichtes Enhancement nach intravenöser Gadoliniumgabe
  - Unterschiedlich raumfordernde Wirkung auf das Rückenmark
- Die Hyperintensität in T2w kann Ödem oder Myelomalazie darstellen

Differenzialdiagnose

Epidurale/paravertebrale Metastasen
- Läsionen, die kontinuierlich auf/von benachbarte/n Wirbelkörper/n übergehen/ausgehen
- Beteiligte(r) Wirbel evtl. aufgetrieben
- In einigen Fällen wird die Wirbelsäule ausgespart
- Diffuses, kräftiges Enhancement

Epiduralhämatom
- In T2w iso- oder hypointens
- Oft in T1w hyperintens
- Kein Enhancement nach Gadoliniumgabe

Epiduraler/paravertebraler Abszess
- Geht mit infektiöser Spondylitis einher
- Diffuses oder peripheres Enhancement

Extramedulläre Hämatopoese

Pathologie
Allgemein
- Ätiologie/Pathogenese
  - Embryologische hämatopoetische Reste im Epiduralraum, die bei schwerer chronischer Anämie zu einer Reaktion stimuliert werden, versus
  - Direktes Übergreifen des blutbildenden Marks vom Wirbel auf den Epiduralraum

Mikroskopische Befunde
- Ähnelt bioptisch normalem Mark
- Vorläuferzellen von Erythrozyten und Granulozyten
- Megakaryozyten

Klinik
Klinisches Bild
- Symptome seitens der chronischen Anämie
- Chronische Rückenschmerzen
- Paraparese
- Sensibilitätsausfälle
- Gangstörung

Therapie
- Strahlentherapie
- Transfusionen
- Bei neurologischen Störungen dekomprimierende Laminektomie mit operativer Resektion

Prognose
- Sehr gut
- Massenreduktion mittels Strahlentherapie oder Transfusionen

Literatur
Dibbern DA et al (1997): MR of thoracic cord compression caused by epidural extramedullary hematopoiesis caused by epidural extramedullary syndrome. AJNR 18:363–366

Kalina P et al (1992): MR of extramedullary hematopoiesis causing cord compression in beta-thalassemia. AJR 13:1408–1409

Multiples Myelom

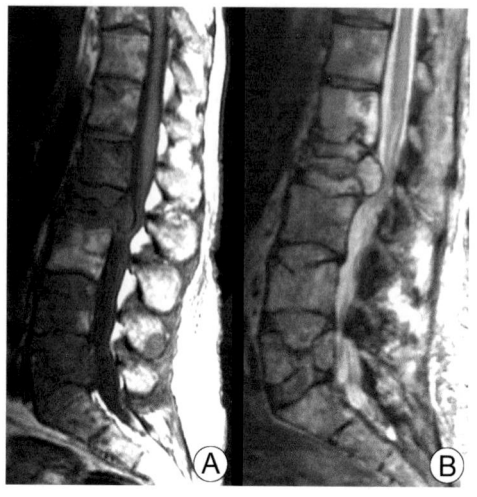

Multiples Myelom. Sagittales T1w- (A) und T2w-Bild (B) der LWS zeigen einen diffusen, fleckigen Markbefall. Die Kompressionsfrakturen erfassen LWK 2 und LWK 5, wobei sich LWK 2 nach epidural vorwölbt und den Spinalkanal einengt.

Grundlagen
- Definition: Maligne Proliferation von Plasmazellen im Knochenmark
- Klassischer Aspekt in der Bildgebung: Diffuse Osteopenie oder zahlreiche ausgestanzt wirkende Knochenläsionen im Röntgenbild
- Weitere Schlüsselfakten
  - Häufigster Primärtumor des Knochens
  - Stellt 27% aller biopsierten Knochentumoren
  - Befall von Knochen, die rotes Mark enthalten: Achsenskelett (Wirbelsäule, Becken, Schädel: Mandibula, Rippen, Becken) > lange Röhrenknochen
  - Die MRT ist zum Nachweis der Krankheitsausbreitung sensitiver als Röntgenbilder oder Skelettszintigraphie
  - Die Skelettszintigraphie ergibt bei der Mehrzahl der Fälle normale Befunde und deckt nur 10% der Läsionen auf
  - Das Plasmozytom stellt das Frühstadium eines multiplen Myeloms dar
    - Bei 1/3 der Fälle, von denen die meisten innerhalb von 5 Jahren eine multifokale Krankheit entwickeln
  - POEMS-Syndrom: Polyneuropathie, Organomegalie, endokrine Störungen, monoklonale Gammopathie, Hautveränderungen (S: „skin")

Bildgebung

Typische Befunde
- Schlüsselzeichen: Fokale, diffuse oder gesprenkelte Signalintensität in T1w

MRT-Befunde
- Normalbefund
- Umschriebener Knochenmarkbefall
  - In T1w gegenüber umgebendem Mark hypointenses bis mittelstarkes Signal
  - In T2w- oder STIR-Sequenz hyperintens
  - Enhancement nach Gadoliniumgabe

Multiples Myelom

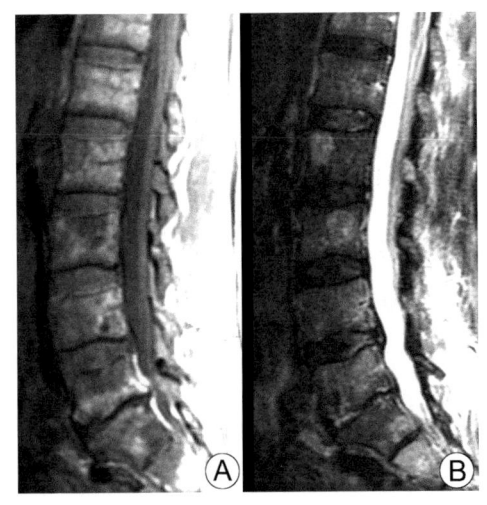

Multiples Myelom. (A) Das sagittale T1w-Bild der LWS eines anderen Patienten als in der vorangegangenen Abbildung zeigt einen multifokalen Markbefall. (B) Die einzelnen Läsionen sind im sagittalen STIR-Bild besser zu erkennen.

- Diffuser Markbefall
  - Fettmark wird durch hypointenses Tumormaterial ersetzt, das gegenüber der Bandscheibe iso- oder hypointens ist
  - Nach intravenöser Gadoliniumgabe diffuses Enhancement des Knochenmarks
- Buntscheckiges Muster
  - Fleckig, heterogene und gesprenkelt aussehende, in T1w hypointense Areale
  - Heterogenes Enhancement nach Gadoliniumgabe
- Kompressionsfrakturen mit unterschiedlich stark eingeengtem Spinalkanal

Skelettszintigraphiebefunde
- Kaum oder nicht speichernde Herde (Photopenie)

Röntgenbefunde
- Diffuse Osteopenie (85%)
- Multiple, scharf begrenzte, „ausgestanzte" Läsionen (80%), können auch expansiv wachsen
- Etwa 1% der Läsionen sind sklerotisch
- Endostale Aushöhlungen („scalloping")
- Weichteilraumforderung neben einer Knochenzerstörung
- Pathologische Frakturen
- Plasmozytom: Solitäre, große, expansiv wachsende Läsion (Wirbelsäule, Becken, Rippen); kann auch septiert sein
- POEMS-Syndrom
  - Enthesiopathien der Anhangsgebilde von BWS und LWS
  - Osteolysen mit umgebender Sklerose

Empfehlungen
- FSE-T2w-Sequenz mit Fettsättigung, STIR- oder T1w-Sequenz mit Gadolinium machen die Läsionen besser sichtbar

Multiples Myelom

Differenzialdiagnose
Metastasen
- Zuerst Bogenwurzel befallen (beim Myelom erst spät; Jacobson-Zeichen)
- Vermehrte Aktivität in der Skelettszintigraphie
- Befallen **nicht** die Mandibula

Schwere Osteoporose
- Im Röntgenbild keine endostale (muschelartige) Aushöhlung
- In der MRT nur schwer von einem diffusen Markbefall zu unterscheiden

Pathologie
Allgemein
- Ätiologie/Pathogenese
  - Unkontrollierte Proliferation von Plasmazellen im Knochenmark, die funktionslose monoklonale Immunglobuline produzieren/sezernieren
- Epidemiologie
  - Höchste Inzidenz vom 4. bis zum 8. Lebensjahrzehnt mit Altersgipfel bei 64 Jahren; nur selten in einem Alter < 40 Jahre
  - Verhältnis Männer : Frauen = 3 : 2
  - 3/100 000 Menschen erkranken jährlich neu

Makroskopische und intraoperative Befunde
- Konfluierender oder klar abgegrenzter, rötlich-grauer Weichteiltumor, der spongiösen Knochen und gesundes Mark ersetzt

Mikroskopische Befunde
- Anhäufungen von neoplastischen Plasmazellinfiltraten und vollständiger Ersatz von normalem blutbildenden Mark und Fettmark
- Myelomzellen: Exzentrische, runde, hyperchromatische Kerne mit „Speichenrad"-Anordnung des Chromatins

Klinik
Klinisches Bild
- Leichter, vorübergehender, durch Aktivität verstärkter Knochenschmerz (75%)
- Anämie, Fieber, Gewichtsverlust
- Hyperkalzämie
- Bence-Jones-Protein im Urin
- Elektrophorese: Monoklonale Gammopathie (IGA-/IgG-Peak)
- Pathologische Frakturen
- Amyloidose (10%)

Therapie
- Strahlen- und Chemotherapie
- Osteoklasteninhibierende Bisphosphate
- Vertebroplastie, um Wirbelkörper zu stabilisieren und Schmerzen zu lindern

Prognose
- Überlebenszeit von 3–5 Jahren unter Chemotherapie

Literatur
Lecouvet FE et al (1999): Skeletal survey in advanced multiple myeloma: Radiographic versus MR imaging survey. Br J Haematol 106:35–39

Moulopoulos LA et al (1992): Multiple Myeloma: Spinal MR imaging in patients with untreated newly diagnosed disease. Radiology 185:833–840

Libshitz HI et al (1992): Multiple myeloma: Appearance at MR imaging. Radiology 182:833–837

Morbus Paget

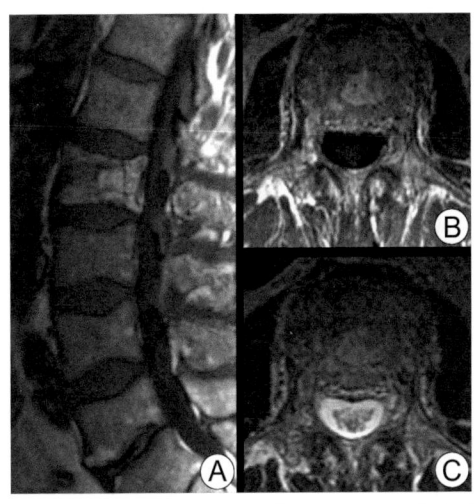

(A) Das sagittale T1w-Bild der LWS zeigt einen abnormen 2. LWK, der im Sagittaldurchmesser leicht vergrößert ist. (B, C) Axiales T1w- und T2w-Bild weisen ein diffus vergröbertes und willkürlich angeordnetes Trabekelmuster nach.

Grundlagen
- Synonym: Osteitis deformans
- Definition: Chronische Krankheit mit abnormer Knochenremodellierung des erwachsenen Skeletts
- Klassischer Aspekt in der Bildgebung: „Bilderrahmenwirbel" oder „Elfenbeinwirbel"
- Bei 75% der Patienten mit M. Paget ist die Wirbelsäule befallen
  - Am häufigsten in der LWS (LWK 3 und LWK 4)
- Becken = Wirbelsäule > Schädel > Tibia > Klavikula > Humerus > Rippen
- Monostotisch oder asymmetrisch polyostotisch
- Lange Röhrenknochen: Beginnt an einem Knochenende und erfasst dann den Schaft (endet meist erst am anderen Knochenende; Anmerkung d. Übers.)
- Entartung zum Sarkom (< 1%)
  - Osteosarkom (22–90%)
  - Fibrosarkom/malignes fibröses Histiozytom (29–51%)
  - Chondrosarkom (1–15%)

Bildgebung

Typische Befunde
- Schlüsselzeichen: Vergrößerter Wirbel mit vergröbertem Kortex

Röntgenbefunde
- Vergrößerter und rechteckiger Wirbel (physiologische Konkavität geht verloren)
- Vergröbertes und dichtes Muster der Trabekelperipherie
- Relativ strahlentransparentes Zentrum
- Diffus verdichteter „Elfenbeinwirbel"
- Pathologische Kompressionsfrakturen
- Nur selten solitäre, abgegrenzte Osteolyse (Stadium I)

CT-Befunde
- Knochenvergrößerung

Morbus Paget

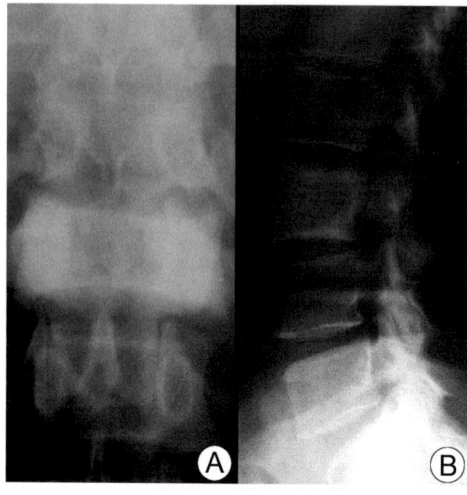

(A) In der anterior-posterioren Aufnahme eines anderen Patienten als in der vorangegangenen Abbildung erkennt man einen „Elfenbeinwirbel". (B) Die seitliche LWS-Aufnahme eines weiteren Patienten zeigt einen „Bilderrahmenwirbel" (LWK 3).

- Verbreiterte Knochenrinde
- Vergröberte Knochenbälkchen
- In der lytischen Phase starkes Enhancement

MRT-Befunde
- Kortexverbreiterung, Größenzunahme des Knochens und grobe Trabekel
  - Bogenwurzel, Lamina und Dornfortsatz ebenfalls befallen
- Dichter Knochen ist in T1w und T2w hypointens
- Gefäßreiches Knochenmark in aktiver Phase in T2w mit Fettsättigung hyperintens
  - Kann nach intravenöser Gadoliniumgabe in T1w Enhancement zeigen
- Unterschiedlich schwere Spinalkanalstenose

Skelettszintigraphiebefunde (Tc-99m-Diphosphonat)
- Vermehrte Aufnahme in der osteolytischen Phase
- Normales Szintigramm in sklerotischen „Burned-out"-Läsionen
- Bestes bildgebendes Verfahren, um die Krankheitsausdehnung zu bestimmen und das Ansprechen auf die Medikation zu kontrollieren

Differenzialdiagnose

Osteoblastische Metastasen
- Schärfer abgegrenzt
- Können in FSE-T2w- oder STIR-Sequenz hyperintens sein
- Röntgenaufnahme: Kein „Bilderrahmenaspekt"
- Können, falls vorhanden, nicht von einem „Elfenbeinwirbel" unterscheidbar sein

Hämangiom
- Typischerweise in T1w und T2w hyperintens
- Im axialen CT-Bild getüpfeltes Aussehen („white polka dots")
- Im Röntgenbild streifiges Aussehen, keine Wirbelvergrößerung

Morbus Paget

Pathologie
Allgemein
- Allgemeine Anmerkungen
  - Überaktive Osteoblasten und Osteoklasten führen zu einer abnormen und gestörten Knochenremodellierung
- Ätiologie/Pathogenese
  - Familiäre Inzidenz
  - Mögliche Virusätiologie
- Epidemiologie
  - 3% aller Menschen > 40 Jahre und 10% aller Menschen > 80 Jahre
  - Verhältnis Männer : Frauen = 3 : 2

Makroskopische und intraoperative Befunde
- Neu gebildeter, abnorm vergrößerter, verformter und zu weicher Knochen

Mikroskopische Befunde
- Aktive Phase (osteolytische Phase)
  - Aggressive Knochenresorption mit Osteolysen
  - Ersatz des blutbildenden Knochenmarks durch fibröses Bindegewebe
  - Vermehrte Gefäßkanäle
- Inaktive Phase (Ruhephase)
  - Verminderter Knochenumsatz mit Knochensklerose und groben Trabekeln
  - Der exzessive Gefäßreichtum geht verloren
- Gemischtes Muster
  - Mischung aus lytischer und sklerotischer Phase

Klinik
Klinisches Bild
- Alter: 55–85 Jahre, nur selten < 40 Jahre
- Asymptomatisch: 20%
- Tiefer, dumpfer Knochenschmerz
- Rückenmarkkompression durch Wirbelvergrößerung oder basiläre Invagination
- Pathologische Frakturen inklusive Wirbelkollaps
- Maligne Transformation in ein Sarkom (< 1%)
- Werte für alkalische Phosphatase im Serum und für Hydroxyprolin im Urin erhöht

Therapie
- Analgetika
- Medikamente, die die osteoklastische Aktivität hemmen
  - Bisphosphonate: Alendronat, Etidronat
  - Kalzitonin
- Chirurgische Dekompression einer Spinalkanalstenose

Prognose
- Der Krankheitsprozess kann unter Medikation zum Stehen kommen, mit möglicher Wiederherstellung einer normalen Knochenarchitektur

Literatur
Boutin RD et al (1998): Complications in Paget disease at MR imaging. Radiology 209:641–651
Roberts MC et al (1989): Paget disease: MR findings. Radiology 173:341–345
Frame B et al (1981): Paget disease: A review of current knowledge. Radiology 141:21–24

Rückenmark nach Strahlentherapie

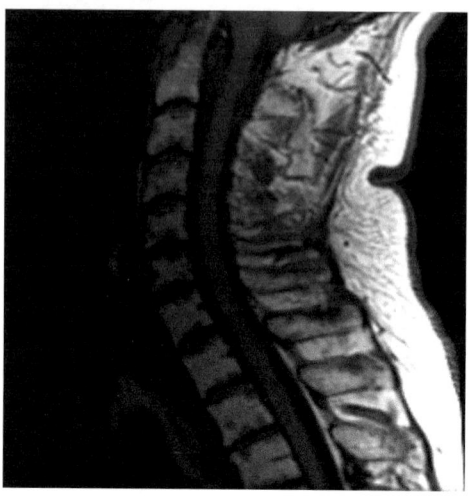

Das sagittale T1w-Bild der HWS eines Patienten mit multiplem Myelom und vorheriger Strahlenbehandlung zeigt ein hyperintenses Mark mit darin eingestreuten Herden des multiplen Myeloms.

Grundlagen
- Definition: Fettkonversion des Knochenmarks der Wirbelsäule nach Strahlentherapie
- Klassischer Aspekt in der Bildgebung: In T1w diffus hyperintenses Mark, dessen Verteilung dem Strahlenfeld entspricht
- Abhängig von
  - Strahlendosis
  - Fraktionierung
  - Zeitintervall
- Keine Veränderung der Marksignalintensität, wenn eine Dosis von 1,25 Gy in einer Behandlungsserie verabreicht wurde
- Bei 50 Gy selbst nach 9 Jahren noch anhaltend veränderte Signalintensität
  - Vollständige und irreversible Ausrottung der Zellelemente
- Bei einer Dosis von 20–30 Gy nach langem Intervall wiederkehrendes Muster normalen Knochenmarks (> 10 Jahre)

Bildgebung
Typische Befunde
- Schlüsselzeichen: Das Signal des Knochenmarks nähert sich demjenigen des subkutanen Fettgewebes in T1-Wichtung an

CT-Befunde
- In „Dual-energy"-Untersuchung verminderte Knochenmasse
- Kompressionsfrakturen

MRT-Befunde
- In den ersten 3 Wochen
  - Keine Veränderungen oder in T1w frühe Markhyperintensität
  - Hyperintensität in STIR-Sequenz
    - Zeigt ein Knochenmarködem an
    - Höchste Inzidenz 9 Tage nach Bestrahlung
    - In der Folgezeit allmähliches Abklingen

Rückenmark nach Strahlentherapie

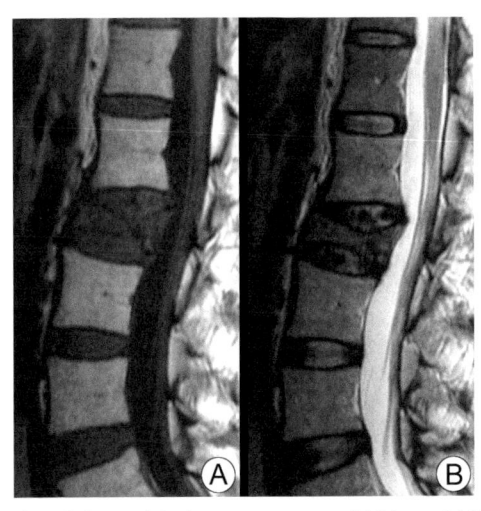

Bei einem anderen Patienten als in der vorangegangenen Abbildung mit früherer lumbaler Bestrahlung zeigt das sagittale T1w-Bild (A) eine diffuse und homogene Hyperintensität des Markraums; hiervon ausgenommen ist nur LWK 2, der gesintert und in T1w sowie T2w (B) hypointens ist. Das Fettmark der Wirbel gibt in T2w ein mittelstarkes Signal (B).

- Nach 3–6 Wochen
  - Heterogenes, gesprenkeltes Muster in T1w oder
  - Zunehmende Fettintensität innerhalb des zentralen Wirbelmarks
    - In der Umgebung der V. basivertebralis
- Nach > 6 Wochen
  - Diffuse und homogene Hyperintensität in T1w oder
  - Bandartiges Muster peripheren mittelstarken Signals
    - Umgibt das zentrale hyperintense Mark
    - Kann frühe Regeneration des blutbildenden Marks darstellen

Nuklearmedizinische Befunde
- Fokal oder diffus verminderte Radionuklidaufnahme in der Szintigraphie mit Tc-99m-Diphosphonat und Tc-99m-Schwefelkolloid
  - Entspricht dem Strahlenfeld

Empfehlungen
- STIR- oder FSE-T2w-Sequenz mit Fettsättigung, damit man wiederkehrendes oder verbliebenes Tumorgewebe im Markraum besser beurteilen kann
- T1w nativ und nach KM-Gabe mit Fettsättigung machen die Läsionen ebenfalls besser sichtbar

Differenzialdiagnose

Umschriebener Markinfarkt
- Geschlängelter Rand zwischen normalem und infarziertem Mark
  - In STIR- oder FSE-T2w-Sequenz mit Fettsättigung hyperintens
  - Umgebendes Knochenmarködem
  - Kann nach intravenöser Gadoliniumgabe Enhancement zeigen
- Kann schwer von einem Metastasenrezidiv zu unterscheiden sein
  - Biopsie in diesem Fall indiziert

Rückenmark nach Strahlentherapie

Pathologie

Allgemein
- Allgemeine Anmerkungen
  - Die Strahlung zerstört die blutbildenden Zellelemente
  - Zudem reduzierte Knochenmasse
  - Zellreiches Knochenmark wird durch Fett ersetzt; Knochenverlust

Mikroskopische Befunde
- Nachfolgendes basiert auf einem Rattenmodell nach Einzeldosis von 20 Gy
- Anfangs Zellelemente verringert und Sinusoide unterbrochen
  - Geht mit Ödem und Einblutung einher
- Früher Einstrom von Zellen, die das Mark besiedeln
  - Gleichzeitige Zunahme des Fettmarks
- Nachfolgende Entleerung von Zellen und Sinusoiden
  - Fibrose mit zunehmender Bildung von Fettmark
- Evtl. Regeneration der blutbildenden Elemente und Sinusoide

Klinik

Klinisches Bild
- Meist asymptomatisch
- Schmerz durch strahleninduzierte Nekrose oder
- Ermüdungsfraktur des geschwächten Knochens

Verlauf
- Rückkehr zu normalem Knochenmarkmuster im Langzeitverlauf

Therapie
- Unterstützende Maßnahmen

Prognose
- Abhängig vom Grundleiden, aufgrund dessen die Strahlenbehandlung erfolgte

Literatur
Steiner RM et al (1993): Magnetic resonance imaging of diffuse bone marrow disease. Radiol Clin North Am 31:383–409

Yankelevitz DF et al (1991): Effect of radiation therapy on thoracic and lumbar bone marrow: Evaluation with MR imaging. AJR 157:87–92

Stevens SK et al (1990): Early and late bone-marrow changes after irradiation: MR evaluation. AJR 154:745–750

PocketRadiologist™
Wirbelsäule
Die 100 Top-Diagnosen

BILDGEBUNG VON PERIPHEREN NERVEN UND PLEXUS

Ausriss des Plexus brachialis

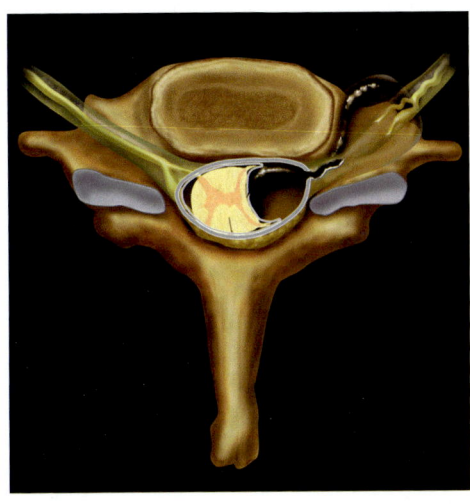

Nervenwurzelausriss. Die Grafik veranschaulicht den Ausriss einer linksseitigen zervikalen Nervenwurzel am Übergang der Wurzel zum Halsmark. Ferner dargestellt ist ein Riss der Dura mit Ausbildung einer Pseudomeningozele, die das Halsmark komprimiert.

Grundlagen
- Synonym: Zervikale Pseudomeningozele
- Definition: Abriss von einem oder mehreren zervikalen Wurzelanteil(en) des Plexus brachialis (C5–Th1) aus dem Rückenmark
- Klassischer Aspekt in der Bildgebung: Laterale Ausstülpungen des Durasacks (Divertikel) ohne darin enthaltenes Nervengewebe
- Klinisch spiegeln sensible und motorische Ausfälle die jeweilige Wurzel wider

Bildgebung
Typische Befunde
- Schlüsselzeichen: Mit Liquor gefüllte seitliche Ausstülpungen des Durasacks

CT-Befunde
- In der Nativ-CT schwierige Diagnose; man kann Pseudomeningozele(n) erkennen
- Man suche nach einem Hämatom paravertebral oder in den Skalenusmuskeln
- CT-Myelographie zeigt dilatierte leere Nervenwurzelscheiden, selten Liquorleck

MRT-Befunde
- Weit ausgedehntes Signal von Liquor in einem leeren Durasackdivertikel
- Man kann eine begleitende Rückenmarkanomalie sehen
- Man suche nach Zeichen von Weichteilverletzung (Ödem, Blutung) oder Fraktur
- Charakteristische Zeichen in der hochauflösenden MRT („MRT-Neurographie")
  - Ausgedünnte oder ausgerissene proximale Wurzeln/Äste innerhalb oder direkt distal des Divertikels
  - Geschwollene und retrahierte distale Nervenwurzeln
  - Kugelig aufgerollter retrahierter Nerv („retraction ball")

Befunde anderer bildgebender Verfahren
- Röntgenaufnahmen sind nur selten hilfreich

Ausriss des Plexus brachialis

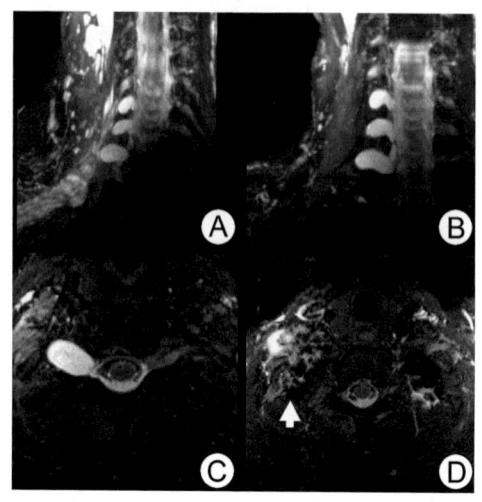

(A, B) Die koronare MPR-FSE-IR-Sequenz zeigt Pseudomeningozelen in den Höhen C5, C6 und C7 nach proximalem Abriss von Nervenwurzeln, die sich in Form einer Kugel zurückgezogen haben, sowie einen geschwollenen distalen Plexus. (C, D) Die axialen FSE-IR-Bilder zeigen Pseudomeningozelen und retrahierte ausgerissene Plexusanteile (Pfeil).

Empfehlungen
- Die konventionelle CT ist nur von sehr begrenztem Wert
- Hochauflösende „neurographische" MRT-Bildtechnik zeigt Plexusarchitektur und Verletzungsausmaß am besten
  - Koronare T1w- und FSE-IR-Sequenz, schräg sagittale T1w- und FSE-IR-Sequenz
  - Bei kontraindizierter oder nicht aussagefähiger MRT CT-Myelographie

Differenzialdiagnose
Nervenscheidentumor
- Plexiformes Neurofibrom (Neurofibromatose Typ 1) oder solitärer Nervenscheidentumor täuscht Wurzelabriss(e) vor
- Man suche nach klinischen oder Bildzeichen der Neurofibromatose Typ 1 oder des Traumas, um diese zu unterscheiden

Duradysplasie
- Marfan-Syndrom, Ehlers-Danlos-Syndrom, Neurofibromatose Typ 1
- Laterale Meningozele(n) täuscht/täuschen Pseudomeningozele vor
- Klinische Stigmata unterscheiden Duradysplasie vom Trauma

Nervenwurzelscheidenzyste
- Meist asymptomatischer Zufallsbefund; kann recht groß sein
- Die Spontanruptur kann mit intrakranieller Hypotonie einhergehen
- Eine passende Anamnese hilft bei Abgrenzung gegen Abriss

Pathologie
Allgemein
- Allgemeine Anmerkungen
  - Zug am Plexus brachialis reißt eine oder mehrere Nervenwurzeln an der Wurzeleintrittszone vom Rückenmark ab

Ausriss des Plexus brachialis

- Neurologische Ausfälle lassen sich teilweise anhand der betroffenen Wurzel vorhersagen
- Allerdings werden viele Muskeln von zahlreichen Wurzeln innerviert
  - Nicht selten sieht man bei Patienten mit komplettem Wurzelabriss eine nur unvollständige Lähmung
- Anatomie
  - Normalerweise Aufbau des Plexus brachialis aus den Wurzeln C5–8 und Th1
  - Die Wurzeln vereinigen sich, um in der Folge von proximal nach distal Rami, Trunci, Divsionen, Stämme und periphere Äste zu bilden
- Ätiologie/Pathogenese
  - Kann durch penetrierende oder stumpfe Zugverletzung zustande kommen

Makroskopische und intraoperative Befunde
- Es ist wichtig, mit der normalen Anatomie des Plexus brachialis vertraut zu sein, um die MRT korrekt zu interpretieren
- Die Integrität der Nervenwurzeln ist chirurgisch das entscheidende Kriterium
  - Überdehnte, aber nicht durchtrennte Wurzeln können sich partiell erholen
  - Völlig ausgerissene Wurzeln bedingen irreversible sensible und motorische Ausfälle

Klinik
Klinisches Bild
- Die Plexus-brachialis-Syndrome spiegeln einen Funktionsverlust im Versorgungsgebiet der ausgerissenen Wurzel(n) wider
  - Doch sind lediglich Teilparesen und inkompletter Sensibilitätsverlust dank der redundanten Innervation häufig
- Der komplette Ausriss des Plexus brachialis verursacht einen „Dreschflegelarm"
- Inkomplettes Trauma bedingt isolierte Radikulopathie oder klassisches Syndrom
  - Erb-Duchenne-Lähmung
    - Verletzung des oberen Plexus (Wurzeln C5 und C6, oberer Truncus)
    - Schwäche der proximalen Muskulatur
    - Direkter Schlag gegen die Schulter; Geburtslähmung durch Zug
  - Mittleres radikuläres Syndrom
    - Wurzel C7, mittlerer Stamm – Befunde v. a. im Versorgungsgebiet des N. radialis
  - Klumpke-Lähmung
    - Verletzung des unteren Plexus (Wurzeln C8 und Th1, unterer Stamm)
    - Schwäche der distalen Muskulatur

Therapie
- Konservative Behandlung: Rehabilitation
  - Neue mikrochirurgische Techniken noch in Überprüfung
- Bei bestimmten Fällen eines „Dreschflegelarms" Amputation

Prognose
- Unterschiedlich, im Allgemeinen schlecht

Literatur
Terzis JK et al (2001): Brachial plexus avulsions. World J Surg 25(8):1049–1061
Aagaard BD et al (2001): Magnetic resonance neurography: magnetic resonance imaging of peripheral nerves. Neuroimaging Clin North Am 11(1):131–146
Rowland L (1989): Merritt's textbook of neurology. 8th ed. Philadelphia: Lea & Febiger

Neurom des Plexus brachialis

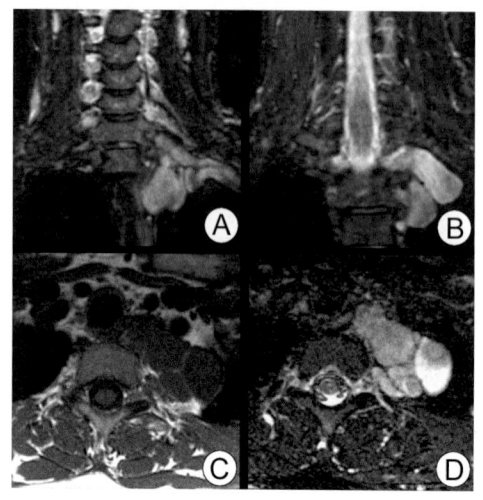

Neurofibromatose Typ 1. (A, B) Koronare FSE-IR-Bilder zeigen abnorm große und in T2w hyperintense linksseitige Äste C8 und Th1, die bis in den unteren Truncus reichen. (C, D) Axiales T1w- und FSE-IR-Bild weisen einen vergrößerten linken unteren Truncus nach, der in klassischer Weise in T1w hypo- und in T2w hyperintens ist.

Grundlagen
- Synonyme: Neurofibrom oder Schwannom des Plexus brachialis
- Definition: Nervenscheidentumor, der vom Plexus brachialis ausgeht
- Klassischer Aspekt in der Bildgebung: Spindelförmige, lobulierte Raumforderung im Verlauf der Plexusstrukturen
- Das plexiforme Neurofibrom tritt bei Patienten mit Neurofibromatose Typ 1 am häufigsten auf – kann mehr infiltrierend als raumfordernd imponieren
  - Seltener ist das Schwannom bei Patienten mit Neurofibromatose Typ 2
  - Das isolierte Schwannom oder Neurofibrom des Plexus ist noch seltener

Bildgebung

Typische Befunde
- Normale Nerven sind gegenüber Muskel in T1w hypo- bis isointens und in T2w leicht hyperintens
- Verglichen mit normalen Nerven und Muskeln sind Nervenscheidentumoren in T2w abnorm hell und nehmen stark KM auf
- Schlüsselzeichen: Gelappte Raumforderung mit abnormer T2-Hyperintensität und KM-Aufnahme

CT-Befunde
- Spindelförmig vergrößerte Plexuskomponenten und Störung der normalen regionalen Weichteilarchitektur
  - In CT viel schwerer als in MRT feststellbar
  - Variabel starke Aufweitung der Foramina intervertebralia und Duraektasie

MRT-Befunde
- Spindelförmig vergrößerter Plexus brachialis und abnorme T2-Hyperintensität (erreicht Signalstärke regionaler Gefäße)
- Verglichen mit normalen Nerven mäßig bis stark erhöhtes Enhancement

Neurom des Plexus brachialis

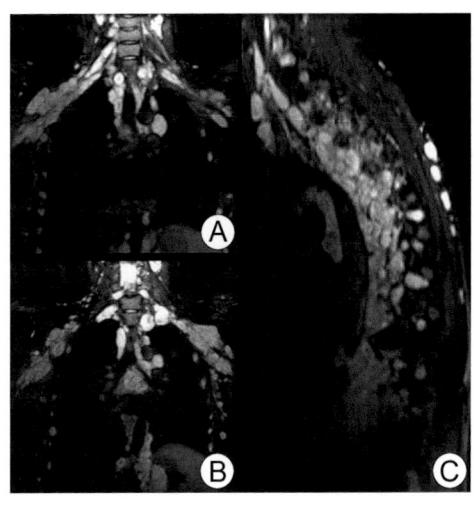

Neurofibromatose Typ 1. (A, B) Die koronaren FSE-IR-Bilder zeigen die ausgedehnte beidseitige Beteiligung des Plexus brachialis. Man beachte auch die zahlreichen paravertebralen Neurome. (C) Das sagittale FSE-IR-Bild zeigt abnorm große zervikale Äste und ausgedehnte paravertebrale Neurome.

Empfehlungen
- CT ist nur von begrenztem Wert
- Hochauflösende „neurographische" MRT-Bildtechnik zeigt Plexusarchitektur und Verletzungsausmaß am besten
  - Koronare T1w- und FSE-IR-Sequenz, schräg sagittale T1w- und FSE-IR-Sequenz sowie schräg sagittale fettsaturierte T1w-Sequenz nach intravenöser Gadoliniumgabe

Differenzialdiagnose

Chronische inflammatorische demyelinisierende Polyneuropathie
- Entzündliche periphere Polyneuropathie
- Klinisches und laborchemisches Profil unterscheidet sich von Neurofibromatose Typ 1

Chronische demyelinisierende Polyneuropathie (Charcot-Marie-Tooth-, Déjerine-Sottas-Syndrom)
- Genetische Untersuchung und klinischer Phänotyp helfen, Neurofibromatose Typ 1 abzugrenzen

Tumormetastase
- Raumforderung mit örtlicher Weichteilinvasion; entsprechende Anamnese

Pseudomeningozele
- Signal von Liquor
- Eher kugelig/eiförmig

Neurom des Plexus brachialis

Pathologie
Allgemein
- Allgemeine Anmerkungen
  - Kriterien der WHO für Neurofibromatose Typ 1 und 2
    - Neurofibromatose Typ 1: Zahlreiche Neurofibrome, Optikusgliome und andere Astrozytome, Café-au-lait-Flecken, pigmentierte Achselhöhlen und Irishamartome
    - Neurofibromatose Typ 2: Multiple Schwannome, Ependymome und Meningeome
- Genetik
  - Neurofibromatose Typ 1: Autosomal-dominant, Genlokus auf Chromosom 17q12
  - Neurofibromatose Typ 2: Autosomal-dominant, Genlokus auf Chromosom 22q12
  - Isolierte Nervenscheidentumoren sind meist nicht vererbt
- Epidemiologie
  - Prävalenz der Neurofibromatose Typ 1: 1/4000; 50% Neumutationen
  - Prävalenz der Neurofibromatose Typ 2: 1/40 000; 50% Neumutationen

Makroskopische und intraoperative Befunde
- Neurofibrome und Schwannome sind benigne (Grad I nach WHO)
  - Beides sind feste, gut abgegrenzte, tanningraue, spindelige Tumoren
  - Plexiforme Neurofibrome ähneln einem Sack voller Würmer
- Von den plexiformen Neurofibromen und den Neurofibromen großer Nerven wird behauptet, dass sie Vorläufer der bösartigsten peripheren Nervenscheidentumoren seien

Mikroskopische Befunde
- Neurofibrom: Neoplastische Schwann-Zellen, dem Perineurium ähnelnde Zellen und Fibroblasten in einer Kollagenmatrix
  - Die Axone sind meist im Tumor eingebettet
- Schwannom: Neoplastische Schwann-Zellen
  - Liegt häufig peripher des Axons
  - Zeigt oft Zysten und Einblutung
  - Anteile von 2 Architekturen (Antoni-A- und Antoni-B-Muster) bestimmen das Aussehen

Klinik
Klinisches Bild
- Asymptomatischer, tastbarer Tumor, Radikulopathie oder periphere Neuropathie
- Schmerz ist das entscheidende Kriterium, welches maligne Entartung anzeigen kann

Verlauf
- Langsam wachsende, benigne Tumoren
- Die Entwicklung von Schmerzen kann eine maligne Entartung anzeigen

Therapie
- Solitäre Tumoren sind oft resezierbar
  - Dies kann es erfordern, den Nerv zu opfern
- Diffuse Läsionen sind zumeist nicht resezierbar

Neurom des Plexus brachialis

Prognose
- Oft asymptomatische oder wenig störende, tastbare Läsion
- Die Entartung zu einem malignen Nervenscheidentumor weist eine schlechte Prognose auf

Literatur
Kleihues P et al (2000): Pathology and genetics of tumors of the nervous system. Lyon: IARC Press
Maravilla K et al (1998): Imaging of the peripheral nervous system: evaluation of peripheral neuropathy and plexopathy. Am J Neuroradiol 19:1011–1123
Filler AG et al (1996): Application of magnetic resonance neurography in the evaluation of patients with peripheral nerve pathology. J Neurosurg 85(2):299–309

Strahlenschaden des Plexus brachialis

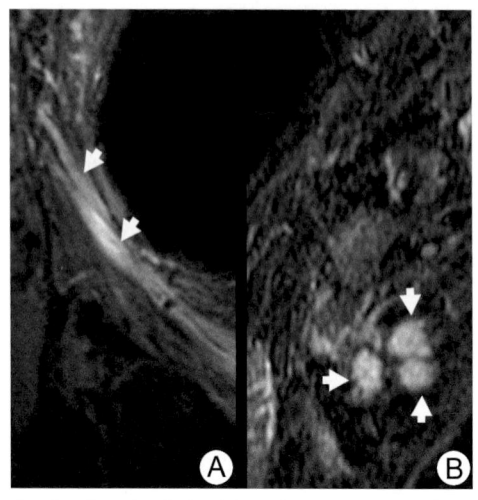

Strahlenschaden des Plexus brachialis. (A) Das koronare FSE-IR-Bild zeigt einen diffus vergrößerten und hyperintensen oberen Plexus (Pfeile). (B) Das schräg sagittale FSE-IR-Bild weist diffus vergrößerte Nervenstränge nach (Pfeile).

Grundlagen
- Definition: Strahleninduzierte Schädigung des Plexus brachialis
- Klassischer Aspekt in der Bildgebung:
  - Diffus vergrößerter Plexus mit relativ homogener Hyperintensität zahlreicher Kompartimente in T2-Wichtung
  - Häufig homogenes Enhancement
  - Betrifft oft den oberen Plexus brachialis (C5–7)
- Ähnelt der lumbosakralen Plexusschädigung nach Beckenbestrahlung
- Bei Dosen < 60 Gy selten
  - Dosisabhängig; durch Chemotherapie potenziert
  - Selten: Inzidenz < 1 %
  - Spät einsetzend: 5–30 Monate nach Strahlentherapie

Bildgebung
Typische Befunde
- Schlüsselzeichen: Glattrandige, diffuse T2-Hyperintensität zahlreicher Stämme oder Faszikel (besonders des oberen Plexus brachialis)

CT-Befunde
- Plexus diffus vergrößert – eine sehr schwierige CT-Diagnose

MRT-Befunde
- T1w: Diffuse Nervenvergrößerung bei leichter Hypointensität; diffuses Enhancement ohne umschriebene Knotenbildung
- T2w: Diffuse Hyperintensität über die gesamte Plexusarchitektur

Empfehlungen
- Am besten geeignet sind koronare und schräg sagittale Schnittbildebene
- Die Fettsuppression in T2w- und T1w-Sequenz nach intravenöser Gadoliniumgabe ist sehr wichtig

Strahlenschaden des Plexus brachialis

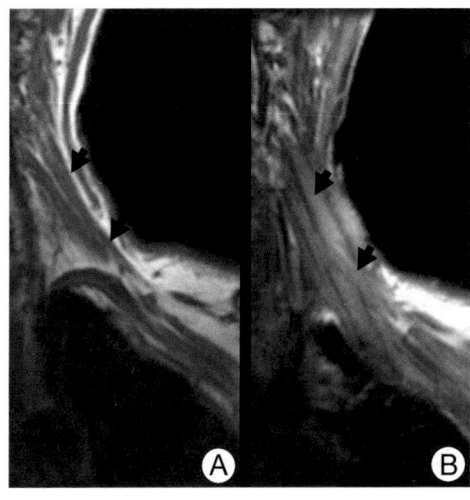

Strahlenschaden des Plexus brachialis. (A) Das koronare T1w-Bild zeigt einen diffus vergrößerten und hyperintensen oberen Plexus (Pfeile). Keine fokalen knotigen Läsionen, keine benachbarte Lymphadenopathie. (B) Das koronare T1w-Bild mit Kontrastmittel zeigt ein charakteristisches homogenes, diffuses Enhancement des Plexus.

Differenzialdiagnose

Infiltration des Plexus brachialis durch malignen Tumor
- Betrifft am häufigsten den unteren Plexus brachialis (C7, C8, Th1)
- Direktes Übergreifen einer axillären Lymphadenopathie (Mammakarzinom) oder aus dem Lungenapex (Pancoast-Tumor)
- Umschriebener und knotiger als der Strahlenschaden des Plexus

Pathologie

Allgemein
- Bislang noch kaum verstandene Pathogenese
- Ätiologie/Pathogenese
  - Kombination aus direkter Zellschädigung durch ionisierende Strahlung und zunehmender Ischämie

Makroskopische und intraoperative Befunde
- Charakteristisch sind schwere Gewebeatrophie und Fibrose
  - Fibrös verbreiterte Nervenscheiden
  - Demyelinisierung
  - Nervenfasern werden durch Fasergewebe ersetzt

Klinik

Klinisches Bild
- Schmerz und Sensibilitätsverlust der betreffenden Gliedmaße, gefolgt von motorischer Schwäche
- Meist auf den Plexus brachialis zurückzuführen
- Selten Horner-Syndrom
- Spät einsetzend, meist erst 10–20 Monate nach Strahlentherapie

Strahlenschaden des Plexus brachialis

Therapie
- Konservativ – Kortikosteroide können hilfreich sein
- Man vermeide zusätzliche Strahlenbelastung

Prognose
- Unterschiedlich

Literatur
Cros A et al: Peripheral neuropathy. 1st ed. Philadelphia: Lippincott Williams & Wilkins: 185–187
Qayyum A et al (2000): Symptomatic brachial plexopathy following treatment for breast cancer: utility of MR imaging with surface-coil techniques. Radiology 214(3):837–842
Bowen BC et al (1996): Radiation-induced brachial plexopathy: MR and clinical findings. AJNR 17(10):1932–1936

Index

A

Abszess
  epiduraler 159–161
  paravertebraler 162–164
Abt-Letterer-Siwe-Krankheit 273
Adoleszentenkyphose 49
Agenesie, sakrale 20
Akute inflammatorische demyelinisierende Polyneuropathie 175
Akzelerierte segmentale Degeneration 307
Aneurysmatische Knochenzyste 269–272
Angiom, kavernöses 323
Anulusdefekt 108
Anulus fibrosus, Riss 108–111
Anulusfissur 108
Anulusriss 108–111
Arachnoidalzyste, spinale 279–282
Arachnoiditis adhaesiva, chronische 178
  lumbale 178–180
  ossificans 181–183
Arteria vertebralis, Dissektion 92–95
Arteriovenöse Malformation 319–322
  Typ I 315
Arthritis, rheumatoide 137–139
Arthrose
  der kleinen Wirbelgelenke 120
  der zygapohysären Wirbelgelenke 120
Astrozytom, des Rückenmarks 258–261
Atlasberstungsbruch 82
Ausriss, des Plexus brachialis 355–357
Autoimmunerkrankungen
  Meningen 173
  Rückenmark 173

B

Bandscheibenhernie 112
Bandverknöcherungen 129–132
Berstungsfraktur 76–78
Bildgebung von peripheren Nerven und Plexus 353

C

Central-cord-Syndrom 85–87
Chemodektom 250
Chiari-I-Malformation, Wirbelsäule 6–9
Chordom 218–221
Chronische Arachnoiditis adhaesiva 178
Chronische inflammatorische demyelinisierende Polyneuropathie 194
CIDP 194–196
Commotio spinalis 85–87
Composite nerve root sleeve 40
Contusio spinalis 85

D

Degeneration, akzelerierte segmentale 307
  subakute kombinierte 197
Degenerative Krankheiten 99
Degeneratives Syndrom, spinales transitionales 307
Densfraktur 64–66
Dermalsinus 14–16
  dorsaler 14
Dermoidzyste 286
Diastematomyelie 17–19
Diffuse idiopathische Skeletthyperostose (DISH) 129
Diskusextrusion 116–119
  intraforaminale 144–146
Diskushernie 112–115
  intraforaminale 144–146
  intravertebrale 101
  umschriebene mit Extrusion 116
Diskusprolaps 112
Diskusvorwölbung, großflächige 104–107
Dissektion, der Arteria vertebralis 92–95
Distraktionsfraktur, der unteren Brustwirbelsäule 73–75
Diszitis 152
Dura, Dysplasien 55–57
Duradehiszenz 297
Duradysplasien 55–57
Duraektasie 55
Durale arteriovenöse Fistel 315–318
Dysgenesie, lumbosakrale 20
Dysplasien der Dura 55–57
Dysraphien, offene spinale 10

E

Eosinophiles Granulom 273
Ependymom
  des Rückenmarks 262–264
  myxopapilläres 246–249
Epidermoidtumor 286–289
Epidermoidzyste 286
Epidurale Fibrose 310
Epiduraler Abszess 159–161
Epiduralhämatom, spontanes 326–328

Index

Erhängungsbruch, des Axis 61–63
Erkrankungen, entzündliche,
 Meningen 173
 Rückenmark 173
Ermüdungsbruch, des Kreuzbeins
 79–81
Exostose 210
 kartilaginäre 210
 osteokartilaginäre 210
Expandiertes Mark 337
Extensionsfraktur, zervikale 70–72
Extradurale Metastasen 230–233
Extramedulläre Hämatopoese
 341–343

F

Facetten
 luxierte 67
 reitende 67
 verhakte 67
Facettenarthritis, septische 156
Facettenarthrose 120
Facettengelenke, Synovialzysten
 123–125
Facettenkrankheit, degenerative 120
Fibrose
 epidurale 310
 peridurale 310–312
Fistel, arteriovenöse, durale 315–318
Flexionsfraktur, zervikale 70–72
Fraktur, des Processus odontoideus
 axis 64

G

Gemeinsam abgehende Nerven-
 wurzeln 40–42
Gemeinsame Wurzeltasche 40
Glomustumor 250
Granulom, eosinophiles 273
Guillain-Barré-Syndrom 175–177

H

Hämangioblastom
 kapilläres 265
 spinales 265–268
Hämatopoese, extramedulläre
 341–343
Hand-Schüller-Christian-Krankheit
 273
Hangman's-Fraktur 61–63
Herniation, des Nucleus pulposus 112
Histiozytosis X 273
HIV-Myelitis 165–168
HIV-Myelopathie 165
Humanes Immundefizienzvirus (HIV),
 HIV-Myelitis 165–168

Hypotension, spontane intrakranielle
 300

I

Idiopathische akute Myelitis
 transversa 191–193
Infektionen 147
Intradurale Metastasen 254–257

J

Japanische Krankheit 129
Jefferson-Fraktur 82–84

K

Kapilläres Hämangioblastom 265
Kaudales Regressionssyndrom 20–22
Kavernöse Malformation 323–325
Kavernöses Angiom 323
Knochenmark, Rekonversion 337
Knochenzyste, aneurysmatische
 269–272
Kombinierte Systemkrankheit 197
Komplikationen, postoperative 295
Kompressionsfraktur 96
 instabile 76
Kraniovertebraler Übergang 27–30
Kraniozervikaler Übergang 27
Krankheiten, angeborene 1
Kreuzbein, Ermüdungsbruch 79–81
Kyphosis dorsalis iuvenilis 49

L

Läsion(en)
 tumorartige 201
 vaskuläre 313
Langerhans-Zell-Histiozytose
 273–276
Lendenwirbelsäulenfraktur, mit
 Durariss 96–98
Lipomatose, spinale epidurale
 290–291
Lipomyelomeningozele 46
Lipomyeloschisis 46–48
Lipomyelozele 46
Liquorleckage 300–303
Lumbale Arachnoiditis 178–180
Lumbosakrale Dysgenesie 20
Lymphom, malignes 226–229

M

Malformation
 arteriovenöse 319–322
 kavernöse 323–325
 Typ I 315
Malignes Lymphom 226–229
Mark, expandiertes 337

Index

Meningeale Zyste, Typ II 292–294
Meningeom, spinales 234–237
Meningitis, spinale 169–171
Meningozele, posteriore sakrale 283–285
Metastasen
 extradurale 230–233
 intradurale 254–257
Morbus Abt-Letterer-Siwe 273
Morbus Hand-Schüller-Christian 273
Morbus Paget 347–349
Morbus Pott 149
Morbus Scheuermann 49–51
Multiple Sklerose, des Rückenmarks 184–187
Multiples Myelom 344–346
Myelitis transversa, akute idiopathische
Myelom, multiples 344–346
Myelomeningozele 10–13
Myxopapilläres Ependymom 246–249

N

Neoplasien 201
Nervenwurzeln, gemeinsam abgehende 40–42
Neurofibrom
 des Plexus brachialis 358
 spinales 242–245
Neurom, des Plexus brachialis 358–361
Nucleus pulposus, Herniation 112

O

Ossifikation
 des Lig. flavum (OLF) 129
 des Lig. longitudinale posterius (OLLP) 129
Osteitis deformans 347
Osteoblastom, der Wirbelsäule 206–209
Osteochondrom, der Wirbelsäule 210–213
Osteoidosteom, der Wirbelsäule 203–205
Osteomyelitis, vertebrale 152
Osteosynthesekontrolle 304–306
Osteosyntheseversagen 304–306

P

Paget-Krankheit 347–349
Paragangliom, spinales 250–253
Paravertebraler Abszess 162–164
Pedikel, angeboren kurze 31
Peitschenhiebverletzung 70
Peridurale Fibrose 310–312
Perineurale Zyste 292

Plasmozytom, solitäres, der Wirbelsäule 222–225
Plexus brachialis
 Ausriss 355–357
 Neurofibrom 358
 Neurom 358–361
 Schwannom 358
 Strahlenschaden 362–364
Polyneuropathie
 chronische inflammatorische 194
 demyelinisierende, akute inflammatorische 175
Posteriore sakrale Meningozele 283–285
Postoperativ beschleunigt auftretende degenerative Veränderungen 307–309
Postoperative Komplikationen 295
Pott-Krankheit 149
Processus odontoideus axis, Fraktur 64
Pseudomeningozele 297–299
 zervikale 355
Pseudozyste 297

Q

Querschnittmyelitis 191

R

Raumforderungen, nichtneoplastische 277
Regressionssyndrom, kaudales 20–22
Rekonversion des Knochenmarks 337
Rheumatoide Arthritis 137–139
Riss, des Anulus fibrosus 108–111
Rotationstrauma, mit Facettenblockade 67–69
Rückenmark
 Astrozytom 258–261
 Ependymom 262–264
 gespaltenes 17
 hyperplastisches 337–340
 Multiple Sklerose 184–187
 nach Strahlentherapie 350–352
 Sarkoidose 188–190
 Veränderungen 335
Rückenmarkapraxie, transiente traumatische 85
Rückenmarkinfarkt 332–334
Rückenschmerzen, Kinder 52–54

S

Sakrale Agenesie 20
Sarkoidose, des Rückenmarks 188–190

Index

Scheuermann-Erkrankung 49–51
Schmorl-Knötchen 101–103
Schwannom
  des Plexus brachialis 358
  spinales 238–241
Segmentationsanomalien 23–26
Sequester 116
Sicherheitsgurtfraktur 73
Sicherheitsgurtluxation 73
Skeletthyperostose, diffuse idiopathische 129
Skoliose 34–36
Spina bifida aperta 10
Spinale Arachnoidalzyste 279–282
Spinale epidurale Lipomatose 290–291
Spinale meningeale Zyste 279
Spinale Meningitis 170–172
Spinales Hämangioblastom 265–268
Spinales Meningeom 234–237
Spinales Neurofibrom 242–245
Spinales Paragangliom 250–253
Spinales Schwannom 238–241
Spinales Subduralhämatom 329–331
Spinales transitionales degeneratives Syndrom 307
Spinalkanalstenose
  angeborene 31–33
  erworbene 133–136
Spinalnervenwurzeldivertikel 292
split cord 17
Spondylarthritis, septische 156–158
Spondylarthropathien 99
  seronegative 140–143
Spondylarthrose 120–122
Spondylitis
  eitrige 152
  pyogene 152–155
  tuberculosa 148–151
Spondylolisthesis, traumatische des Axis 61
Spondylolyse, mit Spondylolisthesis 126–128
Spondylose 133
Spontane intrakranielle Hypotension 300
Strahlenschaden, des Plexus brachialis 362-364
Subakute kombinierte Degeneration 197

Subduralhämatom, spinales 329–331
Syndrom des kurzen Pedikulus 31
Synovialzyste, der Facettengelenke 123–125
Syringohydromyelie 88
Syringomyelie 88
Syrinx 88–91
Systemkrankheit, kombinierte 197

T
Tarlov-Zyste, im Kreuzbein 292
Tethered cord 37–39
Trauma 59
Traumatische Spondylolisthesis, des Axis 61
Tumorartige Läsionen 201

U
Übergang, kraniovertebraler 27–30
  kraniozervikaler 27

V
Vaskuläre Läsionen 313
Ventriculus quintus 43
Ventriculus terminalis 43–45
Ventrikel, fünfter 43
Veränderungen, degenerative, postoperativ beschleunigt auftretend 307–309
Veränderungen des Wirbelmarks 335
Vitamin-B_{12}-Mangel 197–200

W
Wirbelhämangiom 214–217
Wirbelsäule
  Osteoblastom 206–209
  Osteochondrom 210–213
  Osteoidosteom 203–205
  solitäres Plasmozytom 222–225
Wurzeltasche, gemeinsame 40

Z
Zyste
  enterogene 3
  meningeale, Typ II 292–294
  neuroenterale 3–5
  nichtneoplastische 277
  perineurale 292
  spinale meningeale 279